心理学大师经典系列

【加】苏珊·M.约翰逊（Susan M. Johnson） 著

蔺秀云 袁泉 谭玉鑫 等译

Attachment Theory in Practice: Emotionally Focused Therapy(EFT) with Individuals, Couples, and Families

依恋与情绪聚焦治疗

化学工业出版社

·北京·

Attachment Theory in Practice: Emotionally Focused Therapy (EFT) with Individuals, Couples, and Families by Susan M. Johnson

ISBN 978-1-4625-3824-9

Copyright © 2019 The Guilford Press, A Division of Guilford Publications, Inc.

Published by arrangement with The Guilford Press.

北京市版权局著作权合同登记号：01-2019-2414

图书在版编目（CIP）数据

依恋与情绪聚焦治疗／（加）苏珊·M.约翰逊（Susan M. Johnson）著；蔺秀云等译. —北京：化学工业出版社，2020.1（2025.3重印）

（心理学大师经典系列）

书名原文：Attachment Theory in Practice: Emotionally Focused Therapy (EFT) with Individuals, Couples, and Families

ISBN 978-7-122-35806-6

Ⅰ.①依… Ⅱ.①苏…②蔺… Ⅲ.①情绪障碍-治疗 Ⅳ.①R749.405

中国版本图书馆CIP数据核字（2019）第264205号

责任编辑：赵玉欣　王　越　王新辉　　　　　　装帧设计：关　飞
责任校对：边　涛

出版发行：化学工业出版社（北京市东城区青年湖南街13号　邮政编码100011）
印　　装：大厂回族自治县聚鑫印刷有限责任公司
710mm×1000mm　1/16　印张18¼　字数282千字　2025年3月北京第1版第6次印刷

购书咨询：010-64518888　　　　　　售后服务：010-64518899
网　　址：http://www.cip.com.cn
凡购买本书，如有缺损质量问题，本社销售中心负责调换。

定　　价：68.00元　　　　　　　　　　　版权所有　违者必究

献给我的爱人，约翰（John），你是我生命中的奇迹，和你在一起的每一天都如美好的奇遇一般，点亮我的心灵，给予我勇气和力量。

献给我的同事们——一群在成人联结科学领域里的开拓者，马里奥·米库利茨（Mario Mikulincer）和菲尔·谢弗（Phil Shaver），以及我们情绪聚焦疗法（EFT）大家庭中共同成长、彼此见证的杰出临床医师和培训师们。

推荐序

俄国著名的文学家、思想家、哲学家列夫·托尔斯泰曾有一句名言："幸福的家庭都是相似的，不幸的家庭各有各的不幸。"这句话一直深刻地影响着人们，但多年来的家庭治疗经验告诉我，不幸的家庭也极其相似，这些相似之处在苏珊·M. 约翰逊《依恋与情绪聚焦治疗》这本力作中被阐述得淋漓尽致。

总览全书，让我对情绪聚焦的理论、实践与前景有了进一步的深刻认识，使我对情绪体验在治疗中所扮演角色的感受越来越深刻，让我越来越感受到情绪聚焦疗法正在国际临床心理治疗领域发挥着越来越重要的作用，因此我愿意将这本书与大家分享。

我愿意分享的第一个原因是，在日益增多的咨询实践技术中，情绪聚焦治疗越来越受到广大咨询师的青睐，我所在的家姻心理治疗中心里，有四分之一的咨询师都是基于情绪聚焦治疗展开工作的。这不仅仅说明咨询师对情绪聚焦治疗的喜爱，也说明情绪聚焦治疗本身的强大生命力。

第二个原因是，这本书的内容洞悉入微。基于依恋理论在心理治疗实践中的应用前景，书中谈到了依恋理论的临床意义，情绪在治疗中的重要作用，情绪聚焦治疗的探戈舞步、互动模式和干预技术，以及情绪聚焦治疗在个体、夫妻和家庭治疗中的运用等各个方面。我们看到这本书以理论概述为起点，以实践应用为主线，以实证研究为支撑，由浅入深，以点带面，将基于依恋的情绪聚焦治疗的精华举重若轻地展现给读者。

第三个原因是，该书不仅介绍了依恋和情绪聚焦治疗，而且还与其它心理治疗方法进行了对比，以便咨询师发现其中的异同，并能更加灵活地根据具体情况使用不同的治疗技术。

阅读《依恋与情绪聚焦治疗》，我们会感受到情绪聚焦治疗有着无穷的魅力，它不仅能帮助个体走出困境，也能成就美满婚姻和幸福家庭，是心理咨询师进行咨询与治疗实践的指南。约翰逊教授的写作风格清晰明朗，又非常耐人寻味，辅以丰富的咨询案例和注解分析，在理论与实践之间架起了桥梁。

　　我很欣喜我的弟子蔺秀云及其团队一直在家庭治疗领域努力耕耘，不论是在研究还是在家庭治疗实践和培训方面都形成了自己的特色，取得了很多骄人的成绩。希望这本书能为中国家庭治疗领域的发展做出贡献，使更多的心理咨询师收获成长，让更多的家庭美满幸福！

北京师范大学发展心理研究院教授

教育部长江学者特聘教授

中国心理学会发展心理学分会主任

中国社会心理学会婚姻与家庭心理学
专业委员会副主任委员

中国心理学会常务理事

中国婚姻家庭研究会理事

2019年12月16日于家姻心理

前言

看！随音乐舞动的身体；看！闪烁的双眸；我们怎么从舞蹈中认识舞者呢？

——威廉·巴特勒·耶茨（William Butler Yeats）

我无法抑制想要写作的冲动，我试图通过写作把纷乱复杂的生命万花筒把持住，让它静止片刻。当我不清楚如何理解一段经历，或者发现一些特别重要或美丽的东西时，就会写下来。在咨询会谈中，我的来访者总能教会我一些东西，这时我便会记录下来。令人惊讶的是，我发现每一次会谈和每一次书面反思都是一次奇妙的心路之旅，也是一次探索人类这一独特领域的机会，总能使我找到一些我还没有真正理解的事情。

作为一名心理学家，我也有机会成为一名终生学者，聆听心理学和心理治疗领域的各位知名人士分享他们的见解和理论，并为我们的领域将如何发挥作用提供建议。我在世界各地为治疗师授课，同时倾听他们的需求、遇到的挫折和面临的困境。因此，在过去的十年里，我很自然地形成了自己对心理治疗这一伟大事业的看法，与我们的问题是什么以及最好的前进道路是什么有关。故而，我自然要写下这一愿景。

我对我们的职业充满希望。我们已经了解了很多，同时还在快速发展着，尤其是关于亲密关系，以及亲密关系在我们是谁、我们的生活如何开启等方面所扮演的角色——无论它是好是坏。同时，我对我们的职业也有些许担忧，我相信读者读到第一章时就会明白其中的原因了。

这个世界比以往任何时候都需要优秀的治疗师。优秀的治疗师需要以一种通透的方式来看待人类，需要一张路线图去不断努力，也需要一条明晰的道路去引领来访者走向统合与健康。当我们内心安宁、信心满满、思路清晰时，就可以让来访者感受到家一般的温暖。

本书系统介绍了基于依恋视角的情绪聚焦治疗，干预的重点是抑郁和焦虑（也被称为"情绪障碍"）。前三章分别对理论基础、临床实践和干预治疗进行概述，之后的六章详细介绍了在个体、夫妻和家庭治疗中促进积极改变的方法，最后一章进行简要的总结和展望。

了解我的工作的人不会对我的论点或结论感到惊讶。前进的方向应当是将心理治疗实践的核心与我们的情绪智慧相结合，并将依恋理论作为我们的指南。依恋科学与生物学有关，但它也与常识有关——正如我们最深层次的直觉所告诉我们的那样。最重要的是，依恋与我们作为人类的重要因素——人际关系有关。与他人产生积极的联结是帮助人类获得"安全感"的最佳方法，或许也是唯一可行的方法。

苏珊·M. 约翰逊

目录

第一章

依恋理论

21世纪最激动人心的突破将不会因科技的发展而产生，而会因人类意识对科技存在意义的理解不断拓展而产生。

——约翰·奈斯比特（John Naisbitt）

对社会资源的获取降低了我们攀登真正的和想象的高山的成本，因为大脑会将这些社会资源解读为生物能资源，如同吸收了氧气或葡萄糖一样。

——詹姆斯·A.科恩，大卫·A.斯巴拉
（Coan & Sbarra, 2015）

目前，在心理治疗领域中有上千种不同的心理治疗方法和400种有具体论述的干预方法（Garfield, 2006; Corsini & Wedding, 2008）。同时，也存在着许多治疗"流派"，每个流派又都有其对现实的观点。这些治疗方法和技术在规范的程度、理论深度以及其获得的经验支持水平上都存在很大差异。此外，对于来访者出现的任何问题，都有数百种特定的谈话干预措施。人们通常将这些干预措施描述为对复杂心理疾病进行快速治疗的方案，重点在于减轻症状，而不是考虑出现这种症状的人和情境。在我看来，所有这些听起来严谨的方法和技术，似乎都是心理治疗领域中应对混乱的妙招。

摆脱混乱的四条路径

随着"精神障碍"种类（在每版分类系统，如DSM中）的增加、理论模型的发展和干预方法的多样化，急需找到明确、全面而简洁的培训及干预手段。有四条路径似乎能帮助我们满足这一需求。

首先是专注于经验主义的路径。谨慎的治疗师被告诫要走科学的道路，阅读所有的实证研究，然后为每个特定情境下表现出心理问题的来访者选择最佳的视角、模型和干预方案。即使是对于最敬业的治疗师来说，随着手册化治疗方案变得越来越多、越来越复杂且难以掌握，就算是能够达成，这也是一项令人畏惧的任务。当专注于经验主义时，心理治疗将遵循一套认知大纲的程式化操作，心理治疗师也就成为了技术人员。

第二条路径则是关注治疗中发生变化的过程。简而言之，这种方法的具体操作似乎是建议治疗师只关注治疗变化过程中的共同因素，不论他们是谁，也不论他们想要改变什么。这种治疗取向的依据在于，许多关注治疗结果的大型研究都显示，所有治疗方案似乎都同样有效，因此具体的模型和干预措施是可以互换的。但事实上，这种说法毫无根据，它是基于将许多不同性质的不同研究通通纳入元分析中得出的，通常是在毫无意义的平均结果基础上提出来的。所有治疗方案在不同治疗中都有效的想法似乎是研究方法的产物（Budd & Hughes, 2009），而不同的疗法通常也会存在大量的共同有效因素。也有一些治疗领域已经发现特定的干预方案对于一些特定疾病更适合且更有效（Chambless & Ollendick, 2001; Johnson & Greenberg, 1985），尽管尚不清楚这些差异是否在随访中也会得以保持（Marcus et al., 2014）。

在考察引发心理治疗变化的共同因素研究中，考量最多的变量是治疗师和来访者间形成的治疗联盟（即双方共同参与到治疗过程中形成的咨访关系）的质量。我们可以做到的是，如果我们把类似咨访关系这样的共同因素把握好，那么治疗的任务（发生改变）就会一下子变得简单且易于掌握。任何形式改变的发生大都需要关注到积极的治疗联盟和来访者参与治疗的质量，它们无疑是促进来访者改变的关键因素。但就干预治疗而言，它们并不能代表全部内容。咨访关系这一变量所导致的结果差异大约在10%（Horvath & Symonds, 1991; Horvath & Bedi, 2002）。然而，治疗中的共同因素在实际治疗中并不总是相同。可以想一下，经验取向治疗中的咨访关系，与认知行为中形成的咨访关系会是一样的吗？因此，考量来访者的参与程度似乎更可靠些。在美国国家精神卫生研究所（National Institute of Mental Health, NIMH）有关抑郁症的研究中，卡斯顿圭及其同事发现，在不同的治疗模式下，来访者更多的情感投入与体验预示着治疗的积极变化（Castonguay et al., 1996），而与他们负面情绪相关联的不合理信念实际上预测了治疗后出现更多的抑郁症状。当然，在治疗中能够促使改变发生的来访者卷入水平也必然会依不同治疗模式的目标差异而有所不同。

在心理治疗领域中获得有效治疗效果的第三条路径则是将关注点放在来访者所呈现问题的共性上。在这一点上我们可以做到的是整合那些将关注点放在所谓内在结构上的干预方法，例如情绪障碍［包括惊恐障碍（panic disorder），广泛性焦虑障碍（generalized anxiety disorder, GAD）和抑郁症等］，将所有这些问题视为普遍的负性情绪综合征（negative affect syndrome）。治疗师就可以通过最少量的调整治疗这些常见疾病的经验，概述关键症状以达到治疗效果。例如，负性情绪综合征可以定义为过度激活的威胁敏感性、习惯性地回避可怕情况，以及负性情绪被触发时自动采取消极反应或行为方式（Barlow et al., 2004）。治疗的目的就是帮助来访者重新评估这些威胁并减少灾难化的认知，这样他们就有可能改变他们对威胁情形的习惯性回避模式（这也阻止了他们进行新的学习，并自相矛盾地保持他们的焦虑）。随后，当来访者暴露于负面的触发情境时，就有可能说服他们以不同的方式做出实际的回应。当然，"说服"和"重新评估"的最佳方式还不清楚。

第四条路径则是关注内在过程，不仅仅关注疾病的发展，也关注人们在功能亢进和功能失调时的运作方式。这相当于给出一个人类如何不断进行自我建构、怎样做出选择，以及如何同他人展开互动的大方向。从这个有利的角度来看，我们就可以理解心理治疗取得的进展，不仅来自于有证据支持的具体干预措施、把握治疗中的共同因素、将来访者的问题进行分类等这些有益的部分，也来自于人类生存功能的普遍模型，即试图描述和理解人类是什么样的物种。这些模型为治疗师提供了健康和积极功能的一般定义，也提供了那些程度远超出正式分类系统［如美国《精神障碍诊断与统计手册》（The Diagnostic and Statistical Manual of Mental Disorders, DSM）或国际疾病分类（International Classification of Diseases, ICD）］中所描述的功能失常和痛苦万分的定义。这些最现代和最有效的模型要求治疗聚焦在整个来访者身上及他所生活的环境。这些模型呼吁扩展治疗疗程，以包含促进个体成长及其人格最佳发展的目标，而非特别关注在一种或多种特定症状的缓解上。广泛的概念模型使我们将疾病的描述和变化的核心要素置于一个整合的解释框架中。通过这个框架，我们可以评估来访者的优势和劣势，并决定如何更好地与他们开展互动。我们还可以判断哪些变化真正重要且可持续。所有治疗模型都基于某种个体机能的内隐模式，但这些模式通常都是模糊的或未经检验的。例如，夫妻认知行为治疗模型是基于亲密关系的理性经济模型，其中熟练的谈判技能预测了关系的满意度。另一方面，情绪聚焦夫妻疗法是基于关系的一种模型，该模型优先考虑情绪和情感联结过程，并将情绪反应视为满意度和稳定性的关键因素。

依恋理论的独特优势

任何单一的视角或模型都无法捕捉到人类生活的丰富性和复杂性，正如爱因斯坦所说："我们的理论相对于经验来说太贫乏了。"然而，为了让临床治疗师以最高的效率和最有效的方式工作，我们需要一个以科学为基础的关于人类功能要素的理论，该理论能解决情绪、认知、行为和人际功能障碍。这个理论必须同时适用于个体、夫妻和家庭治疗，它必须提供三项基础知识（这一要求对任何科学领域都适用）：基于对观察及模式概括的系统描述、预测各个因素之间的联系、有大量实证研究支持的一般性解释框架。理论必须对个体的最佳功能和心理韧性（resilience）、个体随着时间推移的发展和成长、个体的功能障碍及其延续方式，以及有意义的持久变化发生的充分必要条件的描述都具有说服力和可证伪性。

具体而言，心理治疗需要理论（或路径、地图）指导我们帮助人们改变核心组织变量的水平，例如情绪如何被习惯性地调节、自我和他人的核心定向认知（core orientation cognition）如何被建构和处理，以及如何塑造关键行为和与他人的关系。这个理论必须超越内在，必须以简约而系统的方式将自我与系统、内在的真实个体和外在的互动模式联系起来。理论必须与新的神经科学前沿研究结论相一致。最重要的是，它要与我们是专注于与他人获得联结的群居动物这一研究结论相一致。

我认为只有一个理论能够满足这些标准，那就是鲍尔比（Bowlby, 1969, 1988）提出的人格发展理论，也称作依恋理论。虽然依恋理论最初是有关儿童早期发展的，但特别是最近几年来，它已经扩展到成人和成人关系中。正如瑞勒斯和辛普森所指出的（Rholes & Simpson, 2015）："在过去十年中，很少有理论和研究领域的成果比依恋理论及其相关研究更有成效……目前接踵而至的大量支持依恋理论主要原则的研究成为当今心理科学最重要的成就之一。"此外，依恋理论与当前的神经科学、社会心理学、健康心理学和临床心理学的研究结果相吻合，其核心内容是，我们首先是一个社会化的、关系化的和有联结的物种。在整个生命周期中，与他人联结的需求塑造了我们的神经结构、对压力的反应、日常的情感生活，以及那些典型人生的戏剧化人际境遇和困境。

最近麦根艾维塔和安珍（Magnavita & Anchin, 2014）明确提出把依恋理论作为所有心理治疗方法的基础。他们认为，这一理论构建了被长期追寻的"圣杯"，即最终允许对各种心理障碍（psychological disorders）采取一致的方法，并设法解决性格改变和长效的症状缓解的问题。也有人提出，依恋理论为许多特定方式的干预提供了实质基础，如个体心理治疗（Costello, 2013; Fosha, 2000; Wallin, 2007）、夫妻治疗（Johnson & Whiffen, 2003; Johnson, 2002, 2004）和家庭治疗（Johnson, 2004; Hughes, 2007）。所有这些学者都强调依恋理论本质上的统一性，并且这一观点使我们能够超越区域化和碎片化，进入威尔逊所说的"一致性"（Wilson, 1998）。这个术语源于古希腊人认为宇宙是有序的，并且可以在一系列相互作用的规则和过程中发现这种秩序及系统排列。这些规则产生于从不同现象中得出的证据的汇合，并共同为我们的世界和我们自己提供可行的蓝图。

现代依恋理论的十大核心原则

那么，从约翰·鲍尔比精彩勾勒出的第一个依恋理论模型开始（Bowlby, 1969, 1973, 1980, 1988），近年来被社会心理学家（Cassidy & Shaver, 2008; Mikulincer & Shaver, 2016）进一步发展的现代依恋理论的基本原则是什么呢？我将阐述以下十点，但首先向大家强调三个有关这一观点的一般事实。

首先，依恋从根本上讲是一种人际关系理论，它将个体置于与他人最密切的关系中；它认为，本质上人类不仅是社会的，而且也是人类的联结体（Homo vinculum）——处于关系中的个体。与他人的联结被视为人类最本质的生存策略。

其次，依恋理论主要关注情绪和情绪调节，尤其强调恐惧的重要意义。恐惧不仅被视为日常的焦虑，而且从存在主义的角度讲，也反映了无助和脆弱的核心问题；也就是说，反映了有关死亡、孤立、孤独和丧失的生存问题。心理健康和幸福的一个关键因素是上述这些问题能以一种增强活力和心理韧性的方式得以处理。

最后，依恋理论是一种发展性的理论；也就是说，它关注的是成长的和灵活度的适应性以及阻碍或增强这种适应性的因素。综合而言，与可信他人的紧密联系是人类大脑、神经系统和关键行为模式进化的基础，也是我们可以进化为最好的自己的大背景。

依恋与情绪聚焦治疗

6

简而言之，现代依恋理论与科学的十大核心原则如下：

1. 从生到死，人类与生俱来所要寻求的不仅是社会交往，还有在身体和情感上能依靠的不可取代的重要他人。从人类目标和需求的层次来看，对与重要他人建立联结的"体验（feltsence）"的渴望是首要的。在遭遇威胁、风险、痛苦或不确定状况时，人类最能敏锐地意识到这种内在的联结需求。触发依恋系统的威胁可能来自外部或内部，例如，被所爱之人拒绝时那些令人不安的解释、负面消极的形象或对自己死亡的具体预兆（Mikulincer et al., 2000; Mikulincer & Florian, 2000）。在人际关系中，共同的脆弱性建立起了纽带，正是因为它带来了依恋需求，使个体感受到了联结和舒适，并鼓励人们与他人接触。

2. 与身体和（或）情感联结相关的可预测的依恋对象（通常是父母、兄弟姐妹、长期密友、伴侣或者是精神层面的人物）能使神经系统平静下来，成为一种身体和精神上的庇护所。在依恋对象这里他可以轻松地获得舒适和安心，并能恢复或增强情绪稳定。他人的回应，特别是在我们小的时候，使得神经系统对威胁的敏感度降低，并使个体产生世界是相对安全和易于控制的信念。

3. 这种情绪稳定促进了一种基本的、积极的和综合的自我意识的发展，以及将内在经验组织成连贯整体的能力。这种基于自我的感觉有助于一致地表达对依恋对象的需求；这样的表达可能会更为成功地获得联结，并继续建立与重要他人联结的积极模式，作为其可获得的支持性资源。

4. 能够依赖所爱之人的感觉创造了一个安全基地——一个可以探索世界、承担风险、觉察和培养能力及自主意识的平台。这种有效的依赖是力量和心理韧性的源泉，而否认依恋需求和虚假的自给自足则是不利的因素。能够触及和依赖可靠的重要对象并内化与其安全联结的"体验"是使我们人类能够在不确定的世界中生存和繁荣的根本资源。

5. 决定依恋质量和安全性的关键因素是依恋对象的可亲近性（accessibility）、回应性（responsiveness）和情感卷入（emotional engagement）。这些因素可以翻译成首字母缩略词A.R.E.。在临床工作中，我使用A.R.E.作为夫妻冲突中出现的关键依恋问题的简写："你还爱我吗？"（Are you there for me？）

6. 当依恋契约受到威胁或失去安全联结时，就会出现分离困扰。还有，当一些其他基于共同活动或敬意的情感联结被破坏时，人也会感到痛苦。但是，这种痛苦的强度或意义与依恋关系受到质疑时的强度或意义不同。在情感和身体上与依恋对象隔离对人类来说是一种内在创伤，同时也会带来更加糟糕的感觉，不仅仅是脆弱和危险，还有无助（Mikulincer et al., 2003）。

7. 安全联结促进联结关系中的主要互动行为，帮助个体将互动模式编码到心理模型或回应方式中。通常个体的依恋安全感不是其固定的性格特征；当新经验发生时，它会随之发生变化，从而使人们能够修改依恋的认知工作模式及其相关的情绪调节策略（Davila et al., 1999）。因此，有可能在一种关系中感到不安全，但在另一种关系中会觉得安全。其工作模式主要与他人的可信赖性和自己获得照顾的资格有关，即自我接纳程度。这两者都是在质疑："我能指望你吗？""我值得你爱吗？"它们包含了一系列的期望、触发情绪自动化的感知偏见、情景记忆、信念和态度，以及如何处理亲密关系的内隐程序知识（Collins & Read, 1994）。这些模型以最坚韧和自动化的形式，扭曲互动中的感知，从而产生偏差反应。这些偏差被认为就是现实情况，并且"本来就是这样的"，而非个体构建出来的。

8. 那些安全型依恋（secure attachment）的人对亲密感及其对他人的需求感到舒适。因而，他们的主要依恋策略是承认他们的依恋需求并且相应地呈现出来（例如，将言语和非言语信息统一起来），以争取和依恋对象建立或保持联结。当依恋对象做出回应时，这个回应会被信任并被接收，从而安抚那个寻求依恋个体的神经系统。通过提供这样一种有效的策略，依恋中的安全感似乎可以缓解压力，并在整个生命过程中增强个体积极应对的能力。

9. 如果个体有依恋需要，但认为他人无法接近或回应，甚至感到威胁时，个体就会使用次级模式和策略，如警惕、过于激动、焦虑，或者回避、不予理会和停止交流等方式来与他人互动并调节情绪。这些次级模式中的第一种模式——焦虑型依恋（anxious attachment），其特点是对来自重要他人的任何负面信息都很敏感，并以"战斗"反应来对抗疏离，进而从依恋对象那里获得更多的关注和可靠的支持。另一方面，失去活力的回避反应，是第二种次级模

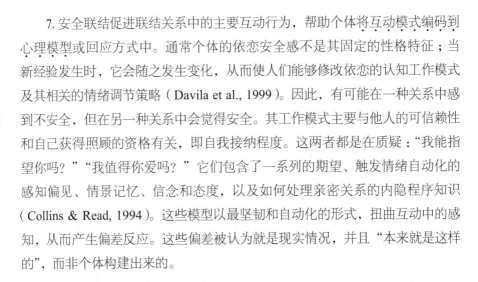

依恋与情绪聚焦治疗

式，是通过"逃避"反应将自己与被视为敌对的、危险的或漠不关心的爱人疏离，以此将挫折感和痛苦降到最低。这样一来，依恋需求被最小化，被迫自力更生地维持正常的生活秩序。自我内心的脆弱或被他人感知到的脆弱会引发疏离行为。所有人都会不时地在关系中使用战斗或逃避的策略，这本身并不是功能失调。然而，这两种模式可能变得泛化和习惯性，僵化成一种最终会束缚个体的意识和选择，并限制其与他人进行建设性互动能力的行为风格。

当个体遭遇依恋创伤时，会产生第三种次级模式。此刻，他处于一种自相矛盾的境地，即所爱之人既是恐惧的源头，也是消除恐惧的钥匙。在这种情境下，个体常常在渴望和恐惧之间摇摆不定，要求联结随后又会疏离，甚至在对方提供联结时进行攻击。这种类型的反应在儿童中被称为混乱型依恋（disorganized attachment），但在成人中被称为恐惧的回避型依恋（avoidant attachment）（Bartholomew & Horowitz, 1991），并且与成人关系中的高痛苦程度相关。

内在矛盾、冲突和防御阻抗的心理动力概念对于理解上述次级模式（和不安全策略）至关重要。婴儿研究中的回避型儿童可能看起来平静而且克制，但实际上与母亲分离会使这些次级模式被高度唤起。同样，回避型成年伴侣很少表现出明显的情绪困扰或对他人的需求，但有证据表明，在更深层次或较少意识到的层面上，他们存在着巨大的依恋痛苦（Shaver & Mikulincer, 2002）。回避型个体也不太可能信任和受益于人类所拥有的，用以应对压力和威胁下脆弱性的最佳资源，即与特殊的重要他人之间的安全联结（Selchuk et al., 2012）。

10. 与亲子依恋相比，成人之间的联结更加互惠，也不那么依赖于身体的亲近；依恋对象的认知表征可以有效地被唤起，从而产生象征性的亲近。除了依恋之外，鲍尔比还发现了亲密关系（特别是成人关系）中的另外两个行为系统：照顾和性行为。它们是独立的系统；然而，它们的表现与依恋一致，并且依恋被认为是主要的，也就是说，依恋过程为其它系统奠定了基础并提供了关键特征。安全型依恋和这种安全感所产生的情绪稳定与更好地关注其他人和成为更有回应性的照顾者紧密相连。当然，这种安全感是连续的，且不是一个持续的稳定状态，而是在特定的关系和情况下有所变化。

安全感还与关系中更高水平的唤醒、亲密感和快感以及更多的性满足感相关（Birnbaum, 2007）。性是人类的一种联结活动，具有情感特征，会随着不同的依恋方式和处理情绪的策略以及与这些方式相应的他人参与而变化。更多回避型依恋的个体倾向于将性和爱分开，聚焦在性接触中的感觉和表现上；而那些更焦虑的人则把注意力集中在情感和性爱上，以此作为爱的证据，而不单单是性欲的层面（Mikulincer & Shaver, 2016; Johnson, 2017a）。

依恋对心理健康的影响

作为一种风格或习惯性互动策略，安全型依恋在系列研究中已经显示出与社会科学中涉及的几乎所有心理健康和总体幸福中的积极指标呈正相关（Mikulincer & Shaver, 2016）。

在个体层面，这些变量包括面对压力的心理韧性、乐观、高自尊、自信和好奇心、对人类差异的接纳度、归属感，以及自我披露和自信、对不确定性的接纳度、对困难情绪的调节、参与反思的元认知、对不同观点的理解等（Jurist & Meehan, 2009）。达成上述种种的必备要素包括为维持情绪稳定而采取的有效情绪调节的能力、将信息处理为连贯整体的能力，以及保持自信从而促进决定性行动的能力。即使面对创伤（例如9·11事件），安全型依恋似乎不仅可以减轻这种经历带来的影响，还可以促进创伤后的成长（Fraley et al., 2006）。

在人际关系层面，这些变量包括与他人互动时敏锐的调节能力、共情反应、同情心、对与自己不同的人保持开放的能力，以及利他行为的倾向。研究表明，当我们能够维持情绪稳定时，我们会更善于敏锐地觉察他人的暗示以及想要获得支持的需求，然后以一种他们愿意接受的关怀方式做出回应。当我们感到安全时，我们会提供给他人更多的关注和资源。相反，更焦虑的人往往会专注于处理自己的痛苦，或者他们提供的照顾不符合另一方的需求。回避者则会忽视自己和他人的需求，较少表达同情和提供相互支持，他们倾向于远离自身和他人的脆弱感。

当我们拥有一个与所爱之人共同建立的避风港和安全基地时，我们会更善于处理差异和冲突。安全的联结塑造了平衡的、可调节的个体，他们能与亲人和朋友建立更好的关系，从而促进持续的心理健康和情绪调节，以及更强的与他人交往的能力。

就本书而言，特别强调的是要关注安全型依恋对情绪调节、社会适应和心理健康的影响。这些都是鲍尔比的主要关注点。在心理健康方面，很显然，不安全型依恋增加了治疗中最常见的两个问题，即抑郁和焦虑的易感性。这个过程究竟是如何发生的，取决于来访者个体，但一般来说，它始于依恋专家的情绪调节过程。有安全感的人更能够感知并承受痛苦情绪，而不用担心失去控制或不知所措。他们不需要改变、阻止或否认这些情绪，因而可以自如地利用情绪来确定方向并朝着实现他们需求和目标的世界前行。他们也可以更快地从悲伤和愤怒等负面情绪中恢复（Sbarra, 2006）。我更愿意将有效的情绪调节视为一种跟随情绪的过程，而不是敏感或压抑地进行反应，进而能够应用这种情绪来指导个体的生活。

另一方面，很明显，不安全感是引发适应不良的一个重大风险因素。焦虑和恐惧的回避型依恋尤其与易患抑郁症和各种形式的压力及焦虑性障碍有关，包括创伤后应激障碍（post traumatic stress disorder, PTSD）、强迫性神经症（obsessive-compulsive disorder, OCD）和广泛性焦虑障碍（genaralized anxiety disorder, GAD）（Ein-Dor & Doron, 2015）。100多项研究显示，抑郁症状的严重程度与不安全型依恋有关。如果我们观察不同形式的抑郁就会看到，焦虑型依恋似乎与某种人际关系形式有关，其特点表现为更多的失落感、孤独感、遗弃感和无助感；而回避型依恋则与以成就为导向的各类抑郁有关，其特点是完美主义、自我批评和自我依赖（Mikulincer & Shaver, 2016）。不安全型依恋也与许多人格障碍有关——边缘型人格障碍（borderline personality disorder）尤其与极端焦虑型依恋相关，而精神分裂和回避型人格障碍（avoidant personality disorder）则与回避型依恋有关。不安全感也与外化问题有关，例如青少年的行为障碍、成人的反社会倾向和各种成瘾问题（Krueger & Markon, 2011; Landau-North et al., 2011）。

11

尤其使人印象深刻是与依恋过程和创伤后应激障碍相关的文献。心脏手术后患者（Parmigiani et al., 2013）、以色列退伍军人和战俘（Dekel et al., 2004; Mikulincer et al., 2011），以及儿童期遭受性虐待或身体虐待个体的PTSD症状严重程度与高水平的不安全型依恋相关（Ortigo et al., 2013）。最近的一项前瞻性研究显示，依恋过程与创伤后应激障碍的发展存在着显著的因果关系（Mikulincer et al., 2006）。2003年美伊战争后的创伤后应激障碍闪回和回避症状的严重程度被发现是由战争爆发前的依恋安全水平决定的。焦虑型依恋的个体表现出更多的闪回症状，而回避型依恋的个体则表现出更多与战争有关的回避症状。有证据表明，以依恋为导向的夫妻治疗方法可以帮助创伤幸存者，包括那些在儿童期被依恋对象虐待的幸存者，从而发展令人满意的关系（Dalton et al., 2013），并且使用这种方法似乎能减少创伤症状（Naaman, 2008; MacIntosh & Johnson, 2008）。携手共进与独自面对存在本质上的差异！

约翰·鲍尔比（Bowlby, 1969）和卡尔·罗杰斯（Rogers, 1961）都相信来访者天生渴望健康成长。从依恋理论中衍生出的对健康的认识与罗杰斯（他是心理治疗史和人本主义干预模式发展中的关键人物）提出的所谓的存在主义生活（Rogers, 1961）不谋而合，即以开放性的姿态随经验而调整和充分体验生活的每一刻。罗杰斯认为，一个功能健全的个体的核心特征是本能的信任，包括使自己的内在体验正常化和确认其有效，并将其作为行动指南；感受自由，包括能够积极选择不同的行动方案，并对这些选择负责；创造力，包括灵活和足够开放，以此拥抱新事物和促进成长。罗杰斯的结论是，一个"功能健全的人"在生活中经历了更广泛、更多样和更丰富的生活，这主要是因为"他们对自己有信心，并将其作为面对生活的可靠工具"。这种信心是个体与他人保持安全联结所带来的收获。有相当多的证据表明安全联结产生广泛的积极影响而逐渐断开联结引发内在的危险。

因此，当我看到亚当（我的家庭治疗来访者）的巨大转变时，我并不感到惊讶。就在三次咨询前，亚当似乎还是一个充满敌意、回避和消极怠工的青少年。但在他父亲史蒂夫公开向他伸出援手，并因儿子的失落感和挫败感而流泪之后，亚当告诉他：

> "好吧，我一直很生气。我觉得自己很没用，是一个可怜的失败者，而且你似乎也这样看待我。所以做任何事都没有意义。我又何必费心呢？但是，当我们可以这样，甚至更接近时，我开始认为你想要我像个儿子一样。不知何故，这有助于我处理我的感受，而不是那么不知所措，总是那么生气。它改变了一切。对你来说，我好像很重要。我前几天告诉妈妈，也许现在我可以扭转局面。也许我可以学习并成为我想成为的人。"

关于依恋的常见误解

也许是因为依恋理论在过去几十年中得到了发展和完善，而且由于最初的研究集中在母婴之间的关系上，所以当心理健康专业人员提及成年人的依恋时经常会产生一些常见的误解。这些误解体现在四个主题领域。

依赖：建设性的还是破坏性的？

多年来，发展心理学借由"拒绝他人的要求以及定义自我和独立行为的能力"来描述个体向成年期的过渡阶段。在临床领域，依赖（dependency）不幸地被认为与一系列功能失调的行为联系在一起，依恋理论家将这些行为描述为某种极端形式的焦虑型依恋，这种形式会在依恋恐惧被不断触发的情境中出现。在临床实践中，诸如缠结（enmeshment）、过度依赖和缺乏个性化等标签仍然被用于描述各种行为。事实上，依恋理论认为个体通过将自己与他人放在一起，而非脱离他人来定义自己，否认与他人建立支持性联结的必要性不但不是一种力量，而且阻碍了个体成长和发展。

依恋理论的一个重要贡献是它认为，与他人形成的安全基地可以增强自我意识、自我效能感和应对压力的心理韧性。安全的联结可以促进有效的、建设性的依赖，他人可以成为有价值的资源，以帮助培养出积极、清晰而一致的自我意识。许多关于亲子关系和成人关系的研究都支持了与可靠他人建立联结和以这种方式定义自我的能力之间存在联系（e.g., Mikulincer, 1995）。无论焦虑型依恋还是回避型依恋的个体都常常会站在控制的立场上面对他人：前者可能难以直接表达自己，而会采用强烈的指责或抱怨；后者通常会采取更直接的支配态度（Mikulincer & Shaver, 2016）。

正如米库利茨和谢弗（Mikulincer & Shaver, 2016）在关于成年期依恋的开创性著作中所描述的：

> 当一个人正在受苦或忧虑时，寻求别人的安慰是有益的；当痛苦减轻时，他就可以从事其他活动并优先考虑其他事项。当依恋关系运作良好时，一个人就会知道距离和自主性与亲密和依赖他人是完全一致的。

这里的重点是独立自主与相互依赖之间不是非此即彼的关系。

安全联结促使个体有能力更自信地面对未知。安全基地模型就像一个脚本，它设置了一个特定的期望，即"如果是这样，那么……"，以此促进个体进行探索（Feeney, 2007）。我经常用一个我个人的例子来说明这一点。作为一个当年22岁的年轻女性，我与父亲的安全联结是如何帮助我做出离开英格兰并跨越大西洋到达加拿大的决定的，在那里我不认识任何人，只对我如何生存有一个初步的想法。首先，我父亲的可亲近性和回应性使我认为其他人是值得信赖的，并且我也坚信这个世界在本质上是安全的，因为其他人在需要时是可以依靠的。多年来与他的联结和他对我的认可也增强了我的能力与信心。他始终如一地接受我的错误和挣扎，并以让我觉得安心和舒服的方式回应我的不确定性。他告诉我，我可以在不确定和失败中存活下来。不仅如此，他还向我保证，如果我发现在北美生活太困难，他会给我钱让我可以回家待在他身边。他教会我风险是可控的。

在更广泛的层面上，这种对依恋的安全基地功能的重视使依恋理论与除了和亲子关系明显相关的传统领域之外的其他领域也有着至关重要的相关性。一些治疗师会弱化依恋的作用，认为其唯一的功能只是简单的保护和在面对威胁时对恐惧的调节。因此他们得出结论，依恋理论与成年人的关系不大。安全基地的概念指出了与不可替代的重要他人之间形成的那种持续的安全感是如何为毕生提供最佳发展、成长和适应的平台，以及在面临生活中不可避免的危机和变化时保持情绪稳定与处理压力的能力的。由于确信可以获得支持，有安全感的个体能够承担可估算的风险，并接受能够带来自我实现的挑战。他们实际上也拥有更多的资源，这样他们就可以将那些用于进行自我保护和实施防御策略的注意力和精力用在个人成长上。

模式：僵化的还是灵活的?

关于依恋理论的第二个显而易见的误解是认为它是确定的，认为它几乎只关注过去，尤其是一个人与其原生家庭相关的过去，是如何塑造了这个人的个性，从而预测这个人的未来。提到鲍尔比，人们通常会联系到精神分析和客体关系的视角与方法，这些视角与方法强调早期关系如何构建那些在来访者未来生活中发生作用的无意识模式。然而，当鲍尔比谈到这些模式时，使用了形容词"运作的（working）"，他提出所有这些模式都可以适应特定情境，只要保持它们的流动性并在适当的时候进行修正即可。多年来，越来越清楚的是，这些模式比早期的依恋理论家所提出的形式更具流动性，并且呈现出可以预期的变化，尤其是作为新体验到的结果时。例如，在一项研究中，22%的伴侣在结婚前3个月至结婚后18个月期间改变了他们的依恋取向（Crowell et al., 2002）。一般而言，具有高度依恋焦虑的个体最有可能发生改变。虽然近期一项依恋取向夫妻疗法研究（Moser et al., 2015）发现，回避型伴侣确实在每一次治疗后都会改变一点他们的依恋模式，但那些不太愿意接受新体验和新信息的回避者似乎不太可能发生改变。也有证据表明，在个体治疗中依恋的运作模式也可能会发生变化（Diamond et al., 2003）。总而言之，童年的经历确实会影响个体的发展，但其轨迹是可以改变的，除非应对模式变得僵化和具有排他性，以避免或否认新的体验，或者与爱人的消极互动模式不断强化着这些模式中最消极的因素。

准确地说，过去的人际经历如何塑造现在也是很重要的。依恋理论认为，早期的经验形成了个体应对他人的一系列反应模式、他们自己的情感调节策略，以及他们看待自我和他人的模式。这些反应、策略和模式可以进化和改变，或者可以充当自我实现的预言。亚当告诉我："你知道，我从未期待过会被爱。我觉得自己像个骗子。我的妻子错误地嫁给了我。因此，我一直躲着不让她进来。那她自然就离开了！"另一种简单的理解个体与他人永久分离的方式是，虽然渴望爱的联结是自然而然的（因为这种渴望被植入到了哺乳动物的大脑中），但如果你从未见过真正意义上的这种联结，那就很难知道什么是可能的，也很难坚持去创造积极的联结。亚当说："我甚至不知道人们可以像我们这样说话。我不知道人们可以从如此愤怒的情绪中平复下来，也不知道谈论感受是有帮助的。我家里没有人会做这样的事，但我从这里学会了这些。"

性：与依恋相互独立还是相互对立？

一些当代学者认为，依恋与浪漫的性关系无关，只是在当代社会为成人之间的重要联结提供了主要背景。有争议的部分是依恋可能解决了那些典型的伴侣之爱中的亲密度问题，但并不能解决性爱方面的问题。事实上，引发争论的是，有人认为由于新奇和冒险是获得真正令人满意的性体验的必要条件，而安全型依恋实际上可能会干扰性需求的更好满足。

有关性与依恋的内容会在第六章关于夫妻治疗的部分进行详细讨论。简而言之，证据充分、几乎无可辩驳的是：亲子依恋和成人的浪漫关系都是"单一核心过程的变式"（Mikulincer & Shaver, 2016）。它们的相似之处显而易见，无论是儿童早期的亲子联结还是后期成人间的情感结合都涉及相同的行为，例如凝视、拥抱、抚摸、爱抚、微笑和哭泣。两者都涉及强烈的情感，就像分离时的痛苦和恐惧、团聚时的快乐，以及关系联结受到威胁或失去时的愤怒和悲伤。这两者都存在着对接触的渴望，并且在获得接触时感到安心。亲子关系和成人伴侣关系的质量由与所爱之人产生联结时对方的敏感性、可亲近性和回应性来决定；之后，成功的联结会带来信心、安全感、内心的满足和对他人的共情反应。失去联结则会导致焦虑、愤怒和违抗行为，最终导致抑郁和疏离。持续的焦虑或防御性的疏远在成人和儿童身上都可以看到，并且会发展为习惯性的、取决于现实状况的回应方式。

如果理解了依恋安全基地这一功能的本质特征，那么就会看到浪漫爱情中的情欲与安全型依恋之间并没有内在冲突。在调查研究中发现，有安全感的恋人报告说他们对性生活更满意，而且通常来说，安全的联结似乎能促进他们更充分、轻松地参与到性互动中。而失去联结，特别是更多的回避型依恋模式，似乎对性行为产生了负面影响。回避型伴侣倾向于狭隘地关注性生活中的表现和感觉，并报告了较低的性频率和满意度（Johnson & Zuccarini, 2010）。如果激情被定义为与情欲探索和玩乐有关的依恋渴望，那么安全联结就会成为最佳性体验中的关键的积极因素。安全感最大限度地提升了伴侣承担风险、享受玩乐和顺其自然的能力，让他们可以沉浸在愉悦的体验中。有证据表明，安全联结对女性尤其重要，由于女性在性行为中更容易在身体上受伤，因此她们自然而然会在性互动中对伴侣关系状况更加敏感。

虽然性行为本质上有别于依恋和娱乐行为，但它也经常被常规地认为是一种联结。毕竟，我们中的许多人称性交为"做爱"（making love）。这也反映了这样一个事实：对于有交配行为的哺乳动物来说，它们会在情感联结上进行投入以便组成一个合作团队来哺育幼崽，性互动就起到了亲密联结的作用。性高潮会释放出一种亲密激素——催产素，同时在性接触期间，成人之间会表现出身体同步调节和镜像行为，这些现象在母婴互动中尤其常见。

依恋：是分析的还是系统的？

最后，要提到另一个误解，特别是在夫妻和家庭治疗师中存在的，那就是认为由于依恋理论是从客体关系的角度产生的，如同费尔贝恩（Fairbairn, 1952）和温尼科特（Winnicott, 1965）等名人所提出的，因此从根本上说它是一种精神分析的方法。正因为如此，它也被假定为既非系统性的，也不存在真正意义上的交互。实际上，鲍尔比作为一位挑战传统精神分析理论的异端者，在他生命的大部分时间里是被排挤的。同样显而易见的是，现代精神分析观点和依恋理论之间正在形成新的联系，因为精神分析已经从经典的以性和攻击为导向的驱动理论发生了转变，在经历了一个"关系转向（relational turn）"后（Mitchell, 2000），变得更具互动性，更专注于治疗师和来访者之间真正意义上的接触，这其中存在着"心灵上的相互交融"（Stern, 2004）。现在，在精神分析和其他治疗方法中，术语"主体间性"（intersubjectivity）用于明确地将这种接触与依恋视角联系起来，在这种情境下来访者和治疗师的情感状态是相互匹配的（Hughes, 2007）。尽管如此，精神分析的标志性元素是强调内在的主观状态，而鲍尔比认为亲密关系是"一个人从婴儿时期就围绕着的生活中心……直到老年"（Bowlby, 1980）。鲍尔比对人与人之间的行为剧本很着迷，尤其对人类如何管理自己的脆弱着迷，就像达尔文专注于了解动物会采取怎样的行为来最大限度地提高其生存概率一样。

　　因而，鲍尔比明确地将自己的目标设定为整合出一个强调人际互动模式和循环反馈回路的系统方法就具有意义了，他将该回路的"外环"定义为行为，伴随着内在认知和情感加工，将"内环"定义为反应（Bowlby, 1973; Johnson, 2011）。正如我们曾提出的那样（Johnson & Best, 2003; Kobak, 1999），鲍尔比观点的一大优势是它的广泛性，以及该观点澄清了互动反馈回路的关键模式，这些模式产生于自我和重要他人的习惯性反应。系统性治疗师因专注于互动中的限定模式或亲密互动双方之间的"舞步"却忽略了他们各自的生活经验而被诟病。依恋理论则巧妙地将两者结合在一起。互动模式及其情感状态确认和维持了"舞者"对关系和感觉的主观建构。这些主观建构形成了人际交往舞步的互动回应模式。因此，我的来访者安德鲁（Andrew）对他的妻子莎拉（Sarah）所采取的指责态度，正是当他开始感觉到被莎拉拒绝时，常用来处理自己恐慌情绪的方法。不幸的是，他那咄咄逼人的要求触发了莎拉习惯性的回避行为。随后这种要求—回避模式的演变证实了安德鲁最糟糕的依恋恐惧和他未满足的依恋需求，使他无法停止对伴侣施加压力。

　　依恋理论和经典系统理论（Bertalanffy, 1968）都认为功能障碍是一种束缚，即丧失了开放性和灵活性，而导致个体无法更新和修改回应方式以响应新线索。以僵化、受限制的方式来看待事物并进行回应的方式是有问题的。依恋理论和系统理论都关注过程——事物是"如何"演化的，而非关注静态的、线性的因果关系模型，这两种理论也都是非病理学的理论。来访者被视为是被卡在了狭隘的感知和回应方式中，而不是自身有缺陷。依恋理论增加了系统的视角，倾向于避开内在体验，假定情绪加工过程是个体与他人僵化的互动模式的组成成分。

依恋相关研究的三个阶段

在过去的半个世纪中，数百项关于个体与其父母、子女、成年伴侣甚至上帝之间联系的研究创造了一个庞大而连贯的数据库，这些数据首度承认并勾勒出我们人性中最基本的元素：我们是社会性的和情感联结性的动物。

创建这一知识体系的第一阶段是发展心理学家开始观察母亲和婴儿在陌生情境中的分离和重聚，并在他们的回应中找到重复出现的模式。这种陌生情境可以说是有史以来最重要的心理学研究范式，即使我们将那些以大鼠为研究对象的基本条件研究也考虑在内。这些心理学家在母婴关系研究中的发现不仅永远改变了我们的养育方式，而且还改变了我们对人类孩童本质的理解。

第二阶段始于20世纪80年代末，当时社会心理学家开始向成年人发放有关他们爱情关系的调查问卷，并从中发现了与母婴研究中出现的分离和团聚情境下相同的回应模式。有一种发展轨迹得到了公认（Hazan & Zeifman, 1994; Allen & Land, 1999），即同龄人逐渐取代父母成为主要依恋对象。随后研究人员开展了观察性研究。他们开始记录当伴侣一方处于焦虑或感到不确定的情境时，伴侣之间是如何相互帮助和彼此安抚的（Simpson et al., 1992），以此发现成人中存在三种基本策略，分别是安全性的、焦虑性的和回避性的，在最初的联结关系研究中也观察到了这三种策略。他们还发现，成人中也存在类似于婴儿的混乱型依恋，即恐惧的回避型依恋，其中个体在高焦虑和高回避的策略之间摇摆不定（Bartholomew & Horowitz, 1991）。很明显，安全型依恋的成年人能够表露他们的焦虑、帮助伴侣、自我抚慰，并且能够支持和安慰处于烦恼中的伴侣，而那些自述是回避型依恋的成年人，当他们的焦虑被触发时会推开伴侣，并且忽视对方想要被安抚和照顾的需求。心理学家开始观察分离行为，例如伴侣在机场彼此告别时的行为表现（Fraley & Shaver, 1998），来研究依恋风格的一般影响。例如，米库利茨（Mikulincer, 1998）发现，更高的安全感与争吵中的低攻击性和对另一方伴侣的低恶意归因相关。他还发现，安全感更高的伴侣会更加好奇，对新信息更加开放，也能更舒适地面对不确定的情境（Mikulincer, 1997）。

最后一个阶段，研究论述了在成年人中核心依恋理论对个体的影响。例如，研究发现依恋风格可以预测战时状态下的心理韧性（Mikulincer et al., 1993），也可以预测个体在职场中的信心和能力（Feeney, 2007）。

最后一轮依恋研究的浪潮大大扩展了对成人依恋及其影响的理解。虽然很难概括过去十年中研究的广度，但我们可以触及一些最有趣的发现。纵向前瞻性研究将儿童期的依恋与成年后的行为和人际关系质量联系起来。作为明尼苏达大学众多纵向研究项目中的一部分，辛普森及其同事（Simpson et al., 2007）发现，在陌生情境中儿童对母亲回应行为的评估是这些孩子在小学期间社交能力、青春期友谊亲密度以及他们25岁时与伴侣恋爱关系质量的强预测因子。但是，我们也要记得，即使是较早的研究也表明童年经历的轨迹及其跨代影响是可以改变的。那些焦虑型依恋的母亲，如果嫁给了能够敏锐地给予回应并且也能够为她们提供安全联结的男人，就能够以有爱的方式养育孩子，这样他们的孩子就可以对分离和重聚表现出安全的回应（Cohen et al., 1992）。

依恋研究的重要性现在远远不只体现在亲密关系的领域。在著作《抱紧我》（Hold Me Tight）（Johnson, 2008a）中，我指出充满爱心的家庭是仁爱社会的基础。能回应他人是一个有爱的社会的本质。安全型依恋建立了同理心和利他倾向以及为他人着想的意愿。米库利茨及其同事的大量研究（Mikulincer & Shaver, 2016）已经证明了利他主义和对他人的同情之间的联系。例如，这些研究表明，哪怕只是在短时间里，只要停下来想想那些有人在乎你的时光，就会立即减少你对那些与自己不同的人的敌意。所有的证据表明，积极的同情和帮助他人的意愿都与安全型依恋有关，即使帮助会引发一些不适（Mikulincer et al., 2005）。另外，更多回避型依恋的个体表现出较少的共情关注，也不太愿意为他人的幸福承担责任或为他人提供帮助（Drach-Zahavy, 2004）；更多焦虑型依恋的人似乎能感受到同情，但他们却陷入自己的困境中而不是响应他人的需要。

安全型依恋延伸到了不同的领域，诸如一个人与其信仰的神的关系（Kirk-patrick, 2005; Granquist et al., 2012）以及一个人的性取向和性经验（Johnson & Zuccarini, 2010）。已有研究发现祈祷的性质随着依恋风格而变化（Byrd & Bea, 2001）。安全型依恋的基督徒倾向于在向上帝讲话时使用更具冥想性的会话风格，而焦虑型依恋的基督徒则提出要求和请求恩惠。安全型依恋的恋人报告了更多样化的性爱动机，但强调对亲密的渴望，他们更享受性生活，对于探索性需求也更开放，并且能够更容易和更开放地谈论性。

心理治疗中依恋模式的改变

在研究中探讨心理治疗中的依恋改变看起来也是合情合理的。尝试测量和研究依恋的变化意味着什么呢？这其中包含了许多因素，比如情绪和处理情绪的方法、思维模式和期望，以及特定的回应方式等。被广泛采用的能够有效测量成人依恋水平的工具是亲密关系体验量表修订版（Experiences in Close Relationships Scale-Revised, ECR-R; Fraley et al., 2000），见附录一。回顾量表中的条目可以帮助读者理解临床医生和研究人员用来评估焦虑型和回避型依恋的具体问题。安全型依恋的人在该量表的焦虑及回避方面的得分都很低。量表中呈现出的条目包括了诸如"我担心自己不如其他人"或者"我发现自己很难依赖伴侣"之类的描述。读者可能希望用这个量表来评估自己，以便亲身体验依恋的编码方式。研究人员还会测量个体在互动中对他人的特定行为的变化，比方说冲突讨论，就可以在诸如安全基地评分系统（Secure Base Scoring System）的行为测量维度上进行编码（Crowell et al., 2002）。这种测量会编码一些因素，比如人们是否能够表达出痛苦和对他人需求的明确信号、当他们的需要被满足和得到抚慰时是否感到舒适，以及他们是否能够意识到他人的痛苦并能以恰如其分的方式做出回应。我们还可以从访谈中获得个体的童年期依恋状况及近期的丧失，以评估其关于依恋的心理状态的变化和依恋信息是如何被处理的，并通过成人依恋访谈（Adult

21

Attachment Interview, AAI; Hesse, 2008）来编码个体的回应方式。访谈者可能会问："你能用五个形容词来形容你与母亲的关系吗？"对于这个问题，安全型依恋个体的回应和叙述是灵活连贯的，并且会配合访谈者。通常来说，在这种访谈中对个体安全感的测量尤其可以被视作对其人格整合程度的测量。非安全型依恋的个体在访谈中的叙述特点是模糊的，呈现出有冲突或矛盾的回应，或者是疏离和沉默的回应。所以山姆（Sam）告诉访谈者："我的母亲很了不起，也很亲切。但她从来就不在那里——当然是太忙了（他笑了起来），这样也好。我真的不想和你讨论这个问题。"研究人员发现个体在这个访谈中的回应可以预测各种行为，如在以色列军队基本训练中的表现（Scharf et al., 2004）、恋爱关系中的消极情绪管理与冲突策略（Creasey & Ladd, 2005），以及贫困青少年母亲的抑郁症状和对情绪的认知与接受状况（DeOliveira et al., 2005）。

正如多齐尔等人（Dozier et al., 2008）指出的那样，绝大多数来访者在接受治疗时都是感到不安全的，也有一些讨论是关于特定治疗模式是否更适合特定类型的依恋风格（Daniel, 2006）。虽然已经发现更安全的依恋能促进积极的治疗联盟的形成，但也有人认为程序化的治疗（如CBT）对于焦虑型依恋的来访者可能更好，而情绪过度活跃的心理动力疗法由于其强度更为剧烈，可能更适合那些否认情绪的回避型依恋来访者。还有一些人提出了相反的观点，即认为回避型依恋的来访者会从与他们风格相匹配的而非相反的治疗方法中获益（Simpson & Overall, 2014）。

我们还可以考虑治疗师自己的依恋风格。安全型依恋的治疗师似乎更能对来访者做出回应和保持灵活性，他们既能适应也能挑战来访者的"风格"（Slade, 2008）。在个体心理动力学治疗中，个体向安全型依恋的转变已经被证实（Diamond et al., 2003; Fonagy et al., 1995）。基于依恋的家庭治疗（attachment-based family therapy, ABFT; Diamond, 2005）旨在帮助青少年疗愈"关系破裂"，表现出显著的疗效，即减轻了与不安全型依恋关系相关的变量水平，如抑郁、焦虑和家庭冲突等。有关情绪聚焦夫妻治疗的研究表明，夫妻治疗可以使焦虑方和逃避方都显著转向安全型依恋的方向，并减少大脑对电击造成的恐惧和痛苦的反应，并减轻由于关系困扰和抑郁引发的症状（Burgess Moser et al., 2015; Johnson et al., 2013）。

总之，这里所涉及的内容已经超前了，因为有关依恋和治疗性改变的部分实际上是第九章中的主题。尽管依恋理论对人格、精神病理学、心理健康甚至是过去几十年的心理治疗等概念体系的影响已经不容置疑（Magnavita & Anchin, 2014），但仍有很大的发展空间。鲍尔比在走向生命尽头之际指出，他感到"失望的是，临床治疗工作者在检验依恋理论临床实际应用方面的进展太过缓慢了"（Bowlby, 1988）。我认为他现在仍会感到失望的！

接下来，我们将在下一章阐述依恋理论对心理治疗实践的整体影响。

本章要点

• 心理治疗模式、特定干预措施以及心理障碍的种类每天都在增加。对治疗师来说，找到一条能够通过这片森林的清晰有效的道路的最佳方法是什么？我们如何为心理治疗领域带来更多的连贯性和秩序性？第一种方法是优先考虑实证研究，并尝试准确地将模型和干预与疾病相匹配。第二种方法是简单地强调变化中涉及的共同因素并在咨询进程中塑造这些因素。第三种方法是关注共性，特别是治疗过程中潜在的共性、来访者呈现出的问题中的共性，不要列出长长的功能障碍清单。第四种方法是找到一个基于经验的整体框架，它可以指出我们是谁、我们如何发展自己作为个体和社会关系型生物的角色，以及我们生物属性的核心是什么，然后使用该框架作为干预指南。这本书认为，最好的方法是真正地取消一长串的疾病标签，并采用依恋理论和科学作为心理治疗的基础。

• 依恋是一个被充分证实的人格发展理论，它优先考虑将情绪调节以及与可信赖的重要他人之间的联结作为个体心理健康和幸福的核心特征。这种观点的巨大优势在于它将生物学与人际互动、信息与心理模型、自我与系统联系起来，并概述了人类最基本的需求和恐惧。它回答了一个古老的问题：爱是什么，爱为什么如此重要？

● 安全型依恋可以预测几乎所有已识别的积极功能指标，而不安全型依恋则是几乎所有已识别的功能障碍指标的危险诱因。安全型依恋是整个生命周期的礼物。为了改变和修复自己，我们最好清楚地了解自己是谁。我们是需要社会性联结的哺乳动物，共同调节情绪和与他人建立联结是我们最基本的生存和发展策略。构建安全型依恋是我们成长为安全、理智和健全的个体的最佳指南。

依恋与情绪聚焦治疗

第二章

依恋理论如何促进治疗改变

在成年时期，良好的依恋关系仍然是让人感到安全的来源。个体的依恋对象会帮助自身建立起安全基地，对每个人来说，最幸福的生活状态不过是由安全基地开始的一段一段或长或短的旅程。

——约翰·鲍尔比（Bowlby, 1988）

当与他人建立了积极的联结时，除了生理作用之外，我们的想法也更容易出现改变。当身边有他人在场时，我们的镜像神经元及心理回路将处于激活状态，会让我们对自身及他人有更多的察觉，同时强化我们自己的身份认同。

——路易斯·科佐利诺、瓦妮莎·戴维斯

（Cozolino & Davis, 2017）

鲍尔比用他一生大部分的时间阐述了人类联结的基本原理，以及这些联结将对个体最亲密的关系产生什么样作用（比如可能促进最优的成长、帮助维持平衡，也可能导致原发性的功能障碍）。这项工作对一个人的毕生来说本已够多了，而他还用一小部分时间将他的研究转换成了一个系统的干预理论。他认为，如果治疗是有效的，改变过程将是一种建设性依赖的高潮体验，在其中，来访者"对自我及他人的内部工作模式（working models of self and other）"（由鲍尔比提出的概念）会得到澄清，并获得连贯性和适应性，从而提升来访者与他人建立积极关系的潜能。基于这一改变，这些模式将形成整合流程地图的基础，形成类似"如果这样……那么将会……以至于……"的习惯性反应，以一种积极的方式帮助个体建构情感与精神的内、外在世界。具体来说，就是帮助个体在人际交往中持续保持开放、好奇的心态，能够灵活应对关系问题，与他人建立有效的联结等。

鲍尔比强调，与他人产生关联并建立起紧密联系的能力是个体功能积极健康的基本标志。他表示："个体会通过照顾他人或被他人照顾的方式来与他人建立亲密联结，这一建立联结的能力被认为是人格功能良好和心理健康的主要特征。"（Bowlby, 1988）然而，依恋理论最初的构想中并没有详细说明心理健康工作者能怎样帮助来访者从痛苦或功能失调中走出来，进而达到"功能良好"的状态，并能以开放热情的态度面对他人。

在鲍尔比晚年的著作中，他阐述了治疗能帮助来访者重新评估和建构对自我及他人的动态流程地图和内部工作模式。他认为治疗师在这一过程中应完成五项工作：①为来访者提供一个安全基地，即一种"包容的环境"，在这样的环境下去感受他的痛苦；②帮助来访者思考自己在关系中的模式是如何导致了他们的痛苦；③帮助来访者将咨访关系作为这种关系模式的缩影；④与来访者共同探讨这一模式在过去的起源，关注这种探讨所带来的"惊恐、怪异以及（或者）不能容忍"的情绪；⑤帮助来访者反思过往经验是怎样限制了他们对世界的感知，并因此决定了当下思考、感受以及行动的方式，从而帮助来访者找到更好的选择。尽管这些描述特别强调关系的功能，不过就其本身而言也像是在描述一种经典精神动力学取向的疗法。然而，以上这些简要的总结还遗漏了一点——鲍尔比曾在其他关于概念化的意见和临床个案的描述中提到：治疗中需明确聚焦于来访者情绪和修正性情绪体验的独特力量，这种力量能防止过往行为模式的再次出现。依恋理论在临床上的两个基本要点为：若想促进来访者发生改变，最有效的方式是利用来访者内在强烈的情绪［事实上，依恋理论中的"模型（models）"一词可被理解为"激动（hot）"，也就是说充满了情绪］；而这一改变是通过与他人交流产生的情感信息来实现的，本质上为人际关系的改变。

基于依恋理论的情绪聚焦治疗

基于依恋理论，作为治疗最终目标的健康性的适应过程包括以下几个部分：与他人的联结感（包括思想及精神层面的联结以及现实中的正向互动）促进情绪的平衡及调节；这一平衡状态将增强对一致且适应良好的内在世界的探索和构建，形成对自己和他人的积极模式；完整、开放及灵活地应对自我、他人和环境将成为一种常态；回应性培养与他人的安全联结，在面对任务时更好地管理生活，并构建能够胜任这些任务的自我意识。情绪调节和与人交往是这一反复循环过程的关键，从微观上说，两者每天都会出现；从宏观上讲，两者在不同发展阶段中也会出现。

有关成人依恋理论的研究已经发展到开始对一些治疗方法产生切实的影响，例如认知行为疗法，即便其在概念上似乎与鲍尔比的理论模型没有明显的联系（Cobb & Bradbury, 2003; McBride & Atkinson, 2009）。在传统意义中，依恋理论与内省取向的动力学方法早有联系（Holmes, 1996; Wallin, 2007）。而实际上，人本主义的体验式治疗模型是把现代依恋理论和实践科学整合起来的典范。这些模型是从心理动力学诱发改变的模型中产生并不断发展和完善的，尤其明确地聚焦于情绪进行工作。谢弗和米库利茨等一些社会心理学家曾指出，情绪聚焦疗法（EFT）最初的工作对象是夫妻和家庭，本质上关注的是内在的人际关系，这既体现了鲍尔比的最初观点，也体现了现代依恋理论的关键进展（Mikulincer & Shaver, 2016）。在最近的EFT实践中，EFT通过个体、夫妻和家庭治疗的形式抓住了依恋视角的本质，并体现了其对干预的具体影响。现代

27

EFT工作通过六个重要方法来实现这一点：

第一，EFT在实践过程中持续地关注情绪的表达及调节过程。情绪的有效调节首先包括逐步培养的情绪平衡能力，并伴随着积极的人际情绪调节，这两点也是依恋理论的核心。鲍尔比曾指出："人们最强烈的情绪体验都是在情感联结的形成、维持、破裂以及恢复中形成的，这也是其之所以会被称为情感联结的原因……丧失的威胁将引发人们的焦虑和真实的损失哀伤……两者都可能诱发愤怒……更新联结……愉悦。"情绪最容易由关系问题引起，通常来说，促使情绪稳定最直观有效的方式是与他人共同来调节。保持平衡需充分地感知情绪，然后对情绪进行整体的认识和理解，而非通过否认、阻隔、瓦解，或是鲍尔比所形容的"疏远（alien）"来实现。这个过程绝大多数情况下都是和他人一起完成的，即便这个"他人"目前还只是精神上的或假想出来的。我们可以通过有条理地识别情绪的要素，也就是情绪的触发器、原始感觉、躯体感觉、意义分配、反应倾向或者动机冲动等（Arnold, 1960），让特定的情绪被发觉、把握和整合。另外，来访者通过识别自身情绪要素，并认识到自己正在积极地创造情绪体验，来改变与自己的情绪体验之间的关系。在有效的治疗中，来访者能够即时、生动并清晰地看到自身卷入情绪的习惯是如何给自己带来痛苦。并将体验和调节情绪的新方式整合到更自主和积极的自我意识中。这是通过调节个体"体验（felt sense）"而逐渐实现的自下而上的过程。单纯通过自上而下的控制或用应对技巧来调控情绪是不够的。

第二，在咨询过程中，情绪安全感的建立至关重要。心理治疗要成为来访者的安全庇护所，同时也要给来访者提供一个安全基地，便于探索一些全新且复杂的情绪。情绪的安全感将在与治疗师的特殊关系中建立——一种特殊的联盟关系。要想实现这一联盟，首先需要让来访者发自内心地感到被接纳和理解。对来访者而言，治疗师是一位依恋对象的替身，能够让来访者感到可亲近的、有回应的且有情感的联系，就像是提供安全感的父母一样。罗杰斯（Rogers, 1961）提出，治疗师在咨询室内必须做到真诚且富有情感，并愿意让来访者看到。在治疗中治疗师坦率地表达尊重、共情和非评判性的看法，对来访者可能存在的任何冲突进行合理化，就如好父母般地去对待来访者。这种治疗方式能够为来访者在面临困境时提供抚慰、保障和安慰，通过不断的验证和逐步尝试挑战风险来建立他们的效能感。当治疗师面对自己的不确定感，或来访者表现出防御和阻抗时，要具备容忍激烈情绪的能力，保持一种好奇、开放的态度。鲍尔比本人就曾提到，他在对一位丧偶女性进行治疗时，尝试共情对方所表达的那些"不切实际"的想法，并理解她因丧偶所产生的愤怒和不公平感，而并没有提议帮对方平息怒气，或是纠正她不切实际的想法。

在这种治疗联盟中，治疗师不试图改变来访者，而是接受来访者原本的样子，看到对方当下所处的状态。治疗师会跟来访者一起探索当前的困境是怎样具有恰好而微妙的意义。就如哈里·斯塔克·沙利文（Sullivan, 1953）所指出的：我们通常所说的被压抑或被克制的内容大多都只是"模糊不清的（unformulated）"。治疗师持续的共情能帮助来访者探索、厘清和接纳自我的内在世界。治疗中的主要思路不是给功能失调贴标签，也不是改变行为，而是不断发掘来访者的人格。治疗师的核心任务便是与来访者建立联结，以一种尊重的态度，不断支持来访者自我人格的发展。另外，EFT模型框架要求治疗师保持自身情绪平衡，在面对来访者表达激烈的情绪体验、现阶段的困境、期待及未来的挑战时，治疗师仍能与其维持联结共同工作。

第三，情绪聚焦疗法和依恋理论都关注内外在世界。它们将自我与系统、内在现实与互动事件、来访者与所处情境进行统合，并看到在生活的每个瞬间里，双方是如何相互影响的。所有外在互动事件与内在情感和心理现实之间不断地进行相互影响。个体的内在部分，比如情绪调节能力，与当前亲密关系的质量和性质产生动态的相互作用。就如舞者与舞蹈一般，自我与系统合并为一个互动的整体，具体来说，在情绪聚焦疗法和依恋理论中，重要他人（如治疗师）的回应和接纳对个体而言至关重要，帮助其对经验进行识别与整理，并纳入一致的意义体系中。这些意义框架进一步引导来访者的适应性行为。

对于依恋理论和情绪聚焦疗法这种系统模型来说，对于因果关系的界定并不是从单一的原因导致单一的结果，而是将其看做一个不断相互作用的环路。这类模型持续关注过程内部和过程之间的交互式融合，以及这些互动是怎样影响来访者现状的。沙利文（Sullivan, 1953）曾指出："个体不可能脱离人际关系而独自存在"，一个人越能"理解自身人际关系"，他就越能达到心理健康。依恋理论和情绪聚焦疗法认为"自我"是一个不断构建的过程，而非一成不变，这一过程是通过与他人的相互作用来实现的。个人的体验与情绪表达具有十分重要的意义。情绪能感化个体，影响其内心体验。情绪表达促成与重要他人的关键互动。健康的自我是灵活而平衡的，能够接纳自我和他人，并不断变化。这种观点与鲍尔比对"工作中的（working）"自我的定义相一致，即在功能良好的情况下，当面对新的重要体验时，工作模型便能够做出修正。与此相反，焦虑型依恋的个体会产生一种混乱的自我意识，这一"自我"总是在试图适应他人；而逃避型依恋的个体则会培养出严格但脆弱的自我意识，拒绝接受新的体验。

依恋与情绪聚焦治疗

鲍尔比强调，治疗师不能只看来访者的表面，而需要从其与周围人的关系中来看待他。现代心理疗法在这方面做得相对较少，而更多的是把心理健康理解为个体良好的自我调节，而不是人际相处的协调；同时认为心理健康是独立于他人的，而不是与他人息息相关。鲍尔比（Bowlby, 1973）认为个体处于两种不断交织互动的循环过程中，即获得内部体验和塑造互动关系。这一过程是循环进行的：情绪调节方式和认知模式会影响个体的知觉和反应；知觉和反应激发个体与他人互动的惯用方式并决定如何进行回应；之后回应又被反馈并体现在情绪调节和心理表征中。

第四，依恋理论与人本主义治疗（如EFT）对心理健康与功能失调有着相同的理解。心理健康包括三点：①灵活性和适应性的情绪调节策略，可帮助个体在激烈的情绪下恢复平衡，建设性地处理脆弱情绪；②积极、连贯的对自我及他人的内部工作模式，在必要时更新模式，设立务实而又具建设性的目标；③促成与他人建立联系并回应他人需求的具体行为。一个心理健康的人能够接纳和尊重自己和他人的需要，并共情性地回应他人的需要，而一个功能失调的人则难以接纳新体验、不能充分处理情感，且难以与他人和谐相处。罗杰斯认为，只要给予适当的条件，人们就会以一种自然的（organic）方式成长和治愈自己。依恋理论同样认为，在支持性的"肥沃土地"上，个体会欣然接纳自己对人际互动的渴望，并去尝试接触他人。当这种接触得到了认可和共情时，一连串的积极效应就会发生。治疗师不再是为来访者改写乐章以减轻痛苦的作曲家，而是在坚定地等待好曲子出现的一位指挥家，治疗师只是指导和陪伴来访者去发现它。安全型依恋不仅能提供舒适的或促进性的平衡状态，它更是提供了一个能催生来访者成长和活力的安全基地。

经验性疗法承袭了罗杰斯的人本主义视角（Rogers, 1961）和依恋框架（如EFT）的理念，其本质上既富有同情心又具有协作性，治疗师对来访者的问题采取一种"非病态的（nonpathologizing）"、以成长为导向的态度。治疗师不会通过预设来访者的需要去定义来访者的现状，或对现状进行特定的表述和分析。治疗是一个由来访者和治疗师共同探索的过程，而不是由治疗师主导以达到早已确定的、狭隘的所谓"改善"的目标。鲍尔比（Bowlby, 1988）指出："治疗师的角色类似于为孩子提供安全基地的母亲，让孩子能由此去探索世界。"在此时此地的治疗过程中，治疗师作为理解者和情感支持者，为来访者提供用以自我调节的资源，不断抛出一个个容易处理的挑战，以促进来访者成长。

第五，情绪聚焦疗法、人本主义疗法以及依恋理论都承认过往经验的意义，特别是在对威胁的敏感性的变化发展以及逐渐习得的习惯性的处理脆弱或自我防卫的方式中。然而，在承认过往经验影响的同时，情绪聚焦疗法在施加干预时更倾向于专注在"当下的进程（present process）"中。治疗师沉浸在咨询体验或互动当中，并加强对当下的觉察和互动，以允许现实当中某些新元素的出现。例如，回想每次当治疗师提及焦虑时，来访者的抽象认知将发生怎样的改变，然后再回到这种焦虑当中，去感受是什么样的内在威胁在当下阻碍了恐惧体验的出现。现代依恋理论渐渐淡化了对"过往经验永存"的执念，更多通过自我和他人关系模式的机制去理解心理问题的成因，开始承认这些模式比最初所想的要易变得多。对个体和他人的内在工作模式在很多情况下都可以改变，也确实发生了改变，比如当人们踏入幸福的婚姻时（Davila et al., 1999）。依恋理论强调，正是当今关键互动中不断确认的过程，使得工作模型和情绪调节策略变得稳定，而消极的不安全模式会影响新经验的纳入，阻碍积极修正的发生。一些在治疗中或治疗外发生的新的（即不确定的）情绪性人际互动也能够修正个体工作模式和情绪调节策略。

聚焦当下需要关注对自我及他人的内部工作模式中的"进行中的（working）"部分，关注这些模式如何受到内隐记忆的影响并时刻准备拒绝或接受修正，而不是将过多注意力放在这些模式的认知内容上（若过分强调认知内容会启动指向"调查"的改变过程，而经验性治疗认为这一过程不利于产生显著改变）。例如，当来访者肯（Ken）的妻子就对他造成的伤害表示道歉和关心时，肯指责对方在撒谎。EFT取向的治疗师此时不会指出，肯因为过去的个人经历形成了一种"所有人都是危险的且不值得信赖的"关系模式，而更倾向于这样回应："对你来说，目前很难相信你妻子的表述和关心，当你听到她这么说的时候，你的感受是怎样的？是什么让你暂时很难接受这份关心？我们不妨做一个假设，如果你现在接受了妻子的关心会怎样？"

第六，依恋理论和EFT等人本主义干预方式都基于经验论，也就是说不断致力于观察的过程、对行为模式的描述并预测，以及检验理论构建的解释链。在构建依恋理论时，鲍尔比参考了动物行为学，通过生物学视角来考虑社会组织。他学习了康拉德·洛伦茨（Conrad Lorenz）有关年幼的鹅与出生时看到的第一个客体的研究，也参考了哈里·哈洛（Harry Harlow）在灵长类动物被孤立时的反应上所做的工作。EFT干预最初始于对成人伴侣间反复出现的强烈负面情绪及互动的观察，并探讨关系模式经过特定治疗师的干预后是怎样发生变化的。这一科学方法的基础并不算是学术问题，尤其当实践模式如此频繁地因某个简单的想法，甚至基于个人魅力或是见闻而形成时。临床干预模式最多也只是基于对现实中"重要时刻"的反复验证而形成，即将内、外部现实相互联系，并解析其中最为关键的因素。在治疗过程中可以提前准备和安排这些"重要时刻"，帮助来访者在如何建构体验和如何与他人互动方面得到具体改变。

EFT的实践者是真正的经验主义者，因为他们要协调并尽可能具体地描述眼前所发生的事情，无论是个体如何理解自己、情绪色彩的变化，还是在亲密关系中不断反复出现的互动模式。对咨询过程意义的建构是明确的，由治疗师和来访者基于现状共同完成。依恋理论提供了一种简易的现象论和对伤痛、恐惧及渴望的理解，这些感受正是EFT取向的治疗师们所重点关注与探索的。

基于这一取向，有关离弃、创伤性孤立、拒绝、无助、焦虑、不满的议题，以及这些体验是如何被应对（无论是停止或减少体验还是激活或强化体验）的问题都被放在存在主义的情境和视角中被阐明了。在依恋理论的指导下，EFT治疗师能够具备一个清晰而富有经验的路线图，其中包含了常见的人类苦难和基本动机。

总之，依恋理论与临床视角的自然结合（如EFT），能为临床工作者带来很多优势，包括提供来访者情感生活核心部分的示意地图、在治疗干预中能将强大的情绪能量加以利用、为具有成长意义的治疗联盟勾勒出清晰而具体的概况、在关系进程中提供关注自我的视角、对心理健康和治疗目标的构成要素具有清晰的认识。此外，EFT提供了一套清晰的指导方案，指导我们如何脚踏实地，并以一种与人性核心要素相协调的自然模式来进行积极改变。

引发改变的事件

几乎所有治疗模型都将改变过程分为三个基本阶段。第一阶段是"评估和稳定（assessment and stabilization）"，控制消极的心理或人际症状；第二阶段是"积极重构（active restructuring）"，旨在促进更好的心理适应；最后是"巩固（consolidation）"阶段，帮助来访者做好结束治疗的准备，并维持已达成的改变。EFT虽然主要作为一种对夫妻关系进行干预的疗法，但也经常被用于个体和家庭，在EFT中，这三个阶段被称为降级（de-escalation）、重构依恋（restructuring attachment）和巩固（consolidation）。然而，各治疗流派在所期望发生变化的程度、如何理解改变的动力，以及治疗中促使重大转变的重要因素等几个方面存在很大差异。例如，认知行为疗法强调来访者发现自身不合理信念并用新观点挑战这些信念进而引起实际行为改变的重要时刻。

通常来说，我们很难确定是治疗中的什么因素引起了改变。有研究表明，对于一些被普遍接受的治疗方法而言，解释改变发生时并不太重视改变过程中所出现的关键变量。例如，一项关键研究发现，专注于改变"不正常的想法（dysfunctional thoughts）"完全不能预测认知行为疗法治疗抑郁症的成功，反而能预测消极结果（Castonguay et al., 1996）。积极的治疗联盟和情感体验会正向预测积极结果。然而，在依恋理论和人本主义经验取向的EFT之间，两者内在的改变过程存在着一种明确的、被实证支持的融合。

基于依恋理论的观点，在治疗中发生改变的过程会涉及情绪的觉察、升华和表露，进而更好地调节情绪并增强情绪智力（Salovey et al., 1993）。在依恋取向的治疗过程中，陌生的情绪会变得熟悉和有意义，并融入到自我中。这些事件能够调整来访者自身与他人的关系模式。新的行为评价模式被发展出来，而以往被压抑的期望与信念则受到挑战。同时，来访者也尝试探索新行为，并出于人际交往和强化自我价值感的基本需要而尝试冒险。因而，来访者能与情绪保持一种"工作距离（working distance）"（Gendlin, 1996），并以此指导自身进行适应性的回应。例如，芭芭拉（Barbara）从不允许自己出现愤怒的体验，于是我们尝试探索她总是怎样"拆解（dismantles）和摒弃（dismisses）"自身在关系中的需要，以及从他人处得到关心的权力。当芭芭拉开始去理解自己的一些痛苦时，她发现自己的"接纳"是如何让她忍受这种痛苦，但同时又让她"无助且仍然消沉和沮丧的"。她开始为生活中已失去的东西感到悲伤，又因缺乏真正想做的事而难过。芭芭拉在激烈的情绪体验中尝试想象去面对父亲和丈夫，冒险地感受与表达自己的伤痛与需要，找到新的渴望，也因对自己和爱人的不满感到愤恨。她开始用她的愤怒来表达和完善她的需要，并变得更加自信。

研究者对情绪聚焦夫妻疗法中的关键变化事件进行了精确定位和编码，有九项研究结果证明了其积极作用（Greenman & Johnson, 2013），EFT的六项准则也已经被研究列举。未来的研究将进一步检验这些相同的改变事件能否如我们的期待那般，在情绪聚焦家庭治疗及个体治疗中起到类似的预测作用。

咨询过程中的改变事件发生在积极的治疗联盟背景下，包含两个关键元素：一是通过深度卷入核心情感体验来重构体验，并推动体验者理解、接纳和信任其体验；二是能够与他人开始一种新的、更为开放的、真实的交往。一旦对核心要素做出澄清与提炼，情绪体验将会以一种连贯的方式被表达出来，使重要他人得以知晓。从很多EFT咨询过程中能够清楚地发现，随着改变事件

依恋与情绪聚焦治疗

的发展，它们也包含固定的步骤或元素：

- 澄清并积极讨论来访者的基本弱点与需要；

- 能一致和直接佐证这种需要的具体信息；

- 发展寻求他人安慰与肯定的能力；

- 发展给予他人相应支持的能力。

改变事件会在建设性依赖的关系中发生，能够促进自我的一致性体验及整合。在这样的情况下，有助于来访者变得强大、灵活，从而能够接受自身的弱点。

引发改变的情绪

当我们研究EFT中情绪是如何出现、加工、调节、强化以及促进来访者改变时，我们要先清楚情绪的本质是什么。在这个所谓的"脑科学时代"，首先需要知道"大脑是……社会性和情绪性的器官。学习过程是社会性的、具有情感色彩的，并在一定程度上受文化制约"（Immardino Yeng, 2016）。情绪本身并不是非理性的反应，也不只是一种伴随思考而来的"感觉"。相反，情绪是一种高水平的系统，能将一个人对内在需求和目标的意识与来自环境的反馈和行为的预期结果相结合（Frijda, 1986）。情绪是以"生存"为核心的信息处理系统。1894年，威廉·詹姆斯（William James）曾将情绪描述为"基于进化的重要情境而直接产生的适应性行为和生理反应倾向"，现代科学支持了这一观点（Suchy, 2011）。经验主义和依恋理论都认为情绪具有适应性和不可抗拒性，能对核心体验、自我认知以及对他人的反应加以组织。同时，经验主义和依恋理论都认为情绪调节问题是自我压抑背后的核心问题，也是让人们来到治疗室的原因。

鲍尔比（Bowlby, 1991）指出，情绪的主要功能是向自己和他人传达一个人的需求、动机和轻重缓急。他的观点与EFT的观念相一致，认为若个体的情绪体验被抽离，就好像在生活旅程中失去了向导。情绪的功能可概括为以下四点：

1. 引导（orients）和卷入（engages）。爱因斯坦指出："所有知识都是经体验而来，不然就只是信息而已。"是什么把信息带到所谓"体验"的层面上呢？答案是情绪显著性（emotional salience），并积极卷入到情绪的线索事件中。情绪提供了一种本能的认知，也就是鲍尔比所说的对任何现状的"觉察反应"。就其本质来说，情绪会吸引我们的注意力，并引导感知，将注意力集中在个人需要和愿望上，告诉我们什么是更让人在意、让人难以释怀的。例如，如果在你全神贯注听讲座时突然响起火警，你的焦虑会立即涌现并改变认知体验，而你也将真切意识到当下最为紧迫的事情是逃离大楼。

2. 塑造意义。情绪被称作控制思维的舵（Immardino Yeng, 2016）。有人会因脑损伤无法产生情绪体验而不能做出合理的判断或选择（Damasio, 1994），他们被所有的可能性牵绊住，没有任何信号反馈来告诉自己想要什么和需要什么，来带给他们一种"什么是重要的"的感觉。不论是经验主义治疗还是依恋理论，都将情绪视为个体对自我和他人态度的内在驱动模型，以及信念与期望的伴生品。研究表明，情绪或许能将外界信息与心理表征结合在一起，起到"黏合剂"的作用（Niedenthal, 1999）。伴随着安全型依恋和积极工作模式而来的情绪稳定，似乎能够让个体有能力去构建并清晰地描述其过去的关系世界（Main et al., 1985）。

3. 激励。情绪确实给我们带来活力，并激励我们做出特定行为。"情绪"一词来自拉丁语"emovere"，意为"走出去"。情绪是行为的驱动力，例如，愤怒通常会促使人们作出令人感到懊恼或是威胁主观幸福感的行为，而羞耻感则通常引起躲藏与逃避。

4. 促进交流和反馈。这一过程发生得迅速而直接，不仅让我们能够预测他人的反应（从而协调任务并协同解决问题），而且还增强了情感联结和相互关切。神经科学家马可·亚科波尼在其著作《镜像人》（Mirroring People）中指出，我们的神经系统对他人的非言语情感线索极其敏感，尤其对面部表情和语

依恋与情绪聚焦治疗

气语调更甚（Iacoboni, 2008）。随后我们会自动化地表现或模仿这些线索，例如，我们依托于面部肌肉，通过大脑中镜像神经元的运作来用自己的身体去感受眼前的他人。当沟通中出现情绪性表达，或至少一方察觉到这种表达时，察觉到的一方则会对另一方做出相应的回应，并组织一般性的应对策略。情绪可以说是"人际关系"这支舞的曲调和节奏。总的来说，依恋的内部工作模式是一套完整的体系，它复杂而精致，并需要不断地维系，但对治疗师来说最重要的是，依恋模式是可以通过情绪沟通来改善的（Davila et al., 1999）。

人们不仅越来越清晰地认识到情绪的意义，理论和实证研究者在情绪的性质和分类上也基本达成了共识。虽然有些理论研究者将情绪种类分得更为精细，比如会将羞愧细分为内疚与厌恶（Frijda, 1986; Izard, 1992; Tomkins, 1986），但是总体来说，学界认为核心情绪有6 ~ 8种（Ekman, 2003）。埃克曼（Ekman, 2003）指出，这些"核心情绪"涉及不同的面部表情，这些表情在不同的文化或地域里具有共同的含义。这些情绪是普遍存在的，并且与特定的神经内分泌模式和脑区有关（Panksepp, 1998）。情绪通常具有"优先掌控权"（Tronick, 1989），尤其在我们与最信赖的人进行重要互动时，凌驾于其他背景信息和行为之上。核心情绪反应可以简单地概括如下：

• 趋近性的情绪

一快乐，促进开放、放松地卷入

一惊奇，引起好奇心

一愤怒，唤起自信，促使坚定地朝着目标前进

• 回避性的情绪

一羞耻，引起逃避和躲藏

一恐惧，引起逃跑或麻木

一悲伤，引起退缩或安慰

37

显然，这些情绪还可进一步的区分。例如，一些理论研究者认为，在某些特定行为或想法下，羞耻可以进一步细分为厌恶与内疚；他们还认为，伤心包含悲伤，同时也归属于我们所说的受伤感。所谓的"受伤（hurt）"是一种综合性的情绪，而非核心情绪，有研究将其分解为愤恨、悲伤、失落，以及对恐惧的脆弱感或无助感（Feeney, 2005），特别是没被重要他人重视的恐惧，以及被拒绝、被抛弃的感受。恐惧则会涉及威胁和无助，可能会表现为对外界信息的隔离、四肢僵硬，或尝试逃离危险。

只要阐述清楚情绪的构成要素、功能和类型，我们就能够在治疗过程中以积极有效的方式来更新对情绪体验的理解。治疗目标不仅仅是将情绪维持在平衡或更协调的状态，还需利用情绪体验来获得新的视角、认知、具体行为和良好的人际互动，以服务于改变。

依恋与情绪聚焦治疗

在治疗中，调节情绪水平的概念几乎与心理治疗一样古老。然而在不同的治疗模式下，如何做到这一点，以及对治疗过程中情绪卷入最佳水平的判断存在很大的差异。尽管依恋理论一直重视情绪，但对情绪的研究却表现出越来越大的差异，情绪在其他治疗模式下的作用比依恋理论最初形成时更为明确。依恋理论的研究者强调，治疗中的主要改变机制是能够冷静、理性地觉察情绪（Holmes, 2001）；但EFT的治疗师则试图创造新的体验而非觉察本身，有时这些体验还是强烈而修正性的（Johnson, 2009）。一些临床工作者认为，某些情绪本质上就会引起适应不良，特别是有关创伤经历的情绪（Paivio & Pascual Leone, 2010）。在EFT中，我们尤其关注情绪是*如何被构建和调节的*，以及某些调节形式是怎样做到更为灵活和更具适应性的。为了调节至最佳水平，使来访者能够利用情绪获得成长和活力，治疗师必须确保来访者积极卷入到真实的情绪体验当中。在治疗进程中，这种体验需要预先准备、唤起并积极卷入。治疗师通常无法通过讨论、认知修正或行为实践等外部方式来改变情绪。若想改变情绪，你首先需要允许自己去感受它，然后去接纳它，并尝试进行分析，抓住其本质或进行提炼，最终对情绪进行重塑。"深入（deepening）"情绪是这一过程中的重点，能帮助来访者发现，在表面混乱的反应或麻木的压抑背后会有什么。这包括将原本被动、无意识的情绪反应，转变为更深刻、本质或核心的情绪。其中最常见的例子是在治疗师的帮助下，来访者从习惯性愤怒或麻木的状态转为有意识的被威胁感：正是恐惧触发了这些更表层的反应。

就像鲍尔比和安斯沃思（Ainsworth et al., 1978）关注于敏感的小孩被依恋对象留在陌生环境下会有什么样的反应那样，治疗师也将追随来访者情绪产生的过程，以及当处于完全无助并难以挣脱的情境中时，来访者将如何处理情绪。依恋取向的心理治疗师会理解无助感的本质及其如何表现为来访者的恐惧、渴望和痛苦，因此他可以自信地引导来访者在这一问题上展开工作（第三章会概述具体的干预措施）。生与死的议题会带给人最深层次的焦虑，已经有治疗理论（Yalom, 1980）对其概述并总结成四点：对死亡、生命的有限性和失去的必然性的担忧；对如何让短暂的生命富有意义的担忧；对选择的担忧，不确定如何承担起生活的责任；对分离和孤独的焦虑。依恋理论参考了这种有关人性脆弱的哲学观点，但强调情感分离才是无助感的主要来源。这种分离让人感到危险，并会与死亡恐惧联系在一起，导致无意义感（毕竟，如果我们与他人无关的话……），破坏个人保持清醒及做出明确选择的能力。另外，与他人建立安全联结的体验（felt sense）是我们人类处理这种生存弱点的主要和最有效的方式。

引发改变的人际互动

如果说深入地探索核心情绪（特别是恐惧、未满足的渴望、悲伤和丧失，以及对自我的羞耻或恐惧）是依恋取向心理治疗中发生改变的第一个关键要素，那么第二个要素则是来访者基于新体验而做出明确的实际行动。这些新体验都是在人际互动情景下发生和表达的。新形成的情绪体验会变成一个互动事件。来访者会与治疗师共同发现和提炼情绪，并通过将其表达给重要他人来释放情绪。重要他人通常为依恋对象（可能实际存在，也可能存在于想象之中），但偶尔也可能是治疗师，比如当治疗师被当作依恋对象的替代者时。例如，莱斯莉（Leslie）经常对亲密关系持有一种敌对和嗤之以鼻的姿态，同时她也害怕被他人察觉与诋毁，然而，当她在治疗中和我一起去探索她的恐惧时，若我产生背叛或放弃她的想法并被她察觉，她的恐惧感将变得更真实且进一步被内化。

这种人际互动是概括和检验情绪聚焦夫妻治疗中改变发生的关键，也被运用于个体（EFIT）和家庭（EFFT）的临床工作中。新的情绪体验将引起与重要他人之间新的互动反应。这些互动会在治疗的当下产生一系列的修正性刺激，以积极地处理来访者的"无助"和"渴望"。在大多数情况下，类似的刺激会让来访者对联结建立更强的安全感，至少能接受"失败为新关系带来机会"的观点。需要强调的是，不管个体EFT还是夫妻或家庭EFT，与重要他人一起经历的内在现实只是引发改变的必要因素。对于那些认为个体治疗的本质是帮助来访者实现内在自我成长、形成良好情绪调节策略的治疗师来说，人际关系层面上的工作似乎是不必要的。但从依恋的视角来看，需要牢记依恋是人类情绪调节的基础和现实背景，良好自我调节只是过程中的一部分。

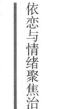

神经科学家詹姆斯·科恩（Coan, 2016）曾指出，相比个人自我情绪调节，人际共同调节对我们群居动物来说是更普遍更有效的方式。在神经水平上，大脑不断进行资源预算，期待支持性关系作为一种可用的资源出现，并赋予其更高的优先权。科恩的脑成像研究表明（Coan et al., 2006），当个体的大脑因电击感受到威胁和疼痛时，重要他人的支持能起到积极的缓解作用，这与鲍尔比曾提出的"接触性安慰（contact comfort）"所具有的积极强烈的作用相类似，也印证了"对关系感到安全的个体同样会对世界感到安全"的观点。视觉感知方面的研究也发现，相比于有朋友一起，当独自站在山顶时，我们的大脑估计这座山更高。即使在基础感知当中，大脑也会趋近于社会资源（Schnall et al., 2008; Gross & Profitt, 2013）。所以依恋理论认为，面对压力时我们共同承担会更好，这听起来似乎是一个生理事实，而不只是基于情感上的表述。证据表明，包括联结对象在内的依恋客体会被纳入自我的神经表征中，被作为重要资源，进而促进生存、降低风险、分担压力、调节负面情绪，并因此赋予个体存在的重要意义。有趣的是，由于依恋客体被视为自我的延伸部分，（与陌生人相比）大脑更容易对亲密他人表现出的威胁进行加工，其方式与大脑对指向自我的威胁进行加工的方式非常相似（Beckes et al., 2013）。其他研究也证实了这一点，研究者们发现个体在失去伴侣时，其自我概念的清晰程度会立即下降，并呈持续下降趋势（Slotter et al., 2010）。

另一些有趣的研究发现，有他人参与的共同情绪调节是一个相对的自下而上的过程，而个人自我情绪调节通常是一个需要花费更多资源的自上而下的过程，因为个人调节涉及更广泛的认知与注意力过程，也需要抑制可能已经触发了的躯体反应（Coan & Sbarra, 2015）。

以上所提及的所有研究都跟心理治疗有着直接的关系。首先，EFT的治疗师会在自下而上的情绪加工过程中投入更多的关注，当这一过程发生时，咨询师会帮助来访者整理当前的情绪，共同对情绪进行调节。当治疗师作为一种资源存在时，来访者所需攀登"山峰"的高度将会变低。

其次，在人际关系的设定上，治疗师帮助来访者将依恋客体视为有效调节情绪的助力，我们也越来越清楚这种有效的调节效果是怎样发生的。例如，当母亲对孩子呈现出一系列体贴的回应时，孩子大脑内杏仁核的活性将会减弱，同时前额叶皮质将得到激活（Tottenham, 2004）。若这一情况趋于常态，个体则能够调节自身的压力系统或HPA轴（即下丘脑-垂体-肾上腺轴），分泌皮质醇等压力激素至一种平衡状态，如此便不容易触发情绪，也更容易控制情绪（McEwen & Morrison, 2013）。

我们经常与他人建立精神上的沟通，这是一种普遍智慧，特别是在受到威胁的情况下，我们会通过这样的沟通来重新对困难体验进行评估，这是一种常识。祈祷可以说是共同情绪调节的一个常见例子，具有信仰的人们会尝试通过祷告来接近上帝，此时上帝就是一个保护性的依恋客体（Luhrmann et al., 2012）。

大量关于情绪聚焦夫妻治疗中经典改变事件的研究表明，在了解情绪的本质之后，个体新形成的情绪可以以积极、开放的方式传达给他人，而不需要回避，或习惯性地感到自责或紧张。通常采用的方式包括，首先正视曾经被否认的情感创伤，然后要求现有的需要得到满足，或维护自身得到倾听与重视的权利。这一情绪的传达会重新定义自我和系统，比如自我在重要关系中所处的位置和关系系统本身的性质。在这一情况下，自我和他人的关键模式很容易被理解，也能够被重新建立。这一改变的过程同样会发生在EFIT和EFFT当中。例如，艾米（Amy）形容她现在能够向她"专断"而又"疏远"的母亲表达自己的需要，即便是身在咨询室中，艾米表示她也能在脑海中看到母亲的眼睛，并开始连贯而清晰地表达自己的受伤感和需要。当艾米做完这一切时，她告诉我："现在我感觉自己突然变得坚定和平静，母亲看起来已经不再危险了。而实际上，我发现是母亲不知道该怎么做。母亲似乎会害怕我，但那又怎样！这是两回事。我已经能感受到她的温柔了，因为我知道我不是个坏孩子，而她只是不知道如何做妈妈！"

特里（Terry）在EFT的第15次会谈中告诉他的妻子："当我让自己沉浸在不稳定的感觉中，并放下我惯用的武器而不去证明你失败时，我真的感到很害怕。我意识到可能你并不喜欢我软弱、缺乏信心的一面。我猜其实也可能没有人会喜欢。但此刻在这儿，在这样的咨询室中，我非常希望得到你的承诺，你会愿意一直和我在一起。"

在一次情绪聚焦家庭咨询中，提姆（Tim）被妻子握住手，同时对儿子说："我想成为一个好爸爸，但却因我观念中原生家庭的规则而迷失。我很抱歉，儿子。这很难说出口，我应该是让你失望了。我不想失去你或伤害你。我想要的是找到一个让我们能够靠近彼此的方法。说这些可能会很奇怪，但说出来也感觉很好。"当他这样说时，他以前那冷酷、目中无人、逃避现实的儿子在哭泣，并伸出双臂拥抱父亲。一系列的内部和人际变化发生了。

在这些改变过程中，来访者直面恐惧、承认和表达需求，过去习惯性的调节情绪、自我构建和理解他人的方式也被激活和揭示出来，且会被慢慢修正。

所谓的"修正性情绪体验"的力量经常在心理治疗的文献中提及，一旦被置于依恋情境中，就会变得实在而具体。当这样的体验在咨询中起作用时，来访者肯定会有充分的情绪卷入，但这种情绪如今经过了整理和提炼，是可被接受且有效的，并能够被真实地表达给他人。他人则将见证个体丰富而全新体验的出现，以及个体此时能够将需要与恐惧、自我与他人整合在一起的全新面貌。无论是来自于依恋对象还是其替身（治疗师）的接纳，都会是一种强有力的支撑，意味着承认来访者的无助和需要，以及他运用新认识来积极重建自身体验的能力。这种承认不仅巩固了体验中的新维度与新的关系模式，也让来访者成为能够定义和信任自己内心世界的更有能力的体验者。

在下一章中，我概述了EFT的核心过程与干预模式，这些过程与干预有条理、有步骤地促使了改变时刻的出现，并自然地发展为修正性体验。此处我们故意使用了"自然发展（natural progression）"这个词，因为对于EFT治疗师来说，很明显这是一个"自然（organic）"的过程，是一个从内到外发生的过程。就像一个好的医生知道如何帮助身体自我修复一样，一个好的治疗师会知道如何协调依恋和情绪，使用自然发生过程的力量来达成改变。

本章要点

• 与他人的亲密关系是功能良好和心理健康的基础。我们可以帮助来访者更好地"了解"自己与他人交往时的模式，以及促成这种交往的情绪体验，并基于他们的习惯性反应寻找到具有建设性的替代方案。治疗过程的关键部分是激发和调节来访者的情绪，帮助他们达到情绪稳定。

• 像EFT这种经验性疗法最能反映依恋学科的"发现"，并将依恋理论的准则转化为干预模式。

• 依恋理论鼓励治疗师在治疗中优先考虑情绪调节的过程以及安全感的营造。这就要求治疗师要积极参与、协调、真诚和接纳。同时，治疗师必须在来访者的自我和情感现实的框架内工作，在来访者与当前重要他人的人际互动模式框架内工作。合理地建立关系能够促进来访者有效地调节情绪，并形成健康统一的自我意识。

• 依恋理论提供了一个囊括核心情绪、核心自我与核心系统交互过程的现象学框架，以及这一过程中改变发生的充分必要要素。

• 改变包括稳定、重构依恋和巩固三个阶段。情绪高度卷入、调整个人交往模式是改变发生的关键。情绪会引导我们重塑意义、激发积极性并促进沟通。治疗师可使用六种核心情绪（快乐、惊奇、愤怒、羞耻、恐惧和悲伤）来重新理解来访者，塑造新的意义感，激发新反应，同时诱发新的沟通模式。EFT中的修正性情绪体验也能够重塑自我和系统，特别是有效情绪调节的体验更是如此。

第三章

基于依恋的干预治疗

我们的感受是一种决策算法，引导我们采取从历史演变的角度来说最有可能促进生存和繁殖的行为。

——马亚·斯扎拉维茨（Szalavitz, 2017）

只有当一个人对他的内在有洞察力时才算拥有了它……治疗中的问题始终是怎样从自以为了解自己真实状况的无效认知层面转向情绪体验。只有当治疗中渗透了深刻的情绪时才会转变成改变的强大驱动力。

——欧文·亚隆（Yalom, 1989）

在鲍尔比的最后一本书中，他简要描述了一位有虐婴倾向的年轻母亲的案例。治疗师了解了来访者的过往，并就她在孩童时期所感到的害怕、愤怒和无助，以及对安全联结的渴望提出了一些建议。当年轻的母亲能够表达出自己的这些情绪时，她就在治疗中和作为母亲的胜任力上取得了进步（Bowlby, 1988）。

新手治疗师可能会将此例子视为一次常规的治疗过程，而实际上这只是一个简单的引导来访者进行洞察的尝试。事实上，当时所呈现的情境可能会引发许多不同类型的干预方式，特别是对于这种确实有儿童处于危机中的压力情境。我们只能全凭想象来猜测这位年轻女性在本次咨询中经历了什么事情，以及有了怎样的改变。如果这次治疗采用的是依恋取向的体验式治疗方法，我们可以很容易地猜到发生了什么。

依恋与情绪聚焦治疗

• 这位年轻的母亲感到安全、有力量，并得到治疗师的验证；她不会感受到被评判，也不会觉得自己正在接受"权威"人士的指导，被教导要怎么改变自己的行为，因此对她的孩子而言，她将是一个更有胜任力的母亲。

• 治疗师引导这位母亲进入到她内在的恐惧和渴望中，这些可能是由她与宝宝相处的经历所触发的核心感受。

• 这位母亲能够探索自己的童年经历并触及她内在的失落和渴望，于是她也更能发自内心地了解到她的回应对孩子的重要意义。

• 现在作为一个可以承认、接纳并理解自己经历的成年人，她可能会开始感到自信。

• 她体验到了作为依恋替代对象的治疗师所给予的真正支持性关系，在这其中她可以找到一种能够满足自己联结渴望的关系。

• 如果她能够继续反思并整合这些体验，她就会意识到别人可能并不总是拒绝或抛弃她，因此她与其他人的互动模式得到了扩展，她将与他人的互动转化为资源的可能性就变得更加切实可见。

体验式心理治疗之父卡尔·罗杰斯可能会把这次会谈看作是对呈现出的渴望和失落的合作式探索，这种探索拓展了这位母亲对她的孩子和自己情绪的感受。其重点在于唤起情绪、激发情绪对行动的引导力，而非改变认知和行为本身。触碰到的情绪也都是具体的，包含愤怒、恐惧和渴望（渴望是恐惧和匮乏的另一面）。触碰这些情绪是为了重建一个关键的人际关系互动剧本。当来访者对她的孩子缺乏同情性回应时，鲍尔比会考虑到来访者的过往经历，将这种情况理解为是"完全合理的"，而罗杰斯在咨询初期也会以类似的方式接纳和共情这位来访者的困境，为她提供一种在孩童时期起就从未经历过的恰当回应。

虽然罗杰斯和鲍尔比既是研究者也是临床治疗师，但他们都无法在成人依恋、情绪及情绪调节等领域获得像当前这样丰富的研究成果，并改变治疗的进程。但他们仍尽可能地以一种与当前研究结果相一致的方式去回应来访者。无论是在个体、夫妻还是家庭治疗中，我们现在都能够总结出一套精简的核心干预措施，它既反映了罗杰斯治疗模式和依恋理论的最初理念，也反映了体验式治疗以及该治疗模型中情绪和改变发生的相关研究在现代治疗实践中的应用。在个体、夫妻和家庭这三种治疗形式中，改变都是一种情绪化的人际互动现象。由于后面的章节会专门针对不同模式进行讨论，本章中我们将以一种广泛通用的方式讨论干预及其与近期相关研究的对应关系。

体验式治疗中的情绪与改变

体验式疗法一直特别关注改变究竟是怎么发生的，并强调来访者在变化过程中的积极角色。如果我们认可体验式疗法中"来访者有自我实现倾向"的前提，那么治疗师的作用就是启动这个自然成长的过程，并引导来访者跨过过程中的各种障碍。直接聚焦于情绪工作就是开启这一过程的重要部分。

据我们所知，我们能够积极地塑造这一成长过程，因此本章将首先阐述情绪的本质和情绪水平，然后进一步讨论具体的干预元框架和EFT中所运用的特定咨询技术。值得注意的是，体验式治疗尤其强调将情绪作为改变发生的主要来源，并认为情绪是具有基本适应性的。体验式治疗重视情绪体验的意义和价值，其他治疗模式却常常忽视这一点。体验式治疗方法避免了早期治疗领域的两极分化，在这种两极分化中，情绪不但被看作是一种即将爆发的强大力量，应该在宣泄中被释放，也被看作是一种混乱的破坏力量，必须经由理性或行为训练加以管控和克制。

事实上，许多之前曾忽视情绪意义的临床治疗模式现在会更积极地看待情绪，并尝试在其治疗方案中去处理情绪问题。例如，所谓的认知行为治疗的"第三浪潮"就包括了情绪接纳疗法（Hayes et al., 2013）。现在，治疗师更加关注情绪，并将其纳入到行为、心理动力和人际关系疗法等不同的治疗模式中。但是，与体验式治疗相比，这些治疗模型对情绪的重视程度仍不够，而且认为其本质是用来与动物做区分的。例如，情绪通常只在以认知或行为为主导的背景下被简单地命名。即使专门提及，也只是被当作某种能通过自我抚慰技术进行调节和控制的事物，或是能帮助个体产生洞察力的方法。

另一方面，在体验式疗法中，情绪是治疗的主要关注点。情绪是改变的指标（在治疗中被适应性地处理和调节）和改变的助推剂（引发和重塑认知及行动）。处理情绪体验是每次咨询会谈的关键部分，用于指导来访者进入新的意义架构中，促使他们采取新的行动，或者改变来访者与他人的接触和回应方式。诸如EFT、加速体验式动力治疗（accelerated experiential dynamic psychotherapy, AEDP）、聚焦疗法（focusing psychotherapy）和过程体验式心理治疗［process experiential psychotherapy, PE；现在也多被称作"聚焦情绪的治疗"（emotion-focused therapy, EF）本书统称为PE/EF］等体验式治疗模式，都系统地提及追踪、唤起和积极重塑情绪的过程，即使这些方法对于情绪在实践中是怎样被重塑并引起变化的认识存在着差异（Fosha, 2000; Gendlin, 1996; Elliott et al.,2013）。

越来越多关于治疗变化的实证研究承认情绪的力量能够改变个体的态度，为关于自我和他人的新的适应性信息打开大门。情绪构建了我们的世界以及我们与外界的关系。例如，在悲伤中，我们往往不去探索或回应积极信息，而是常常关闭心门并将他人拒之门外。我们以不同的眼光看待和感知不同的线索；情绪（如愤怒）促使我们的生理结构发生改变。在情绪的影响下，我们以符合自身生理反应的方式处理信息并将其整合到意义架构中，同时，我们以不同的方式生活并与他人互动联结。因此，在怒火中烧时，血液冲到我的头部，我的心跳加速；我注意到并记住了所有受到的伤害；我看到你的嘴部线条呈现出的蔑视；我逼近你，提高音调来"强迫"你听我说话。

从EFT的角度来看，在生活和治疗中发生改变的最佳途径是重塑新的情绪体验。具体而言，这种"塑造"不仅仅是表面的反应性回应，它包括唤起和扩展情绪体验和意识，并改善情绪调节，使得意义赋予和行为反应变得更灵活且能适应特定情景。在EFT中处理情绪是一个自然的过程，在此过程中，技术被尽可能少地使用，情绪本身的内在力量可以将来访者带到另一个空间。值得重申的是，罗杰斯和鲍尔比都明确认为，一个好的治疗师从本质上是适应来访者，然后培养来访者天生的成长能力的。正如鲍尔比写道的："心理治疗师的工作跟骨科医生一样，是为个体提供自我疗愈的最佳条件。"（Bowlby，1988）如果我们了解到情绪是天生的、以生物本能为基础的、以生存为导向的依恋系统的一部分，那么我们就可以推测，EFT中所运用的引发改变的过程也正是利用了所谓的基于生物本能的学习。进化使得我们只需要一次真正令人厌恶的体验，就能永远地远离厌恶对象。同样，对于安全感和情绪稳定的感受，作为一种修正性的自我调节转变，一旦经历过了（例如在体验式心理治疗中），就会一直伴随着我们。

情绪调节的意义

在讨论EFT等依恋取向治疗的改变过程之前，我们应该先明确情绪调节的定义。当我们谈到情绪的调节时，我们究竟指的是什么呢？情绪调节是指能够获取（access）和处理一系列情绪的能力，它能清楚地识别（identify）这些情绪，通过减少或放大情绪本身和其他情绪来加以修正（modify），然后利用（use）它们来确定意义，并以契合我们在不同情境下优先级顺序的方式来指导我们的思维和行动。在治疗会谈中，EFT治疗师积极帮助来访者调节自己的情绪，抚慰或不断评估情绪的强度和卷入程度，最常见的情况是当情绪出现时帮助来访者能与情绪保持工作距离。通过对情绪的调节（平息或增强）使来访者的情绪保持在可容忍的范围之内，以便进入到探索困难感受的新领域。

理解情绪的新思想和新方法有助于我们更有效地与情绪工作，并且许多新方法与EFT干预具有精确契合点。费尔德曼·巴雷特关于情绪特异性的研究，以及她所提出的情绪粒度（granularity），都阐明了人们是怎样特异性地体验、感知和理解自身情绪的（Barrett, 2004）。巴雷特认为，能用语言表达情绪的人在面对强烈痛苦时所构建的经验具有高度的具体性和复杂性，这样的人也不太可能使用消极的自我调节策略，如攻击他人、自残或酗酒。他们在被拒绝的情境下也呈现出较低的神经反应，且焦虑和抑郁的可能性也通常较小。研究发现，相对于那些不能明确指出和区分情绪反应的人的情况，在日记中叙述所面临的困难情境并准确指出相应情绪似乎可以减轻压力，并使人们更好地应对困难。能够表达出更精细情绪的能力似乎为人们提供了用来做出选择和有效解决问题的精准工具（Kashdan et al., 2015）。相对于正常人，被诊断为患有严重抑郁症和社交焦虑症的人表现出显著较低的情绪分化水平，即使在他们的痛苦能够获得合理解释时也同样如此。有关"记录情绪体验促进心理健康"的研究发现也支持这样的观点，即将情绪融入语言本身就具有调节功能（Pennebaker, 1990b）。写下它们只是我们将情绪具体化的一种方式，它与持续追踪、反应和梳理（ordering）来访者的情绪体验并行，这些体验也是EFT操作的关键要素。事实上，EFT治疗师也在不断将难以捉摸的、模糊的情感线索变成有形的、具体的体验。可以说，EFT治疗师是情绪粒度专家！

综上所述，情绪调节或多或少都具有适应性。学界目前认为情绪调节在精神病理的病因和维持中起着至关重要的作用。压抑、反刍和回避与一系列心理障碍有关，特别是焦虑和抑郁问题，而更多的适应性策略如接纳（能减少经验型回避）和重评策略则与心理障碍无关（Mennin & Farach, 2007; Aldao et al., 2010）。

例如，抑郁的青少年倾向于忽视自身感受；他们将被拒绝的责任归咎于自己，认知风格倾向于反刍和灾难化，会沉浸在被拒绝、自身的不足以及失败体验中（Stegge & Meerum Terwogt, 2007）。不良的情绪调节通常会使个体在与他人互动时不知所措，削弱其处理情绪的效能感，同时会产生一种吸入状态，在这种情况下，一切都会导致抑郁并且无法逃脱。

我们可以从情绪智力的角度来看待情绪调节策略。沙洛维等人认为，情绪是信息的重要来源，而个体处理这些信息的能力各不相同（Salovey et al., 1995）。这一过程涉及处理情绪并清楚地理解和调节情绪的能力。例如，人们从他人的面部和声音中推断出情绪线索的能力存在着巨大的个体差异（Baum & Nowicki, 1998; Nowicki & Duke, 1994），如上所述，人们自动化感知自己情绪体验的精确度或粒度（特异性和复杂性）各不相同。

依恋在情绪调节中的作用

一般而言，依恋安全感是一种与他人有联结的感觉，它能促进对情绪调节策略和过程的积极影响。这种安全感增进了情绪稳定。保持着高水平安全感的个体在各种情绪体验下都更擅长维持平衡。他们的情绪更不容易被激活，倾向于用更温和的方式理解事物，也能容忍不确定性。他们会将不良事件归因于可控、与情境相关和暂时性的原因。他们已经认识到，痛苦通常是可控的。在生理反应方面，他们不太容易经历或陷入焦虑的过度兴奋状态，也不会习惯性地麻痹自己或情绪化地关闭感受。他们更善于探索体验的意义所在，而且相信并能够利用情绪呈现出的信息来引导及影响生活。他们还能够反思自己的情绪体验并进行梳理，这种能力多是因为他们在婴儿时期有一位充满爱的依恋对象。照顾者重视婴儿的心理体验，并以这种方式表现出来："照顾者将其转化为婴儿能够理解的行为语言，婴儿就此被赋予了一种错觉，即心理过程的映象是在自己能够理解的心理界限内完成的。这是稳固确立的反思性自我得以进化的必要背景条件。"（Fonagy et al., 1991）情绪的稳定性使得安全型依恋的个体不太可能否认、扭曲或夸大他们的情感体验（Shaver & Mikulincer，2007）。他们进而可以对自己和他人的情绪敞开心扉，表达和交流情绪，并将其作为自己有效行动的指南。

相反，回避型或焦虑型依恋会导致情绪的"防御性排斥"、抑制（Bowlby, 1980）、强化或慢性激活。如前所述，抑制往往会引发反弹效应。这是一种脆弱的策略，通常会在强压下失效。慢性激活经常会在焦虑型依恋个体身上看到，他们会陷入情绪之网，反刍真实的或潜在的威胁并泛化消极经验，因而一个线索可以引发大量的其他信息，导致了混乱和无序的情况。这样就容易理解为什么不安全型依恋的伴侣更容易产生愤怒、敌意和暴力行为；这种行为在焦虑型依恋个体身上尤其明显，但在回避型依恋个体身上也是如此，尽管他们极力否认自身的脆弱性。特别有趣的是，在面对真实的生存威胁（包括与死亡有关的画面和想法）时，焦虑型依恋的个体会陷入反刍和恐惧中，而回避型依恋的个体则会在抑制恐惧的同时对死亡线索表现出更高的内隐/无意识反应。与更具安全感的个体相比，这两种不安全型依恋的个体在死亡焦虑的影响下往往变得更易评判和惩罚他人，而安全型依恋的个体倾向于通过将他们的能量引入到象征性不朽的思想中来处理死亡焦虑，例如留下一份遗产，以及增加他们与他人亲密联结的渴望。

在扩展了对情绪的理解后，现在让我们来讨论以依恋为取向的 EFT 干预治疗中发生变化的过程。

情绪卷入推动改变的发生

对有效治疗中变化发生过程的研究反复指出了两个引发改变的主要因素：情绪卷入的加深、创造与依恋对象间的亲和互动（Greenman & Johnson, 2013）。这些发现支持了 EFT 模型中变化发生的形式理论。

关于情绪卷入在成功的体验式心理治疗中所起的作用，相关研究提供了丰富的启示。

在夫妻治疗方面，九项 EFT 研究发现深度的情绪卷入以及更开放、更投入和更具回应性的互动预示着治疗的成功（Greenman & Johnson, 2013），同时两者在社会行为结构性分析（structural analysis of social behavior, SASB; Benjamin, 1974）中也被编码为更具亲和力的因素。根据 EXP 和 SASB 量表得分来评估的 EFT 重构阶段的改变事件，与治疗结束时和随访时表现出的积极改变相关。在 EFT 夫妻治疗后期呈现的改变事件被称为软化（softenings），因为在这些事件中，指责型的夫妻可以在他们的配偶面前变得柔软、表露出恐惧并提出未被满足的依恋需求。在咨询中软化发生的前提是，夫妻中更沉默（被

依恋与情绪聚焦治疗

52

指责）的一方也经历了同样的过程，即也体验了情绪的再次卷入且这次能够更聚焦于当下并给出回应。目前尚未对情绪聚焦家庭治疗（EFFT）中的这一变化过程进行研究，但多年的临床观察表明，亲子关系间的变化过程在夫妻之间同样会发生。

当然，咨询中还有其他种类的变化事件，但它们似乎总是包含着深度的情绪卷入。例如，将新的、当下"正在"（hot）经历的体验带入到由咨询触发的对过往事件的记忆中，通过将新经验纳入到（而不是去对抗）过去的叙事中来转化这些记忆（Schiller et al., 2010）。正如亚历山大和弗伦奇（Alexander & French, 1946）所提出的那样，重新经历过往艰难，同时在个体内心层面和人际关系层面上塑造新的结局，可能是治疗中所有重大改变发生的秘诀。

研究还佐证了个体治疗中与情绪进行工作所能产生的重要力量。PE／EF的相关研究与体验式理论是同源的，因此它与更具系统性和以依恋为取向的EFT相似，虽然也有所不同，但总体来说，EFT对于焦虑和抑郁问题的干预表现出了与CBT类似的效果。他们还发现，由ECR-R测得的来访者在治疗中的体验深度与治疗的积极效果呈正相关：体验水平越高，治疗效果越好（Elliott et al., 2004）。近期对10项实证研究的元分析发现，虽然PE／EF治疗模式中的体验水平高于人际关系治疗（interpersonal psychotherapy, IPT）和CBT，但在这三种治疗模式中都发现，更高的体验程度与治疗效果呈正相关（Pascual-Leone & Yeryomenko, 2016）。从治疗初期到后期来访者体验水平的提高，似乎也比治疗联盟关系质量更能预测治疗结果，并且高度的情绪唤起以及对这种唤起的反思能够区分出治疗效果的好坏。这种情况的治疗意义在于，更深层次的体验不仅可以衡量唤起水平，还可以衡量个体理解这种唤起的能力。研究并未发现早期的情绪处理能力（被认为反映了个体的先天能力）对治疗结果有影响，但在治疗过程中进入更深层次的情绪可以预测治疗结果。在PE/EF中，使用空椅子技术想象与他人进行面质的治疗方式也可以预测来访者更高的卷入程度，并且似乎有助于减少人际关系问题。

此外，还有具体证据表明，治疗师聚焦于体验的深度可以帮助来访者获得更深层次的情感体验。治疗师的共情、协调和探索影响来访者的情绪体验深度和情绪呈现的复杂程度（Gordon & Toukmanian, 2002; Elliott et al., 2013）。大量研究都证明积极地进入和处理当下情绪体验具有重要的治疗力量。

值得注意的是，所有经验式疗法都指出改变的过程需要治疗师与来访者共同协作。一项基于美国国家精神卫生研究所数据的抑郁症研究（Coombs et al., 2002）发现，无论是在认知行为疗法还是人际关系治疗中，协作式的情绪探索都与治疗的有效性有关。而教练取向的指令式治疗则非如此，其过程聚焦于认知主题和建议，不强调情绪。在琼斯和普罗斯的早期研究中就发现了类似的结果（Jones & Pulos, 1993）。

有效治疗过程的相关研究有助于指导治疗中的变化过程，因而也有助于指导在治疗中的具体行动。这篇简短的评论特别侧重于说明情绪在变化发生过程中的作用，这正是EFT的核心。能够注意到关键的改变事件或引发一系列变化的情绪激动时刻对治疗尤其有帮助。作为一名治疗师，我们可以就这些事件开展治疗工作，有意地进行编排，并帮助来访者将他们在治疗中发生的变化融入到生活中去。

需要注意的是，在心理治疗领域有一种趋势，就是漠视治疗模式、特定的变化过程和治疗技术，而将注意力集中在所谓的一般或共同因素上，如治疗联盟关系上。对此问题特别感兴趣的读者，或希望了解有效治疗中必备因素的读者，可以参阅附录2，但我的立场是，所谓的普遍因素并不是那么普遍，虽然我们必须了解这些因素并加以考虑，但它们并没有为有效干预提供足够的指导。

情绪卷入的七个阶段

体验式依恋取向治疗师会重视鲍尔比对情绪力量的观点。每次咨询的目标都是改变来访者卷入自身情绪体验的方式。治疗师帮助来访者挖掘情绪的智慧并用来指导他们的生活，使他们能够更有效地管理或调节自身情绪、能够明确自己的需求，并能够掌握积极建构情绪体验的具体方式，这些情绪体验能够塑造自我意识及与他人互动的关键模式。这节将阐释如何经由情绪来实现这

依恋与情绪聚焦治疗

些目标。

治疗师要能够区分情绪的卷入程度，以便当来访者产生情绪体验时，治疗师能系统地唤起和识别情绪。研究中所使用的测量方法可以帮助我们评估临床治疗中的情绪现状。在 EFT 研究中，体验量表（experiencing scale, EXP; Klein et al., 1969）就被用来描述情绪卷入水平这个概念，也用来测定实际的情绪卷入深度。体验量表测量来访者在七个情绪卷入阶段的表现。在早期阶段，来访者的情绪卷入程度较低，他们大多是对自身体验进行客观、表面或抽象散乱的评价。之后，来访者开始识别、探索并更明确地体会身体的感受。接着，在更高级的阶段，崭新的、投入的修正性体验建立起了新的意义框架，来访者能积极地运用情绪来引导自己进入新的领域。随着情绪体验的深化以及经由这些阶段所进行的表达，来访者与治疗师互动间的人际联结、与治疗过程中所唤起的假想依恋对象间的人际联结，以及（夫妻和家庭治疗中）相互依恋双方间的人际联结都变得更加开放和真实。

因抑郁而苦恼的詹姆斯（James）在第一次咨询会谈中告诉我，所有人都是自恋者，这是由政治和经济环境造成的。他显然不是第一次这样讲，他的故事说来话长。这种相当不近人情的对话可以被认为发生在第一或第二阶段。之后，随着詹姆斯在治疗中取得进展，他进入到第三阶段，探索他与濒死母亲的关系。他谈到在成年后自己感到愤怒和被指责的具体事件，就像他小时候经历的一样，然后列举了他为避免受此类事件的影响而采取的所有行动，例如抛弃他人、不信任别人有积极意图。随着治疗的推进，詹姆斯进入到第四和第五阶段，在他更详细地叙述这些事件时，他也修正了他的假设。他现在能识别并注意到咨询会话中那些柔软、脆弱的情绪，并指出即使母亲现在身体如此虚弱，他在母亲身边时仍能感觉到的"渺小"和想穿上盔甲"藏起来"的感受。最终，当詹姆斯进入第六阶段和第七阶段时，他积极探索并发现了自己当下的感受和悲伤，这是一种关于他自童年起就从未感受到过爱的悲伤，是一种绝望和无助的感受，此时他能够概述出这种情感体验给他的生活所带来的影响。情感体验现在是一种生动而具体的感受，詹姆斯以一种唤起自我内心共鸣的方式将其呈现了出来。詹姆斯现在可以容忍自己的脆弱并在其中维持平衡状态。他能够完全聚焦于当下。新的意识水平成为进入新的动机状态、实现目标和获得存在感的跳板。詹姆斯告诉我："我不能让妈妈伤心。我从来没有过真正的妈妈（他哭了起来）。她从来没有在我需要时出现过。我猜，是因为她做不到。我独自长大，觉得自己有些不对劲。我为那个活在这个世界上却感到如此寒冷和渺小的詹姆斯感到难过。我一直把自己藏起来，很难再次怀有希望。现在，我看着你，看到你为我感到难过。那种感觉很好，但我需要哭一会儿。也许我想去寻找那些我从未有过的东西。"咨询结束时詹姆斯变得对新体验更加开放，以他所具备的情绪调节能力和对新的生命体验的信赖来指引未来的行动。在依恋层面，他的这种体验是连贯的。这种模式也能够被拓展开来，即来访者是在生命的旅途中，而非停滞不前或陷入绝境。这种新的情绪卷入状态改变了詹姆斯的关系模式，为他与他人产生真正联结、对自己和他人产生更高水平的共情，以及在亲密关系中冒险、接触和回应能力的发展打开了大门。

罗列出詹姆斯在其情绪配置体系和深入干预中的情绪元素，并以有序、连贯的方式将情绪体验进行梳理是有可能的。这样做可以让詹姆斯这样的来访者更加深入、全面地卷入到他们的内部体验中去，而不是回避或压抑这些体验。在这个过程中，情绪的可容忍范围被扩大，新的元素出现，就像愤怒被意识到的丧失感和悲伤所取代。更具适应性和灵活性的情绪调节也成为来访者改变他们对待自己和他人模式、变得更倾向于安全型依恋的一部分，如果有必要，他们的人格也可能发生改变。依恋的研究者米库利茨和谢弗指出（Mikulincer & Shaver, 2016）：

> 在管理好情绪诱发事件或以良性方式重新评估它们之后，安全型依恋的个体通常无需改变或压抑情绪进程中的其他部分。他们形成了 ……一个"面对威胁的捷径"，即回避情绪带来的干扰和功能失调的部分，同时受益于其功能性和适应性。他们可以对自己的情绪敞开心扉，自由而准确地向他人表达和交流情感，并且充分体验而非曲解它们。此外，他们会期待情绪性的表达，以从他人那里获得有益的回应。

在EFT中，新的情绪乐章转化为与他人互动的新舞步和新水平。在之后的内容中，我将阐述治疗师如何不断在来访者的情绪感受中建立一连串转化，这些转化为意义的建构和行为上的变化提供了基础，并进而诱发人际互动模式的积极变化。这一系列的干预措施被称作是EFT探戈。探戈在这里是一个比喻，因为它就像是伴随着情绪这一背景音乐的流畅的即兴舞蹈。这种舞蹈可能脱节而导致疏离、失调与不和谐，但也可以带来生理和心理上的和谐与同步。因为即兴的特点，探戈的质量几乎完全取决于舞者间的协调和默契。在探戈中，当一个舞者充分卷入到另一个舞者的状态里时，就很难从舞蹈中区分出舞者。当詹姆斯与另一个人创造出一支新的舞蹈时，他也就建立了一种新的自我意识。

干预治疗的核心——"EFT探戈"

是时候阐述治疗师在EFT治疗的所有阶段和不同形式中反复使用的基本干预措施了。"以依恋为导向的心理治疗"这个概念很自然地使得治疗师在与来访者进行会谈时会优先考虑某些过程，并且需要一组按标准顺序实施的干预措施来创建这些过程。当然，在经验式治疗中，任何干预都是即时化的，并会在不同阶段和特定的咨询会谈中使用不同的步调和强度。这一系列与来访者变化相关的干预过程称之为"EFT探戈"（见图3-1），用一套五个"舞步"的组合可以很容易地描述这一干预过程。

1. 反映当下的过程（mirroring present process）。治疗师适应于来访者的情绪、给予共情性的反映、澄清情绪调节的循环模式（例如，麻木转为愤怒，愤怒分解成羞耻和躲藏）和与他人的互动循环（当我躲起来，你就唠叨我，于是我更要推开你，这更加激发了你的攻击性，诸如此类）。这个阶段重点关注来访者在当下是如何自发而又无意识地将他们内在情绪化的、与人际互动相关的现实构建到内在运作模式中的。

2. 情绪的组合与深化（affect assembly and deepening）。治疗师与来访者一起探索和重组情绪元素，并将这些元素放在人际互动情境中，使之连贯和"完整（whole）"，这往往有助于来访者觉察和拓展更深层次的情绪。

3. 编排新舞步（choreographing engaged encounters）。在治疗师的指导下所

形成的互动拓展和深化了来访者的内在真实体验，新的内在经历就成为个体与真实的或者想象出来的他人进行互动的新方式。

4. 处理新接触（processing the encounter）。在咨询中探索和整合新的人际互动回应，并将其与呈现出的问题相联系。在夫妻和家庭治疗中，任何不知所措或消极地应对他人新行为的回应方式，都会在治疗师的考虑范围之内，或被进一步处理。在个体治疗中，消极的、不接纳的回应可能是个体另一部分自我的表达。

5. 整合与巩固（integrating and validating）。强调并反思新发现和新的积极互动回应，并进行巩固，以培养能力和信心。这个过程既强调了内在体验，也强调了该体验是如何以自我强化的方式来塑造互动模式的，以及这种人际关系是如何反作用于个体，从而形成其内在体验和自我意识的。

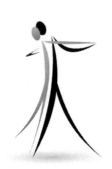

对象可以是：
· 治疗师；
· 自我的一部分；
· 个体治疗中想象出的他人；
· 夫妻治疗中的配偶；
· 家庭治疗中的其他家庭成员。

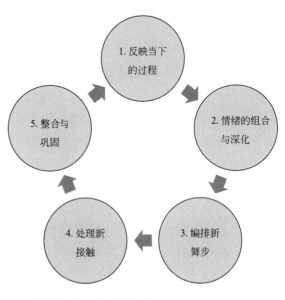

图3-1　"EFT探戈"的五个基本舞步

"EFT探戈" 舞步详解

现在让我们来更详细地了解这些舞步。

舞步1 反映当下的过程

在治疗联盟被不断巩固的背景之下，治疗师采取的第一步是当面进行平和、简单的描述，以此向来访者呈现咨询室中正在发生的过程。要做到这一点，治疗师需要追踪并和来访者一起命名所发生的内在体验和互动过程，无论是来访者个体内在发生的，还是在来访者与治疗师的互动中产生的，抑或是在来访者与咨询室里真实的或想象的他人之间产生的。至关重要的是，应以一种陈述性、正常化和唤起式的方式（非评判性的言论）来进行阐述，这种方式鼓励个体对其互动模式的体验或意识进行积极的卷入性探索，而不是采取一种散乱的或合理化的方式。治疗师追踪和反映来访者的情绪表达或情绪信息以及相关的想法、感觉、行为表现和互动的方式和姿态，先从那些表层的部分（来访者明确提出的）开始，然后开始深入到隐含的内容中去。在咨询中，治疗师用简单的语言描述互动模式，无论这些互动是来访者头脑中想象的、与治疗师之间发生的，抑或是与依恋对象之间进行的，咨询师将这些互动建构为具有独特情节和维系自我特性的过程。每个来访者都是这场戏剧的作者和受害者，治疗师将其呈现出来并提取出最简洁和最基本的元素。随着大幕拉开，治疗师捕捉并回应戏剧中的情节，邀请来访者来到幕后，从远一些的地方去观看它，并将之设定为有它自己的生命周期。

在个体治疗的稳定阶段，探戈舞步1（反映当下的过程）可能会这样呈现。

"山姆，我听到你说你对你的老板感到非常恼火和生气。你觉得自己受到了不公平的对待，并认为这使你陷入了一种沮丧的黑暗迷雾中。如果我没理解错的话，这种情形困住了你，你变得越来越生气，也越来越低落，以致这种状况渐渐占据了你的生活。你不想和我谈论这件事，这确实很难。把别人都拒之门外会让你感觉更安全些，对吗？"（这里的重点是在咨询进程中进行追踪，但仍然要关注到个体与他人保持联结或断开联结的部分。）

在家庭治疗的稳定阶段，探戈舞步1大致会呈现出如下状况。

"山姆（爸爸），我们能在这儿停一下吗？所以现在的情况是，你告诉你的儿子他必须按照你说的去做。我觉得对你来说很难和你的儿子讲道理。你认为他没有在听你说话，所以你也一样看着窗外。玛丽（妈妈），你试着为丈夫做补充说明，告诉你的儿子他有多么难搞，以及他是如何摧毁这个家庭的。蒂姆（脾气暴躁，拒绝合作的青少年），你现在紧握双手，抗拒爸爸的要求，告诉他'我不'，是这样吗？（蒂姆点点头）。爸爸对你讲道理但还是有些疏远，妈妈恳求你并重复规则，你坐在那里感到愤怒，拒绝做他们想让你做的事。爸爸做着爸爸要做的事——让你合作，妈妈心烦意乱并强迫你配合，这让你变得越来越愤怒。而这种模式已经支配了整个家庭。"

舞步2　情绪的组合与深化

如何帮助来访者以一种与他们息息相关并且切实可行的方式来探索他们的情绪体验呢？我们需要聚焦在情绪的核心元素上，然后将它们整合在一起。也就是说，我们将情绪与来访者组合成一个整体以创造出一种完整感，一种"是的，这就是我感受到的，它对我来说有意义"的体验。这也为进一步探索和觉察那些隐藏着的或不被承认的情绪打开了一扇大门。梳理来访者的情绪感受是一个相对简单的过程，但在临床实践中被证明是非常有用的。能够有效和系统地处理情绪，将其唤起和调整，或者在情绪变得混乱时将其梳理好，是一项艰巨的任务。这也许就是为什么在许多治疗模式中，治疗师往往会忽视或回避对来访者的情绪进行梳理的原因。有必要记住，正如在第二章所讨论的，实际上只有六种基本情绪：愤怒、羞耻、悲伤、恐惧、快乐和惊奇。脆弱的情绪，像悲伤、恐惧和羞耻往往比其他情绪更难触及到。来访者经常表现出来的是反应性的愤怒或麻木不仁的状态（表现为重复出现的合理化，以及对问题肤浅、超然的描述）。

正如第二章中描述的那样，我们可以把这些情绪视为个体反应的构成成分或核心元素。阿诺德（Arnold, 1960）提出的对情绪核心要素最简单的划分方式是一个强大的工具，它可以让治疗师逐渐发现、描绘和展现情绪反应，并提炼其本质。治疗师的工作就是帮助来访者将这种体验塑造成一个统一的、连贯的整体，并将其与日常生活中人际互动的习惯方式联系起来。这个过程不仅增强了个体的洞察力，还促进了其情绪平衡。阿诺德提出的情绪构成要素包括：

- 触发点或线索

- 最初的感知

- 身体的反应

- 解读的产生

- 行为的倾向

这里的最后一个要素不仅将情绪带入到个体的动机领域，而且还会影响到个体的人际互动领域。情绪使个体形成其对待他人的行为方式，情绪信号则建立和约束他人对待自己的行为。这些信号还构建了习惯性的互动模式或"舞步"，随后每个舞者接收到反馈并构成各自的体验。每种情绪都被与可识别的行为倾向关联在一起。因此，愤怒是一种工具性的情绪，它是在表达个体有所需求，并要移开那些阻碍；悲伤表达了想要获得他人的支持和准备放弃时的退缩；羞耻引发了躲藏；惊奇表示想要探索和参与；快乐让人变得开放和愿意参与；恐惧会引发逃跑和僵化，以至于失去行动能力或者战斗反应。情绪会激发个体采取特定类型的行为。

提取和展开情绪的这五个核心要素，然后将它们组合成一个简单、有形的整体的过程，会将内隐的情绪带出来进行识别和定义，并进一步探索和深化。首先要通过唤起情绪来探索每个要素并进行具象化，之后再将其与其他要素联系起来。展开的过程可以从任何要素开始，但通常开始于一个明显很重要的情绪性回应（例如情绪表达中的一个短暂转变），虽然来访者还未注意到它，但治疗师会对此给予关注并放缓进度，试着通过反思性的回应和唤起问题来找出这个刺激点（核心元素1）。

在夫妻治疗中其过程大致如下所示：

治疗师：你能帮帮我吗，丹？当玛妮谈到受伤的感觉时，你只是转过身去摇头。发生了什么？是什么让你这样摇头？

丹：我想是她说话的声调。

丹明确了他与伴侣在一起时发生习惯性退缩行为的触发因素。在此之前，治疗师发现如果她只是简单地询问丹的感受，丹会反驳这个问题或者说他不知道。然而，当治疗师更具体地询问是什么原因触发了他的某一特定行为时，丹就能够做出回答。治疗师随后邀请丹参与到体验性的探索中来梳理他当下感受中的其他元素。治疗师专注在身体反应上。

治疗师：你能帮我澄清吗？当你转过身时，你的身体感受是怎样的？你现在是一种什么样的感觉？

丹：（看起来茫然的样子）我只是觉得自己什么都不想说了。我什么都感觉不到。什么都没有。

治疗师随后会探索最初"接收"到的信息或感知，这常常是模糊的。

治疗师：所以，你不想再说话了，这里有什么让你感觉不好吗？

丹：哦，感觉很糟糕，很糟糕，就好像要让我离开这里一样，所以我转过身去。

丹现在给出了他最初的感知和行为倾向，即逃离。

治疗师总结了上述要素，然后继续聚焦在对情境的解读上。

治疗师：所以当你听到她的语气，感觉会有不好的事情发生。你从她的声音中听到了什么？

依恋与情绪聚焦治疗

丹：她说她一直感到"受伤"，但我听到的只是"你又搞砸了，你只会弄得一团糟"，就是这样。

现在，治疗师收集到了所有的情绪要素，然后可以将这些情绪反应与丹结合在一起，把它作为一个整体反映出来，并且是放置在他与妻子之间的依恋关系和他自己在关系中的感受的背景下呈现出来。治疗师和丹一起构建了丹的情绪反应模式，她这样做的同时也增强了情绪的特异性和"力度"。丹在这个过程中变得专注，当他在体验的过程中可以感受到秩序时，情绪的可容忍范围也就变宽了。然后他就可以开始拥有并整合这种体验。治疗师则肯定丹有这样做的能力以及他所有体验的"合理性"。能够抓住、理解和信任自己的体验是个体能够积极适应的基础。一旦丹能做到这一点，治疗师会要求他在探戈的下一舞步（探戈舞步3）中将体验与妻子分享。

这种发现和梳理的过程在引发和提炼情绪的同时也在调节情绪。当发生这样的情形时，关键的情绪反应就变得内外一致并能被融入到个体自身及其认知系统中去。一旦治疗师有了一套与情绪打交道的核心技能以及一份清晰的情绪构成要素列表，他们就可以将所有复杂情绪反应的碎片拼接在一起，并将其放置在引发情绪体验的人与人之间依恋关系的背景中。通过这种方式，重塑和拓展情绪意识就成为了一项相对简单和可预测的任务。这种新的情绪建构可以作为一种重新理解自我和他人本质的方法与对个体恐惧的约束力量，并且还能够帮助个体澄清其需求。此外，它还是个体内驱力的源泉和向他人发出信号的方式。这就像我们听到新的音乐，就会自然而然地发现我们的舞步变得不同了。

然而，只将情绪要素组合起来是不够的，它只是探戈舞步2中深度卷入和探索情绪体验部分的序曲。一旦命名和理解了情绪要素，治疗师就会集中精力来引导来访者对其更深层的核心情绪进行探索。当丹听到来自妻子的指责以及要离开他的威胁时，他就以"静止"和"麻木"作出回应，治疗师则将丹的注意力引向他的身体反应。丹很惊讶地发现他的心脏怦怦直跳，感到气喘吁吁，"就好像我在害怕"。然后他补充道："也许我就是在害怕，但这多荒谬啊！"这些更深层的情绪，通常是恐惧以及随之而来的无助、羞耻或悲伤，这些情绪可能会相对容易地被获取和卷入，也可能需要花费精力才能碰触到。这种"深化"的速度和水平取决于来访者的开放性，以及他识别和容忍自己不熟悉的、脆弱的或者畏惧的情绪的能力，还取决于治疗的阶段以及治疗联盟的稳固性。治疗师通常只是简单地触及或带领来访者进入"新的"、更深层的情绪中，然后引导来访者进入提炼情绪本质（或承认其中阻碍）的过程里。一旦完成这一步，治疗师将鼓励来访者保持状态并向更深的层面探索。目标是发现和澄清情绪现实，即在来访者构建出来的有关其问题和困境的叙述背后，诱发其恐惧和渴望的机制是什么。

在稳定阶段的夫妻治疗中，这种深化的过程大体如下所示：

治疗师：那么，保罗，你就像现在这样开始变得"暴怒"，对吗？当你试图向玛丽解释时，她总对你说她太忙，你感到越来越不安。你讲明了自己的情况，但随后却低头叹了口气。你能帮助我理解那种叹息吗？它是你上周所说的那种感觉的回声吗？那种让你深陷其中的，好像你对她而言是无关紧要的感觉的回声吗？这一定非常痛苦，就好像你什么都做不了一样。

保罗：（点点头，转过身去哭）我又一次在这里感到孤独。这太痛苦了。我总是孤零零的。我有过妻子吗？正是她造成了该死的一切。

在重构阶段的个体治疗中，它可能是这样的：

治疗师：卡萝尔，你可以停留在你妈妈对你摇晃手指的情境里吗？在这个情境中发生了什么？它属于你所说的那种"死心（die inside）"的情况吗？她好像永远不会接受和珍惜你。这一刻发生了什么？

卡萝尔：这太吓人了。这有什么意义？（她蜷缩在椅子上）

治疗师：是啊，这会让你感到绝望。你无能为力。无论你做什么，多么努力地去做，她似乎无法给予你所需要的爱。你对自己说，你永远不会感受到这种爱。

卡萝尔：（哭泣）那种爱不适合我，但是没有它我就无法呼吸。

舞步3　编排新舞步

在这个步骤中，来访者的内在剧本进入了人际关系领域，治疗师指导他向重要他人分享在探戈舞步2中梳理和提炼出的（有时是加深了的）真实情绪体验。在来访者向重要见证人分享情绪体验的过程中，一个新的或者是扩展开来的真实情绪状态得以明确表达，它是具体的和连贯的，而且来访者开始正视这些体验。

这个重要他人可以真实出现在夫妻和家庭治疗中，也可能是治疗师或者是在个体治疗中想象出的依恋对象。这个他人可能在情感上是可亲近的、有回应的和能卷入的，也可能是无法卷入，甚至是敌对的。在任何一种情况下，来访者与重要他人间的联结都会被治疗师探索、调节和引导。无论治疗过程是积极的还是消极的，新的情绪音乐都会邀请来访者与其重要他人一起尝试新的舞步，而这种尝试通常发生在不同的联结水平上。与如此重要的他人分享新感知到的脆弱性拓展了个体的行为模式，并且还有可能从对方那里获得新的、积极的回应。在想象中与拒绝型的父母分享这样的脆弱性，使得来访者可以开始坚持自己的需求，接受缺失的遗憾，并能为内化的父母找到新的位置。向他人表达一种情绪也能够使个体更深刻地进入到这种情绪中，并且能将其整合到内在系统中去。在这个定制的剧本中，对待自我和他人的模式都会变得开放并有机会获得修正完善。

可以将探戈舞步3视为一种暴露疗法。在一个安全的环境中，在专业人士的保护和指导下，来访者开始挑战那些他们可能曾在其中受到过伤害或威胁的人际交往情境，并以不同的方式进行对话，进而得出不同的结论。如同在正式的暴露治疗中那样，治疗师会持续评估来访者所承担的风险，并且常常通过一些对话来"将风险切薄（sices the risk thinner）"。例如："也许这对你来说太难了。你能简单地告诉他，'告诉你关于……的事太难了，我现在做不到这一点吗？'"我们可以把这些情境看作矫正情绪体验的关键因素，并在这些体验中调整和转化重要的生活剧本。

在个体治疗的重构阶段，探戈舞步3可能如下所示：

卡萝尔：（情绪低落，闭着眼睛）

治疗师：所以，卡萝尔，你能看到你的妈妈吗？你能告诉她这种绝望的感受吗？（她深深地感受到了这一点）你能告诉她这对你来说有多难，就像你说的那样，这种感觉如何让你窒息，以及你一直在拼命呼吸、努力为自己的麻木寻找出路吗？（卡萝尔探索了她的"麻木"和"孤独"）关于那种"麻木"的感觉，你想告诉她什么？

卡萝尔：（面向治疗师）我想告诉她我必须停下来，因为这种伤害太大了，而且我想这种情况意味着我有些不对劲了。但是停下来就没有办法生活！

治疗师：闭上眼睛，当你看到她时，告诉她，告诉她这些。

在家庭治疗早期的稳定阶段或降级冲突阶段，干预方式可能如下所示：

"雅各布，你说你总是在生气和暴怒。这是你的家人所看到的。但是在暴怒之下，你真的很难过、很孤独，你害怕父亲不想接纳你，害怕你不是他想要的儿子。他能怎么帮到你呢？你能告诉他你的难过和害怕吗？"

舞步4　处理新接触

在探戈舞步4中，治疗师会反映和总结互动过程，即来访者通过卷入的方式坦率地分享新体验到的情绪的交互式过程。治疗师与来访者一起探索这种情绪出现时是什么样子的，以及来访者如何解读和整合他所听到的来自他人（无论是咨询师、伴侣、家庭成员、想象出来的依恋对象，甚至是被否认的那一部分自我）的回应。之后，探索那些阻碍个体听到对方体验和回应的障碍。因此，在夫妻治疗中，如果一方忽视了更开放且更脆弱的另一方所提供的信息，治疗师会介入并"挡住子弹"（见第六章）以处理来访者在领会、接受和回应陌生信息中所面临的难题。新的情绪体验成为新的互动剧本，在咨询中要反映、探索和挖掘该剧本的意义，并将其整合到自我、他人和人际关系的模式中。治疗师提供了安全的、结构化的、反思性的治疗流程，这为治疗提供了动力；来访者可以在这些剧目中承担越来越大的风险，并处理其中呈现出来的有

依恋与情绪聚焦治疗

益的新信息和新体验。

在稳定阶段的家庭治疗中，探戈舞步4大致如下所示：

治疗师：雅各布，当你向父亲伸出双臂说"我想要一个爸爸——我希望你能靠近我"时是什么感觉？那真是非常勇敢。（雅各布回答这样说感觉很好）山姆，你听到这些是什么感觉？

山姆：我有些感动。雅各布，我很感动。但是我内心有种不确定的感觉。我不知道该怎么做——如何做一个爸爸，所以我有些呆住了。我让你失望了。这很让人伤心，也很吓人。我想成为你的父亲。

治疗师要求山姆再这样说一遍，并继续按照这个线索来进一步澄清那种因难以回应儿子而产生的无力感。

在夫妻咨询的重构阶段，探戈舞步4如下所示：

治疗师：保罗，当你告诉玛丽"我确实生气了。你是对的。我感到很孤独，而且觉得无能为力"时，是一种怎样的心情？

保罗：感觉很棒、很坚定，觉得很踏实。这是对的。我不想孤身一人，我一直在试着让她看到这一点。

治疗师问玛丽听到这些话是什么感觉：

玛丽：我有点困惑。我从未见过保罗如此脆弱。我听到了！我能听到！我猜我是有点激怒他了——就是因为我的沉默！谁知道呢？

在个体治疗的重构阶段中，探戈舞步4的干预过程大体如下所示：

治疗师：（面向卡萝尔，她一直想象着自己与妈妈的相遇）当你对妈妈说"我不会再四处乞求你的爱了，我需要它，但你给不了我，这与我无关"时，是一种怎样的感觉？（卡萝尔露出笑容并伸展了她的肌肉）

卡萝尔：（笑着）这是全新的感觉，非同凡响，就是这样。

舞步5　整合与巩固

在最后的舞步中，来访者更深入地卷入到自己的新体验以及与重要他人互动的过程中，治疗师从元视角的层面反映之前四个舞步的全过程，并突出关键的重要时刻和回应，用它们来巩固来访者的力量与勇气。来访者从这种干预中获得的信息是，他们可以改变自身体验和处理情绪的方式、理解自己和他人，并进入到能够影响他们生活的关键关系中去。在探戈舞步5中，治疗师促成整段探戈舞蹈的协调和亲密，这也成为了推动治疗持续进展的基石。治疗师还会构建在这一过程中经常表现出来的积极情绪，加强它们并使之有画面感。已有证据表明积极情绪有助于扩大注意力、拓宽认知、增加创造力和放松警惕，从而激励个体寻找方法和探索行为（Frederickson & Branigan，2005）。理想情况下，探戈有条不紊的舞步会在达到正向平衡与完满的时刻结束。事实上，神经科学家潘克塞普将体验疗法称为情绪平衡疗法（Panksepp, 2009）。每当按顺序展开探戈舞步时，它就会创造出改变的动力，增强来访者的掌控力和自信心，让他们相信可以理解、塑造和改变自己的内在生命状态和人际关系状况。

在个体治疗的稳定阶段，该舞步大致表现如下：

"这真是太棒了，卡萝尔，你刚刚接纳和面对了你所有的'软弱'、所有的痛苦，并向你妈妈澄清了它们，现在你能对我笑了！看起来你现在可以解决这个问题了。你找到了你需要的'氧气'。"

在家庭治疗的巩固阶段，探戈舞步5可能是这样的：

"哇，这真是太了不起了。雅各布，你刚刚跨过你的愤怒，向爸爸诉说了你的需要；而爸爸则坚持了下来，告诉雅各布自己不确定该怎么做，但是你接着又回到了他身边。太神奇了！在你的内心是知道如何成为一个爸爸的！而妈妈则安静了下来，用善意的话语支持你的丈夫，并推动这一切的发生。你们今天都从旧舞步中迈出了新的一步。"

这个EFT探戈进程可以为治疗师指明工作方向。当治疗师发现自己有些失去方向或迷茫时，就可以简单地回归到这个核心过程中来。作为一个治疗的元框架，这个过程有一套基本的干预措施，可以让治疗师重新定位当下所处的步骤。要记住的是，探戈的五个舞步并不是在一次治疗会谈中就能完全展现出来的。每一个舞步都可能独自在治疗会谈，特别是在重构阶段紧张程度最高的治疗会谈中占主导。在EFT夫妻治疗和EFFT治疗的研究中可以看到，在软化性的改变事件中，探戈的第2～4个舞步被强化并反复出现以达到具体的、新的可以彼此触及和相互回应的水平。在治疗中，情绪的重复和强化、情绪间的相互作用以及对接触的处理经常被用来编排新的、安全的情感联结剧本。（软化性的改变事件值得特别关注，我们将在后面的章节中做进一步讨论。）

　　一旦掌握了EFT改变过程中这些舞步的基本顺序，治疗师就可以即兴发挥创造力了。知道如何在情绪感受的梳理和深化过程中利用情绪并与之工作，知道如何在激烈的冲突情境下改变互动模式，以及知道如何塑造新的、建设性的依恋体验，都使得治疗师能够在咨询中保持真实并聚焦于当下，让治疗师可以游刃有余！在所有这些过程中，治疗师和来访者倾听并调节情绪的音乐、塑造新的人际互动舞步，并编排安全联结下的特定舞蹈，以唤起自我和系统的适应性变化。

EFT探戈中治疗师的立场

　　对于治疗师来说，EFT探戈的五步干预框架在不同的层面展开。治疗师提供有效治疗的挑战在于需要完全聚焦于当下，并卷入到个体真实的感受中去，与此同时，还要保持在不同层面的专业意识，例如不同类型干预的构架和治疗方向。将治疗师与每个来访者关系中的隐含信息作为关系背景，是所有EFT改变过程得以发生的基础。

　　首先，治疗师要协调并回应治疗中的情绪音乐，并从自己的情绪感受出发表现出对来访者及来访者所处困境的共情。在这个过程中治疗师始终保持聚焦于当下并真诚地与来访者交流。

　　其次，治疗师持续监控并积极维护每个来访者对治疗联盟的安全感。例如，治疗师可能会以特别柔软、可接受的方式向一个非常敏感的来访者表达自己对于问题行为的反映，并在之后立即进行确认。治疗师会有意地提供一些有关咨访关系的信息，将咨询界定为是会持续评估风险并能提供持续共情的避风港（这种立场与慈爱的父母在看到孩子面对生活中的风浪时给予安全和抚慰所产生的作用是类似的）。治疗师试着亲近、回应、卷入（A.R.E., 第一章中提到过的安全型联结的三要素）每位来访者的体验，当治疗师感觉到对联结的安全感丧失时，会暂停治疗并优先修复裂痕。

第三，每位治疗师都是来访者世界的好奇探险家，是一位流程顾问，在来访者触碰和构建其在体验中感受到的脆弱的、否认的和回避的情绪时，治疗师时刻都与来访者在一起。安全的治疗联盟允许来访者尝试以一种新的卷入水平经历正在发生的，并在大脑中进行编码的崭新体验。神经科学研究也表明，这种更深层次的卷入可以使神经回路在受到挑战时展现出最佳形态并重塑回路（Coan, 2008）。

第四，治疗师会经常反思会谈的整个过程，并将其与治疗中的阶段和进程以及来访者的治疗目标联系起来。治疗师在治疗会谈中充当一种安全基地，通过设置一些挑战来探索每位来访者舒适区的临界点。例如，治疗师会要求来访者深入到一个艰难的或者有创伤的事件中，或以一种会触发与来访者基本存在相关的脆弱性的方式与依恋对象互动。

第五，治疗师和来访者通常是以协作的身份来探索困境，他们不是专家和学生的关系，而是两个被生活裹挟着前进，同时仍努力学习如何生活的人。因此，治疗师可以从专家的角色中跳脱出来，描绘来访者的困境是如何普遍存在的，并承认通常很难找到明确答案。治疗师甚至可以运用适度的自我暴露作为干预的一部分。

简而言之，EFT的改变过程需要一个特定的治疗联盟，在这个治疗联盟中治疗师无论从情感层面还是个人层面都聚焦于当下，这种状态为改变的发生提供了有利的治疗背景。

EFT中的干预技术

在对我们作为人类的身份、我们所面临的共同困境以及变化的核心过程展开广泛的讨论后，现在来深入研究一下EFT中使用的具体干预措施。虽然技术清单很有用，但还是要明白，就像将零散的成分结合在一起可制作不同种类的面包一样，当这些技术被结合在一起时，它们会相互作用、相互交织，进而形成不同的干预措施。例如，反映技术可以起到共情和抚慰的作用，是一种有助于连贯性的总结技术。而如果反映的是来访者不想拥有的行为时，就会让来访者产生抗拒情绪。以下提到的具体技术可以用于任何探戈舞步（即治疗中的互动片段）中，但其中一些技术可能在某些情况下更加适用，因此会得到更频繁的应用。例如，EFT治疗师从第一次与来访者面谈到治疗结束，会利用所有机会进行反映和确认。启发性问题也常被用到，但这种技术对于探戈中的情绪组合与深化这一舞步尤其有用。

对个体的干预

• 对出现的情绪过程进行反映（reflection）。旨在聚焦于内在体验，使之更明确、具体、切实和生动鲜活。鲍尔比一直把重要的内在体验称为一种"所感觉到的感觉（felt sense）"，也就是说，它是一种可被具象化的体验，而不仅仅是对认知或信息处理过程的关注。

实例

"就像当你失去最好的朋友时，你告诉我不必为你担心，而我却注意到你表现得异常安静，手似乎紧紧握着椅子扶手。"

• 对习惯性的情绪调节策略和观点、困扰、对依恋的渴望以及恐惧的确认（validation）。旨在肯定和正常化（normalize）来访者的冲突、保护性立场和成长的意愿，在治疗过程中给来访者带来持续的安全感，减少因孤独感或羞耻感（很多来访者的问题都与此有关）而产生的无力感。

实例

"这对你来说并不容易吧，蒂姆。如你所说，你从来不了解这些，从来没有了解过自己的情绪，也从来没有搞清过自己的情绪，过去你只是分散自己的注意力，没去理会这些。因此，我们要从让你弄清楚你自己的情绪开始。"

• 启发性问题和反应（evocative questions and responses）。旨在激发情绪

和想法，构建体验方式，以一种自下而上（而非抽象的自上而下）的认知视角，利用体验的最基本要素——感觉、知觉和情绪，来重现关键时刻并描绘塑造自我和系统的关键体验。

实例

"当我刚刚说……，发生了什么？""在生活中，什么时候会有这种消沉的、无助的感觉？""就像你说的那样'对它们不加以理会'，你是怎么做到的？""你现在感觉如何？""你的伴侣在这方面能为你提供什么帮助？"

• 通过突出某一时刻或某一反应并进一步描述这种反应来深化卷入内在体验的程度（deepening engagement in inner experience）。重复和启发性意象对于这一点尤其管用。技巧性的重复可以减轻来访者对情绪的压抑，也可以逐渐让来访者对新的陌生的东西产生一种熟悉感。这种深化技巧是探戈舞步2的关键部分，也是一种通用的体验式的技巧。例如，治疗师可能会使用很有启发性的图像来为编排新舞步（探戈舞步3）奠定基调或增加戏剧性效果。

实例

"我了解了。你想要藏起来，不想见到任何人，你始终无法摆脱这种感觉。因此，你会想'这简直痛不欲生'。这简直痛不欲生！你觉得如果有人看见你，就会发生可怕的事情，是吗？你不能冒险，否则后果不堪设想。倘若真的被人看到，你不确定自己是否还能活下去。这很危险吗？是的，很危险。你只能隐身。只要不被人看见，你就安全了。这实际上是对自己的保护，但这种保护却无异于监禁。"

• 对来访者的体验进行拓展性解释（interpretation）。治疗师冒险地对来访者的表现加以推测。注意，这些推测是暂时性的。如果希望增强紧张的程度和卷入的深度，则可以用旁观者的口吻来表达，就好像这是由来访者自己所构建出来的一样。

实例

"吉姆，我这样理解对吗？当你儿子向你伸出手时，你似乎僵住了，是吗？刚刚就是这样。你一直保持着沉默。你可能不知道如何回应，是吗？这对你来说是很陌生的，在你的成长过程中没有人提出这些问题，其他人也不会对这些做出回应。也许你对自己说：'我一动就会出错，会把事情搞砸，会令我的儿子和妻子失望。他们会说我又失败了。因此，我最好保持安静，希望这一切快快结束。'你是这样想的吗？"

对互动的干预

- 在治疗中，对亲密伴侣之间、来访者叙述中或想象的接触中的人际互动进行追踪和反映（tracking and reflecting interactions）。旨在识别和概述重要的回应，以及在这些互动中反映出的令人不安或困扰的模式化步骤，并使互动从自动生成的循环中解脱出来。

实例

"所以，这种情况经常发生。你把自己的观点强加给她，并想要得到回应。但她却'拒绝'这么做，对你置之不理。她越是这么做，你就越想要把自己的观点强加给她，直到你完全筋疲力尽方才罢休。"

- 重构（reframing）。旨在改变互动中回应或循环的意义框架，将来访者的无能为力转变为有所依靠，将消极而危险的情绪转变为积极的情绪，将批判和敌意转变为渴望。在处理消极的互动循环时，会在情绪激烈的时刻进行重构，以让来访者从一种强化问题的思维模式转向拓宽意识并承认自己潜在的依恋脆弱性。

实例

"在这些情况下，你的父亲会端起家长架子，大声斥责你，认为你只是个坏孩子，而你又无能为力。你丈夫比尔也是如此，他也同样会谴责你。（来访者点点头）但你要明白，比尔之所以这么做是因为他现在需要你，他迫切需要你的帮助，是因为你对他很重要，而并非是你犯了错误。他只是在寻求你的帮助。你能明白吗？"

- 在以下三种情况中，可以对互动和回应直接进行编排（direct choreographing of interactions and responses）。首先（如下面第一个实例），是为了指出那些重复出现的、有问题的、难以改变的互动回应方式，这一技术有助于将这些方式呈现出来，使它们变得更清晰、更容易被调整。第二，治疗师

73

也可以通过直接编排来举例说明和设计新的回应方式；毕竟，能被别人接受的东西会更加真实。第三，当要把新的情绪体验转化为传达给他人的新信号，进而可能引发新的回应，从而建立新的修正型互动时，会经常使用到这种技巧（在探戈舞步3中，尤其如此）。

实例

"正如你所说，你现在对他除了愤怒还是愤怒。所以你不得不指出他的错误，即使他向你解释这对他造成了多大的伤害，你还是会这么做。你能不能简单地告诉他：'现在，我不想知道你会受到多大的伤害。我很生气，我就是想要伤害你；也许我就是想让你受伤，好让自己知道我可以伤害你。所以我才一直在抨击你？'"

实例

"所以你的意思是，在你开始制造这些威胁之前，你一直觉得自己不受重视。那么，你能否直接告诉你妈妈：'我就是在威胁你，但在我鼓起勇气这么做之前，我一直觉得自己不受重视？'"

实例

"所以，你是否可以把你的椅子转过去，看着他的脸，告诉他：'我在给你看我的盔甲，告诉你我的想法，但我内心却不敢这么做，不敢索求你的爱。我脑子里有个声音告诉我你不想要一个如此低姿态、畏怯的我？'"

以上这些干预措施的确切性质和效果取决于具体的使用情境。不管是通过什么形式进行的，干预被实施的方式都是具有重要意义的因素。

干预技术是"如何"实施的

在治疗师和来访者之间建立起安全联结的各种干预中，治疗师的非语言沟通（即表述方式）都至关重要。当来访者挑战卷入内部体验和与他人互动的新水平时，治疗师与情感脆弱的来访者进行互动则要记住RISSSC六个要点。RISSSC是以下词汇的英文缩写：

1. 重复（Repeat）

2. 想象（Imagery）

3. 用词简单（Simple words）

4. 节奏缓慢（Slow pace）

5. 声音轻柔（Soft voice）

6. 来访者的语言（Client's words）

多年与极度痛苦的个体、夫妻和家庭成员相接触的临床经验一再表明，这些要点在治疗中起着重要的作用。例如，如果治疗师进展得太快，使用了许多抽象的高级词汇，或者以一种高亢、缺乏人情味、无法深入沟通的语调讲话，那么来访者通常不愿意暴露自己的弱点、不乐意吐露自己的其他方面，也不能对自己有进一步的了解。在给新手治疗师进行EFT培训时，总会让他们念叨"声音柔和、节奏缓慢、用词简单"这些要点。重视安全感的母亲与焦虑的孩子进行互动时的形象就是这样的模式。家长可能会做出积极的评价，但如果她不能使自己的孩子平静下来，也就是说，不能做到节奏缓慢、语调舒缓，这种积极性就很容易丧失，而孩子的反应也很难被预测。

如上所述，重复不是为了培养技能，而是为了能进行真正的倾听。例如，格罗斯（Gross, 1998a, 1998b）指出抑制消极情绪并非易事，因此，对治疗师来说，尽可能使用并多次重复启发性的反映和解释，是很明智的。事实上，与来访者所预料的相反，五到六次的启发性重复（例如，平静地重申来访者对自己可能存在的自卑情绪的否认）后，并不会产生不堪设想的后果，反而来访者渐渐变得不那么抗拒了，治疗师也不必再费心让来访者摆脱消极情绪了。要让来访者接受外来信息，重复就必不可少。使用来访者的话会让来访者产生一种熟悉感，从而更易于接受这种信息。画面感也能调动我们的情感，让我们以简单有力的方式捕捉复杂的现实。

本章概述了干预的元框架步骤（探戈舞步）和相关的变化过程，以及聚焦情绪的依恋模式中所用到的更普遍的微观技巧。接下来的六章更详细地阐述了接受治疗是怎样给个体、夫妻和家庭带来改变的。通过这些讨论，我们会回顾EFT探戈和本章阐述的一般技术。

本章要点

• 依恋突显了情绪在人类功能和改变发生过程中的地位。依恋和依恋干预都是用以调节情绪和创造情绪平衡的。我们帮助来访者改善他们的情绪调节方式，也利用情绪来"调动"人们，来激发他们的新行为。这种调动是一种先天性的、自然的、在生物层面已预先准备好的过程。

• 发现和调节一个人的情绪，并理解关键的、反复出现的情绪是改变发生过程的一个重要部分。适应性的情绪调节可以让一个人形成对他人的适度依赖，并促进自我成长。

• 有效地处理情绪需要我们能够区分情绪处理的水平，并知道如何形成核心的纠正性情绪体验，而这总会涉及内在变化和与重要他人关系的转变。改变涉及内、外两方面。

• 体验性依恋治疗中发生改变的过程可以提炼成一个干预和改变进程的元框架，即EFT探戈。治疗师准确、中立的移情反应是五个探戈舞步的基础。这五步包括反映当下的过程、情绪的组合与深化、编排新舞步、处理新接触，以及整合与巩固。这种新体验促进了关系体系和自我意识的整合。

• 治疗师在EFT探戈过程以及整个治疗过程中，使用了启发性问题和编排新互动等通用的罗杰斯式技术和系统性技术。不断创造安全感至关重要。当来访者重构新的内在体验和人际关系时，治疗师必须语气柔和地抚慰来访者，与之进行融洽的接触，从而给来访者带来安全感。

• EFT治疗师意识到安全感基于以下要素：依恋的视角、清楚地意识到情绪的本质和力量是改变过程的关键部分、干预的元框架，以及一套将系统性和人际关系与内在体验相整合的技术。治疗师明确自己的目标，并且能够准确地利用来访者神经系统所认为的关键的和令人信服的东西，即通过情绪和新的更具建设性的方式，让来访者卷入到在改变中起着最重要作用的内容中。

第四章

情绪聚焦个体治疗

我们需要通过他人的眼睛来塑造和维持自己的形象。

——丹尼尔·N. 斯特恩（Stern, 2004）

我在大理石中看见被禁锢的天使，于是我不停地雕刻，直至使他自由。

——米开朗琪罗（Michelangelo）

个体在面对生活的挑战时，与他人建立安全型联结和保持连贯、完整的自我意识就像是硬币的两面。自我建构是一个持续的过程，它形成于个体的亲密人际关系网。从依恋的角度来看，个体人格的持续发展涉及诸多关键的过程，包括在威胁或不确定条件下建构习惯性的情绪调节策略或方式；建构一系列"当下的（hot）"存在性意义框架（例如情绪负荷的期望值和归因），这些框架产生并融合于对自我和他人的内部工作模式中；以及通过与他人交往发展出行为技能和特定礼仪。以上这些发展过程彼此之间高度影响，与他人联结的感受也在其中起到重要作用。

依恋理论对健康状态的界定为治疗师提供了清晰的个体心理治疗目标。具体来说，基于依恋的治疗，其理想结果是使个体情绪平衡、心态开放、行为灵活、深度卷入并保持活力，更重要的是，使个体能够学习和成长。鲍尔比阐述了健康的自我和对他人的内部工作模式，例如，能够根据体验不断做出修正和改变。有大量研究关注个体积极的内部工作模式和人际依恋与安全感之间的密切关系。在这里，我们简要回顾一下这些研究，因为它们能够有效地应用于个体心理治疗。

依恋在个体治疗中的作用

大多数研究结果表明，缺乏与他人的安全联结会限制和约束我们。缺乏安全感的个体更容易表现出认知封闭性，即使是在积极、轻松的探索环境中，这也会限制个体创造性解决问题的能力（Mikulincer & Sheffi, 2000）。回避型依恋的个体似乎会为了保持对认知的控制而忽略来自他人的安全感信号，而焦虑型依恋的个体则会对积极的信号做出有损于创造力的反应，比如在回忆幸福往事的同时不太信任其中的安全信号。就自我模式而言，逃避型依恋的个体似乎将自我提升的重要性置于参与任务之上，因此他们很难承认错误并修正决策或计划。焦虑型依恋的个体则一直与自我挫败的信念作斗争，因为他们担心被拒绝，所以会减少对目标导向行为的参与和投入程度（Mikulincer & Shaver, 2016）。这些研究结果反驳了长期以来的一种观点，即要通过掌握、定义和帮助来塑造个体的思想或人格，只要将来访者看作一个独立于其社会关系的、被分离出来的独立个体就足够了。

EFIT的治疗目标在本质上与用于夫妻治疗的EFT和用于家庭治疗的EFFT是一样的，即为来访者提供一种整合的修正性情绪体验，他们通过这种体验来探索新的方式，以卷入自己的体验、与他人的互动，以及与生活中存在的困境相联结。这一切的前提是，由过往所提供的对生存体验和情绪进行调节的选择有限，我们要以慈悲的眼光来看待当下的回应。EFIT治疗师的立场是：生活中，我们靠已知来度过黑夜，而讽刺的是，在白天，我们常常受困于这些局限的策略和观点。

依恋理论如何应用于对个体的干预？依恋视角作为个体治疗的理论和实践基础，越来越多地被用于EFIT、加速体验式动力治疗（AEDP）（Fosha, 2000）、人际治疗（Weissman et al., 2007）和过程体验式/聚焦情绪的疗法（Elliott et al., 2004）。这些方法在本质上可以分为心理动力疗法和人本体验疗法。然而，它们在许多因素上存在差异，例如治疗师的角色，使用的技术，是否将关注循环因果的系统理论方式整合到模型中（EFT当然是关注的），来访者和治疗师之间关系的强度和咨访关系的运用，建构（formulation）和干预的简洁性、明确性，依恋理论的地位，以及经验实证的水平。例如，在实践中（Fosha, 2000），AEDP模型似乎比EFIT更重视对积极情绪的处理，并且以一种更具分析性的方法来建构功能障碍。所有的方法都会考虑个体过去的创伤经历，尤其是原本期望能提供安全和支持的依恋对象对其造成的创伤，这些经历会影响当前体验的编码和整合，从而导致成长或功能障碍。这些方法也承认情绪在人类功能中的关键作用。（附录三详细阐述了EFIT模型与更偏心理动力性的IPT和体验式的PE/EF模型之间的异同。）

当然，基于依恋的心理治疗还有其他值得注意的因素。彼得·科斯特洛（Costello, 2013）准确描述了在依恋背景下，我们是谁，以及我们可以如何作出基本的选择。他建议我们和抚养者一起探讨我们能看到什么、命名什么，当我们孤独和害怕时会发生什么，面对脆弱性时是选择表达还是抑制，以及如何更好地从他人那里得到回应。然后，这些选择将被写入我们的神经元和神经网络，逐渐变得自动化，最终就变成了我们本身！

从依恋的视角看待情绪障碍

不安全型依恋通常与心理健康问题的易感性相关，尤其是与抑郁症和焦虑症的发展有关。找出导致特定疾病的具体机制几乎是不可能的。殊途同归的原则告诉我们，个体有自己独特的依恋经历，并处在焦虑或回避倾向的特定水平，进而发展出一组症状，而另一个相似的个体则发展出另一组症状。这是因为远端的风险因素（如与父母分离）、更近端的风险因素（如情绪调节模式），以及调节因素（如当前关系的性质和持续的压力）共同决定了功能障碍的发展轨迹（Nolen-Hoeksema & Watkins, 2011）。依恋理论学家认为（Ein-Dor & Doron, 2015），回避型依恋更有可能与所谓的外化障碍（externalizing disorders）有关，如药物滥用和反社会型障碍，这种明确的联系也存在于与不安全型依恋相关的痛苦、恐惧和内化障碍（包括抑郁、焦虑障碍和创伤后应激障碍）之间。

鲍尔比提出，通常来说"临床症状应当被理解为健康反应的无序版本"（Bowlby, 1980）。退缩和固着可以看做是面对不可能或危险情况（例如发现自己依赖于一个危险而不可预测的依恋对象）时的功能性反应，在这种情况下，脆弱是压倒性的（Porges, 2011）。当个体无法采取其他方式进行回应时，很容易被触发出来的愤怒和过度警惕同样也是功能性的反应。当这种反应变得普遍且无法修正时，就会出现混乱。

就抑郁而言，鲍尔比谈到了体验到丧失感后的"混乱"，并指出当这种混乱与无助相结合时，似乎就会引发抑郁性的反应。在他看来，最好的保护因素是"能力和个人价值"感（Bowlby, 1980）。他进一步阐述，抑郁的个体通常用四个形容词来描述自己，即孤独的、不可爱的、不被需要的和无助的。这些来访者常常认为自己是失败的，他们通常会讲述一段亲密关系，在这段关系中，他们永远无法满足他人的期望，从未体验过受到重视的感觉（这里的重视指对他们本身的重视）。因此，他们不会真正感到自己有资格获得同情和关心。正如我的来访者珍所说："无论如何，我都无法取悦我的父亲。怎么做都不够好。我想我只是接受了这一点，并习惯了这个框架。现在我也这样对待自己，

依恋与情绪聚焦治疗

做任何事都指责自己。"失去、失败和自我批评使人灰心丧气。无论诱发因素是什么，依恋视角下的抑郁都与阿曼（Hammen, 1995）提出的抑郁模型相似，个体的内心反应和人际功能障碍相互诱发、维持并强化。个人历史、压力和对自我及他人的消极内部工作模式导致抑郁的易感性，进而塑造了不适应的人际互动行为，破坏了人际关系，增加了抑郁性反应。

这些模式在焦虑中也很常见，尽管极度焦虑也可能像抑郁一样导致麻木和无法行动，但焦虑障碍并不像在抑郁症中表现的那样，会有积极情绪的丧失，更常见的是焦虑体验和对威胁的敏感（Mineka & Vrshek-Schallhorn, 2014）。焦虑型依恋带来的对拒绝的敏感性和相关压力也能预测抑郁（Chango, et al., 2012）。焦虑的功能是警告我们潜在的危险，并触发保护机制，因此它是非常有用的。但是，如果警笛太响，而且警钟长鸣，它就会变成一种一直存在并自我损耗的状态，变成一个问题。

焦虑障碍的四个关键成分是（Barlow et al., 2014; Barlow, 2002）：

1. 频繁而强烈的消极情绪，且个体对这种情绪的理解和接受程度较低。

2. 对警示信息的处理存在偏见，且无法忍受不确定性或矛盾情绪（也见于抑郁症）。

3. 用回避策略来处理情绪，用压抑策略来处理消极情绪；这种情绪有可能是无法控制且无法忍受的。不幸的是，压抑会产生反弹效应，会增加或维持消极情绪和生理唤醒（Hofmann et al., 2009）。对所有的心理障碍来说，回避都是阿喀琉斯之踵，因为它阻止修正体验的发生，并矛盾地使我们对正在回避的事情敏感。在广泛性焦虑障碍（GAD）中，担心或强迫既可以作为回避焦虑和抑郁所带来痛苦的方法，也在习惯性的回避中被维持（Manos et al., 2010）。

4. 对恐惧体验本身的消极反应——对恐惧的恐惧（尤其是在惊恐障碍中）。对消极体验的解释会影响消极体验本身的强度、持续时间和后果。对焦虑的敏感会增强对威胁或危险的觉察，强化型的归因可预测抑郁症和焦虑症的发作（Schmidt et al., 2008）。

一般来说，如何处理体验是很重要的，起决定作用的是个体如何对待焦虑或低落的情绪，而不仅仅是关注消极情绪的频率。在焦虑和抑郁障碍中，对消极情绪的解释和回应往往适得其反地强化和维持了消极情绪。消极地看待和处理痛苦的方式形成了一种习惯性的反馈循环，会导致进一步的痛苦。

显然，不同的焦虑问题和情绪障碍有许多共同的特征。巴洛（Barlow）的情绪障碍统一协议（unified protocol，UP）模型阐述了这些共同特征，特别是情绪调节问题和相互作用的过程性变量。该模型描述了焦虑和抑郁的共同结构（Barlow et al., 2011），并概述了如何将这两个问题合并为一个类别，即负性情绪障碍（negative emotional disorder）。UP模型非常符合依恋理论和EFT等依恋取向的治疗重点。这两种方法都将失控感和感知到的危险视为焦虑和抑郁共同的核心因素。这种不可控性也因无效的情绪调节策略（如压抑）而加剧。UP模型和EFT都关注逐步暴露，在这个过程中，个体可以逐渐以新的方式来觉察和处理恐惧或痛苦的体验，并努力形成新的情绪调节方式，从而促进来访者使用社会支持。

更具体地说，采用UP或EFT的治疗师会：

• 询问情绪，了解习惯性的应对技巧，以及与情绪相关的行为倾向。

• 致力于帮助来访者改变他们对威胁的看法，通过处理和减轻灾难化思维等方式来提升应对能力。

• 鼓励来访者提高对情绪的接受程度。

UP模型反映出抑郁症和焦虑症有很高的共病率（Brown et al., 2001），一种疾病的特征似乎是其他疾病的风险因素，对一种疾病的治疗似乎也会显著改善其他疾病。抗抑郁药物也有效作用于许多其他情绪障碍，这表明它们可能有共同的病理生理学基础。巴洛还指出，与依恋研究相似，对不可预测性和不可控制性的强烈敏感既可能与早期不良经历所造成的大脑功能受损有关，也可能是习得的，这种敏感性通过不同的方式表现出来，从而导致不同类型的焦虑问题或情绪问题（Barlow et al., 2014）。而这些问题可以看做是更广泛的综合征

依恋与情绪聚焦治疗

的变体——负性情绪障碍。与依恋理论和作为体验式疗法的EFT的立场相吻合，负性情绪障碍这一概念也更为简洁和非病态化。它可以帮助识别并处理来访者的问题，而不强迫治疗师将个体提出的困难纳入正式的诊断系统（如DSM或ICD）。

UP方法的理论框架与依恋理论不太相符的地方是，巴洛认为造成这些障碍的共同决定因素是气质和特质神经质。我认为依恋理论提供了一个更有说服力的解释框架。UP提供治疗的方式也不同于EFT，相比而言，UP模型通过大量的作业和练习提供了更多的指导、认知取向和行为框架。（UP模型在治疗手册中被称为"传统CBT"或"情绪聚焦"。从EFT的角度来看，虽然UP比通常的行为模型更关注情绪，但是在这里使用这些通用的标签进行干预，只会造成混淆，不利于澄清。）

情绪障碍的个案概念化

在这本书中，干预的重点是抑郁和焦虑——也被称为"情绪障碍"。依恋取向的临床工作者如何看待这类疾病？我们通过讨论EFT取向的个案概念化来回答这个问题。

下面两个原则阐明了跨模式的对EFT个案进行概念化过程。首先，体验疗法的目的不是去修正（fix），即为患者的症状找到即时的解决方案。正如EFT夫妻治疗中所述（Johnson, 2004），咨询师不是纠正错误假设或教授技巧的教练，更不是洞察万物的智者。事实上，EFT咨询师是一个过程顾问，他与来访者一起接触并经历其痛苦的体验，与来访者合作，从而更充分地处理这种体验。罗杰斯（Rogers, 1961）认为，在治疗的过程中，咨询师和来访者可以"享受在体验中发现秩序"的过程。由过往的经历和面对需求时不可避免的挣扎所造成的盲点，使我们很难以最具建设性的方式处理体验，正视这种能力上的局限也许是人本主义体验式治疗或以人为中心治疗的关键特征。

在许多方面，EFT与正式诊断系统（如DSM）中定义和分类精神健康问题的方法是不一致的。这些系统中使用的描述性标签可以帮助治疗师识别和定位来访者的问题。此外，与DSM和其他系统中的诊断相似，简短的正式调查问卷，例如贝克抑郁量表和焦虑量表（the Beck depression and anxiety scales; Beck et al., 1996; Beck & Steer, 1993），也可以用在初始会谈和探索阶段以辅助治疗。在夫妻治疗中，可以在治疗开始时使用关系适应量表（the dyadic adjustment scale, DAS）（Spanier, 1976），但是更新的测量工具——夫妻满意度指数（the couples satisfaction index，CSI）（Funk & Rogge，2007）似乎也是有用的。需要注意的是，通常来说，评估要在治疗中持续进行，因为对于来访者来说，在治疗过程中会不断出现令人痛苦或真正有问题的部分。

其次，评估不仅仅关注内容，还要关注过程。EFT治疗的第一次会谈包括创建一个安全的环境和合作联盟，邀请来访者以开放的方式与咨询师联结。咨询师引出来访者的故事和他们的治疗议题。正如依恋理论所揭示的那样（Main et al., 1985），来访者讲故事的方式、与他人交往的方式，以及与咨询师及会谈中其他人的互动方式，都至少能提供与会谈本身一样丰富的内容。咨询师要关注来访者的非言语信息，例如他们表达的情绪、如何调节自己的情绪、讲述故事和意义的一致性，以及涉及自己与他人的一般性描述。显然，更安全型依恋的来访者的表现是更具体和更具有一致性的，他们也更擅长反映出他们为体验赋予的意义。焦虑型依恋的来访者很容易陷于情绪中，叙事时也更为极端和破碎；同时，回避型依恋的来访者倾向于停留在体验的表面，常常改变主题或者转移问题，处于游离状态，比如在没有反映或者卷入的情况下叙述潜在的痛苦事件。此外，来访者如何编码和呈现体验通常比他们提供什么（即实际信息）更具说服力。正如上一章所讨论的那样，体验的深度和情感表达粒度使咨询师与来访者的习惯性处理方式相协调。

这个最初步的卷入过程是咨询师和来访者之间产生的真正的探索行为。如果咨询师陷入严格的诊断认知框架，或致力于找到自己主要使用的理论框架所规定的体验要素，那么咨询师好奇而开放的探索过程将会受到限制。正如俗话所说，如果我们的工具箱中只有锤子，那么一切都变成了钉子。出于这个原

依恋与情绪聚焦治疗

84

因，体验式治疗倾向于"以来访者为中心"，并真正接触来访者本身，而不是沉浸在来访者呈现的问题中。与来自不同文化或不同经济水平、种族和性别的来访者合作时，这一探索过程尤为重要。例如，一对日本夫妇在治疗中让我明白"荣誉"在日本意味着什么，以及它如何影响传达给他人的信息。经历过强奸的来访者告诉我，在这种创伤之后，像她这样的女人会发生什么，以及她是如何为这件事赋予意义的。即使依恋的表达方式存在显著的文化差异，但其本质是相通的。在这一课题上，EFT咨询师永远担任着学生的角色，来访者是他们自己体验的专家，EFT的治疗核心是能够更敏感地适应、维持和获得来访者的体验。

正如我前面提到的，EFIT最适合解决抑郁和焦虑的问题，包括创伤性体验的后遗症和由这些体验带来的存在性问题，尤其是那些涉及人际联结和消极关系的问题。在治疗范围的标准方面，治疗师是否有能力提供一个安全的环境是决定性因素之一。EFT通常被用作一种短期疗法，来访者需要有能力保持专注，并与咨询师一起卷入其中；不过要求患精神病或反社会人格障碍的来访者保持卷入不太可能。在存在重要风险因素（例如慢性成瘾行为、严重的慢性抑郁或高度自杀风险）的情况下，请能提供特定干预治疗的其他专业人员与EFIT咨询师一起工作或配合药物治疗可能是更合适的选择。如果来访者已经针对问题（例如成瘾）接受过专门治疗，并希望进入EFIT，咨询师将与其他相关咨询师联系（当然需要先获得来访者的许可）。咨询师必须确信来访者能够容忍在EFT过程中经历卷入，也可以根据来访者可容忍的范围来调整干预的进度和强度。

在解决所有呈现出来的问题时，咨询师都会关注来访者发展性的叙述及其如何塑造来访者对自我和他人的内部工作模式。EFIT中个案概念化包括以下几个重点问题：

- 在应对高反应性、麻木和解离时，面临的情绪调节挑战和环路。

- 躯体问题，如短暂的解离或身体疼痛不适。

- 建构有效、连贯的意义体系过程中的阻碍因素，这种意义建构支撑着对自我及他人的积极的内部工作模式。

• 阻碍适应性行为出现的因素，例如，心理矛盾或冲突导致的瘫痪、停滞，以及压抑、分裂或否定的情绪。

• 对自我的消极内部工作模式，在这种模式中，自我被认为是没有价值的，是没有权利得到关心的，是失败、无效或无助的，有时甚至是因不被他人接受而被排除在人际联结之外的。

• 对他人的消极内部工作模式，即确信他人是危险的，至少是不可靠的、不可预测的、不可避免地会抛弃或拒绝自己的。

当个体对自我和他人的消极内在工作模式占主导地位时，信任将会面临巨大的风险，只有在迫切地渴望情感联结，或被孤立的痛苦占据主导地位时，信任风险才会得以解决。当然，这些"当下的（hot）"的消极模式并不是绝对的，它们存在于一个连续体上，但是，如果它们过于消极，就会让个体一直保持警惕的状态，使情绪在高唤醒和低唤醒之间摇摆不定。这种情绪不稳定阻碍了个体的成长和灵活性，破坏了个体工作模式的潜在修正过程。个体难以进行选择，只能对即时线索进行反应，丧失了反思和做出选择以重塑自己的体验或人际关系的能力。在EFIT会谈中，修正性的情绪体验是至关重要的，它是指情绪和意义变得清晰有序，自然地引导来访者增强对构成生活的内隐选择的觉察，也增强对指引新方向的新选择的觉察。

无论症状如何、是否有明显的功能障碍，以及是否符合诊断的性质或程度标准，咨询师总是积极地寻找并阐明每个来访者的能量（strengths）。在某些情况下，仅仅是生存下来、继续奋斗和寻求帮助就证明了来访者巨大的勇气。咨询师的非病态立场促使来访者迈出接受自己并开始探索他们如何塑造自己的世界的第一步。当咨询师进入来访者的参照框架，帮助来访者澄清和关注重要的因素时（Rice, 1974），他们自然会意识到对于自我、与他人的关系，以及生存困境来说，最关键的问题是什么。

在治疗中，对关键问题的概念化需要咨询师和来访者双方的共同努力，而非由咨询师强加给来访者，这是巩固治疗联盟的一部分。一个来访者可能只是来看看自己是否有可能与心理健康专家谈论她的生活；也可能带来更多议题，希望能讨论生活中的转变，而不必在焦虑的驱使下日益衰弱。当来访者偶尔提出不一致的目标时，必须与咨询师一起探讨和修改。一些来访者接受个体治疗的目的是确认他们对消极的关系或难以忍受的伴侣的看法是正确的。治疗目标被表达得越明确、具体和现实越好。当来访者的目标明确时，咨询师可以真诚地告诉来访者自己是否有能力引导来访者实现其既定目标。如果来访者的目标因为与EFT的目标不一致而无法实现，咨询师将会指出这一点。例如，EFT夫妻咨询师可能会建议将一位退伍军人和他的妻子转介到精神病医生那里，接受药物治疗和（或）EFIT咨询，以帮助他控制自己的创伤性战争体验闪回，从而为EFT夫妻治疗做好准备。

在整个个案概念化过程中，EFT咨询师都专注于当下的过程。咨询师不是在寻找来访者的人格特质，也不是给来访者贴上固定的标签，而是试图在当下，以一种开放、好奇的方式与每个来访者互动。在罗杰斯和鲍尔比的带领下，依恋取向的体验式咨询师认为来访者有一种与生俱来的成长需求，咨询师应当想办法满足他们的需求。如果从同理的、以存在为中心的依恋视角来看，来访者的行为总是"合理的"。从这种心态出发，咨询师自然会重视并密切关注每位来访者的痛苦，使其变得切实可见，并明确指出阻碍来访者发挥积极作用的障碍，而这些障碍是来访者在无意中创造或施加给自己的。

个体治疗的三个阶段

如第二章所述，EFT模型包含了三个阶段：稳定（Stabilization）[在EFT夫妻治疗中被称为降级（de-escalation），原因很明显，为了创造稳定，必须弱化夫妻之间消极的互动模式]、（依恋）重构（restructuring）和巩固（consolidation）。在稳定阶段形成稳固的治疗联盟和情绪平衡的新水平，为之后探索和卷入陌生且（或）痛苦的体验建立一个安全基地。在重构过程中，治疗中的卷入程度会加深，修正性体验会修正来访者对自我和他人的内部工作模式，为情绪处理带来新的一致性，并塑造以建设性的依赖为特征的新互动。巩固阶段对治疗过程进行元视角分析，将自我和系统中表现出的改变整合到来访者的生活和存在性的选择中，并培养心理韧性以防止复发。

现在我们将更详细地阐述这些阶段的要素和典型的EFIT干预措施。EFIT的基本干预措施与第三章中的概述相同。有时，干预确实以特定的方式出现变式，我们将在下一章中讨论。下面我们将简要讨论EFIT过程中在不同阶段被反复使用的EFT探戈的核心过程。

第一阶段：稳定

EFIT稳定阶段的基本要素是：

• 与来访者一起确定治疗问题和治疗目标，描述这些问题和目标是如何从来访者的生活经历、人际关系史以及与咨询师的互动方式中产生的，并与来访者一起探索其优势（strengths）和不足（vulnerabilities）。我们依据的基本假设是，这些问题总会反映在情绪调节、人际关系，以及对自我及他人的消极内部工作模式中。

典型的干预

"所以，你现在就可以看一下自己的生活，看到这些关键问题，尽管很难说出它们的名字，也很难面对它们。你希望我们能找到方法来消除你与他人见面时产生的这种焦虑感，来让你在与人相处时更自信、更自在。我说的对吗？"

• （在治疗联盟中）建立一个稳定的避风港和安全基地，同时承认来访者可能对此产生的各种矛盾心理。

典型的干预

"我怎样才能让你在和我谈话时感到安全呢？我听说你的上一位咨询师似乎在给你'上课'，但对你来说是没有效果的。我不希望你在我这里也有这种感觉。当你觉得我在给你讲课的时候，你能告诉我吗？我们的目标是让你找到真正的自己，找到属于自己的方向。"

• 首先，咨询师通过追踪和概括来访者反复出现的模式（即他们如何塑造自己内在的情感世界）与来访者一起发现他们是如何启动和维持自己的抑郁和焦虑的。咨询师阐明情绪调节的过程（最简单的是，注意来访者如何把情绪调高、调低或试图关掉），以及在这个过程中产生的意义。其次，咨询师与来访者一起概述其在卷入人际关系中时惯用的互动模式，这些模式是由来访者情绪中固有的行为倾向所塑造的（最简单的是，注意来访者如何趋向、远离或反对他人）。咨询师倾听来访者对生活的叙述，但不断地对这些过程性变量进行分类，即这些模式属于情绪处理的内环还是人际反应的外环。

典型的干预

"那么，当一个潜在的朋友打电话给你并提议见面时，你会怎么做呢？在那一刻，甚至在我们谈论它的时候，你感觉到了什么/做了什么？听起来你的'不确定'来了，像你说的那样，你僵住了，然后拒绝了他，是吗？这似乎太冒险了，对吗？当我们渴望某样东西，而它突然出现时，我们反而会犹豫和怀疑，发现无法让自己去争取它，这很自然。但是之后你依旧是一个人，是吗？你会感到片刻的安全。这就证明了最好不要冒险，因为其他人太危险了。"（*自动化反馈回路中的情绪音乐和与他人互动的舞步变得清晰起来。*）

• 提高情绪粒度，使被模糊或否认的回应更明确具体。在这个过程中，一些来访者可能需要简单的聚焦反映和唤起式提问，而另一些则可能需要更复杂的、结构化的情绪整合。我们可以从几个"E"的角度来思考这个过程：我们唤起（evoke）、卷入（engage）探索（explore）、扩展（expand）、阐明（elucidate）并积极地接触（encounter）情绪。

典型的干预

"你能帮我确认一下吗？在叙述时你真的没有注意自己的感受。你只是想解决问题。但是每当我们谈论你妻子对你发火的时候，你就会很快地抖着腿、看着地板。我记得你说过：'她脸上有这种表情。'在那一刻，在你试图'证明'她的感觉是错的之前，你在她的脸上看到了什么？"（咨询师描述在来访者对另一个人做出消极回应之前，这种回应的触发点和相关的身体反应。）

• 随着情绪体验开始发展，来访者会形成新的行为倾向和意义框架，在这个过程中，治疗师通过引导来访者与生活中的重要他人进行假想会面，来检验强化并塑造既定的建设性回应方式。这种例子不难被找到。正如欧文·亚隆（Yalom, 1989）指出的，咨询师必须"熟悉来访者心中的人物角色"。

• 来访者通常会发现，能够理解自己的情绪生活、能够真正被他人倾听，会让他们感到极大的宽慰，能够将情绪反应、意义创造和人际回应整合为一个整体，使他们体验到效能感。咨询师帮助来访者将所有这些过程整合到一个安全基地中，使他们获得成长的方向感。互动中的回应、互动模式、叙述和情绪调节的过程都以某种方式被组合在一起，为来访者提供一种平衡和可控的感觉，这种感觉进而被转化为在会谈之外现实生活中的新意识和新行动。

依恋与情绪聚焦治疗

典型的干预

"那么，来看看我理解得对不对。你发现，当'乌云'来袭的时候，你能更清晰地看到它，并能预测它将如何为那些声音敞开大门，那些声音告诉你，自己'一文不值'且总是被排斥。但现在有时，你不再躲避他人，不再放弃，而是开始安慰沮丧的自己，告诉自己'每个人都会有这种感觉'，并向朋友伸出了手。是这样吗？这显示你有很大的能量。你现在能闭上眼睛并将这些讲给你的朋友吗？"

在稳定阶段结束时，来访者通常会：

• 情绪更加平衡，即过度反应或麻木的情况减少、更加能意识到并接纳自己的情绪（尤其是恐惧、脆弱和渴望），并更积极地反映这些情绪。

• 更以探索为导向，对内在体验和人际交往更开放，更能在咨询师的引导下拓展体验和接触。

• 更能聚焦并勾勒出与重要他人（包括咨询师）进行的关键接触中的互动

模式，并卷入到情绪性的叙事或与重要他人的假想接触中。

• 更能将自我和他人的情绪和回应整合到一个连贯的、有意义的故事中，这个故事与来访者的症状及其如何定义自我和他人有关。

所有这些变化都发生在治疗联盟不断发展的背景下，使来访者体验到新的希望感、效能感和方向感。

　　加里在六次会谈后告诉我："不知怎么的，我觉得平静多了，不会总是惊慌失措。现在来这里感觉很好，不像我参加考试之类的感觉。我的朋友昨晚告诉我，我没有那么敏感了，所以这很好。我确实已经没有那么沮丧了——我意识到很多人如果同时失去了工作和女朋友，也会像我一样情绪低落、焦躁不安。也许我并没那么奇怪。在最后一次会谈中，当我想象她告诉我，她要离开我，并听到那种……嗯……她声音里的厌恶，我能感觉到那是如何将我拉进某种恐慌之中的。我很愿意告诉她，'你并不真正了解我'。整个星期我都是这么想的。我认为这一切都是因为我总是相信别人对我的评价。我明白了。也许我不必总是那么做，否则我肯定会被困在那里。"

第二阶段：重构

EFIT重构阶段的基本要素是：

• 深化对情绪的核心主题和触发点的探索，增强与内在情绪和他人表现相接触时的紧张程度，采用一种更倾向于存在主义的基调。咨询师需要在先前已经勾勒和整合的情绪卷入过程中停留更长的时间，可能会使用更多的推测，并通过模仿来访者口吻的方式来强化这种推测，咨询师还要让来访者挑战在想象中与自我和他人接触。来访者在这个阶段常处于不熟悉的领域，可能会在过去和现在的生活中接触到非常难以处理的情绪体验。咨询师通常使用重述和意象让来访者保持这种情绪状态，最常用的方式是唤起来访者已经分享过的关键情绪词，即我们所说的情绪处理（emotional handles）。有经验的EFIT咨询师会小心地组织这些体验，使它们既具有挑战性又不会过于强烈或超出来访者的容忍范围。情绪有时会被加深，而有时则会受到控制，这取决于来访者在面对脆弱感时，保持专注和自我调节的能力。通常来说，在被抛弃、被拒绝和对依恋的渴望等深层情绪出现时，也伴随着对孤独和空虚的恐惧。

所有情绪都在依恋框架内被正常化；咨询师只需要以某种方式让来访者明白"我们的大脑/神经系统本就是这样工作的，这就是我们原有的样子，我们所有人都是如此"，那么他所提供的肯定和安慰就是有效的。我们的脆弱正是有所归属的证明（Our frailties become proof of belonging）。在这些会谈中，自我和他人的核心定义变得清晰，并更容易被修正，而悲伤、失落、羞耻和恐惧的核心体验也得到了更充分的感受。

典型的干预

"你能保持这种从空中跌落的感觉吗？你真的能感觉到那种坠落、失控、无助的感觉吗？这时，那句可怕的话就会在你脑中回响——你不重要，你的痛苦不重要。这很难让人察觉到。你从来没有感觉到被看见和被接受，尤其是被你所爱的人看见和接受。多么可怕啊。（来访者在整个过程中都在点头，他之前已经接触过这些，即使只是表面上的接触。）这时你说了什么？——'我死在里面'（咨询师使用来访者的语气说），就像你说的那样，唯一能做的事情就是'进入虚无，然后放弃'。当我们停留在这儿时，发生了什么？（来访者哭着说：'孤独，孤独。'）是的。这就是你这么多年来所承受的痛苦——看似很好，但内心却很孤独。当我们把这一切都大声说出来的时候，发生了什么？"（来访含泪微笑着说："真奇怪。虽然很痛苦，但用某种方式把它指出来的感觉也很好。"）

• 随着对内部工作模式中新元素的协调过程变得更加明确，咨询师将情绪扩展到来访者与自我、咨询师和生活中重要他人越来越深入的接触中。现在这些接触带着来访者进入一个新的领域，来访者将出现不同的情绪，形成新的思维模式和回应方式。来访者和咨询师逐渐合成一个更一致且更具建设性的整体，在这样一个不断发展的过程中，来访者发现自己新的一面，并以一种新的方式与他人接触。来访者想象中与他人的新的接触将促使其形成一种全新的自

依恋与情绪聚焦治疗

我意识，反之亦然。在这个阶段，来访者也会本能地触及和体验依恋需求和恐惧。在这里上演的人际互动剧目可能涉及来访者在生活中非常排斥的对象，因此咨询师可能需要帮助来访者在不同的卷入水平上重复许多次，然后来访者才能真正接纳，并以一种新的方式做出回应。关键事件和创伤可能会被来访者以一种有效的而不是无助的方式重现和体验。

典型的干预

（柔和、缓慢的语调）"你现在听到的是谁的声音？如果你闭上眼睛，是另一部分的凯尔西（来访者），还是你的父亲或者……？（凯尔西说：'不。这是我的妈妈。'）对，又是这位法官，是吗？有时你表现出'苛刻'，有时听起来就像是你的父亲希望你成为大律师、希望你能证明自己。但是当你真的倾听时，这声音听起来却最像是你妈妈的。当你告诉他们你考试不及格时，你听到的声音是什么样的？（她哭了。）你能和我一起在这儿停留一下吗？（咨询师轻轻地触碰来访者的膝盖外侧。）你可以和我一起呼吸，感觉你的脚踩在地板上，背靠在椅子上。对。（'托住'来访者并且饱含情感——长时间的沉默）这值得流泪，不是吗？如果你闭上眼睛，你能看到你的妈妈……你想告诉她什么？（来访者说'我不知道'，并且哭得更厉害。）你能告诉她，'我受伤了。就像我考试不及格的时候一样，你嘲笑我，说我自命不凡，说我眼高手低，说我不像家庭的一员'吗？（来访者这样做了，转换为自己的话来表述；她哭了。）这太难了。很难做到。但你正在坚持下去——勇敢地说出对你来说真实的东西！你妈妈做了什么？（来访者说：'她笑了，有点刻薄。她冷酷又固执，像是听不到我说话，就像我不存在。'）她没有看到你——你受伤了。好像这并没有什么，是吗？（来访者哭着点了点头。）你一生中一直受到这种伤害，并试图隐藏并'粉饰'它，是吗？但是你的痛苦真的真的很重要，是吗？（来访者重重地点了点头。）你能告诉她吗？就在这儿。（来访者垂下肩膀，开始以清晰、一致的方式告诉她母亲这些感受。）哇——非常清楚！听起来很充分！你能再告诉她一次吗？"

- 更强烈的情绪体验、与依恋对象的接触，以及与自我中经常被轻视的部分的接触开始形成一股心流（Csikszentmihalyi，1990）。心流被定义为一种体验，在这种体验中，个体完全专注于他当下所做的事情，全神贯注地投入（absorbed）。尽管要付出巨大的努力或挑战，心流仍被看作是一种积极的、生动的体验，例如当一个人沉醉于某段音乐或舞蹈时，这个过程似乎接管并塑造了这个舞者。来访者和咨询师在这个过程中充分卷入并创造出一种强烈的修正性情绪体验。在这种体验中，通过更多地感觉到完整和平衡性，来访者能拥抱和接纳脆弱，出乎意料的是，来访者也变得更有力量。咨询师的工作是在这个过程中做指导，在来访者将要走弯路（比如出现无关记忆或知识性讨论）的时候重新聚焦，帮助来访者有效地提炼和整合新体验，以及概述新体验带来的对自我和他人的新觉察。最终，来访者发现自己更有能力定义自己的体验，更有能力与依恋对象进行想象中的互动。

典型的干预

依恋与情绪聚焦治疗

"当你触碰那个痛处时会发生什么？你说它更'易于管理——不那么难以抵抗'，是吗？所以，你能闭上眼睛，说说那种无望是怎样的感受吗？……很好，大卫，很真实也很有力。你正在告诉那部分无助的自己现在不用如此害怕……恐惧是自然的，但现在你已经找到自己的能量并且知道如何安慰他（即那部分无助的自己）……你知道他需要什么……你能告诉他这没关系……当你这样做时，你坐得更直，声音更沉。这是'长大了的'那部分大卫让脆弱的部分平静下来。你能做到这一点，现在感觉如何？"

那么第二阶段的完成是什么样的呢？对于加里，我们在之前第一阶段结束时讨论到他处理焦虑和抑郁的问题，第二阶段的完成可能是这样的：

"事情感觉不同了。我们的会谈结束后，我回到家，在完全睡熟之前，我又梦到和我哥哥对话——每个人都喜欢他，包括我。这真的很难过，就像在与你的会谈中一样。我很想要……我非常渴望成为他特别的朋友。听到他告诉我：'你就是不能成功，加里，傻兄弟。你就是个懦夫，爬回阴影中——回到我身后就行了。'但是，我不仅没有激动，而是因为这个梦感受到了一种巨大的悲伤——这种渴望就在我的心里。我想像他一样，想和他一起……如此想要他的赞扬！我很伤心，我不是他，永远不会变得那么有魅力，光芒万丈。但后来我听到你的声音和那部分我说："好吧，也许加里不一定要成为一个闪亮的富有魅力的男孩。也许我不必害怕偶尔没有达到哥哥的标准。我可以告诉他，我是与众不同的，不是不如别人，就是不同。'这是一个稍微有点痛苦的时刻。（笑）我的妈妈总是说我比哥哥温柔，我之前认为这是一件坏事。但事实并非如此。我已经在治疗中学会了喜欢我的温柔，我下周计划去看看我的妈妈，并告诉她我现在知道她是如何试图支持我的。"

加里不仅不那么焦虑了，也没那么沮丧了，他变得平衡、果断，开始关注自己的弱点和需求。他被赋予了力量。

第三阶段：巩固

EFIT巩固阶段的基本要素是：

• 咨询师帮助来访者将治疗中的发现转化为日常生活中相关的实际问题和有关人际关系的新观点。一旦工作模式得到修正，并能够通过情绪表达自己的需求和喜好，新的解决方案自然就会形成。现在来访者可以更有信心地做出重大决定，制订新的解决方案。咨询师的主要角色是证实来访者新的信心和自主意识。

典型的干预

"以前，你可能只是简单地同意老板的观点，隐藏自己的感受，但现在，正在发生一些新的事情。你可以用不同的方式处理你的恐惧……对他说'不！我拒绝！'，然后列出你希望发生的事情……这是一种新的方法。如果你能做到这一点，那么工作上的问题就会开始改变——对吗？"

• 咨询师与来访者合作，对治疗过程进行概述，并就第一阶段提出的临床问题进行现实检验。概述就是与来访者直接相关的、简单的唤起性叙述。其中会特别强调来访者的优势和处理困难的新方法，并再次对来访者在存在性现实和普遍性困境中所经历的挣扎进行正常化（Yalom, 1980）。

95

概述中也生动呈现了来访者情绪调节、认知意义框架、行为反应（如回避），以及人际交往深度和形式的变化。咨询师将帮助来访者建立对未来的愿景，在这个愿景中，这些问题可以以一种有效的方式加以管理，从而将复发的可能性降到最低，并帮助确保来访者采用新的成长性的模式。咨询师还将强化来访者从自我强化的旧体验和关系模式中解脱出来的能力，同时也会培养来访者在心理上既可以脱离咨询师，也可以将其铭记为支持性依恋对象的能力。

典型的干预

"你走了这么远，詹姆斯。就像你说的，从'十分懦弱'到直面所有的恐惧，并发现自己可以站得更高。在过去的几个星期里，你有……（*列出了四个具体的转变和吸引他人的新方法*），你接受了詹姆斯所有的过往，并使其发生了转变。这很难做到。我们中的许多人一生都在为此奋斗。你可以向你的爱人寻求支持，告诉她你希望将来能和她在一起。过去的詹姆斯可受不了这些！你希望詹姆斯在未来如何？你看到他在做什么，尤其是当潜在的'懦夫'开始发挥作用的时候？"

第三阶段的结束对加里来说是什么样的？

他告诉我："我已经撤回了那份工作申请。因为那更多的是在效仿哥哥，并不适合我。我在找一份和我对自己的感觉一致的工作——我希望自己成为什么样的人。这样的感觉真好。我也出去约会了，发现自己没那么焦虑，也没那么有压力了。想想看，这个故事的标题一直是'焦虑的加里'，故事里他在寻找自己很小的时候就失去的父亲，并逐渐把哥哥推上王位。我把这件事告诉了妈妈，她给了我一个大大的拥抱。"

个体治疗中的EFT探戈

阶段和干预的标准大多适用于各种模式，如果我们考虑在EFT每次会谈中反复发生的核心变化过程（无论模式如何），将会注意到这个过程是通用的。回想一下探戈舞步，包括反映当下的过程、情绪的组合与深化、编排新舞步、处理新接触、整合与巩固。在本节中，我将描述EFIT探戈的五个舞步。

舞步1　反映当下的过程

戴夫告诉我，他完全不能做决定，比如买车，甚至连坐垫都得让妻子买，因为他患有广泛性焦虑障碍，为此他已经入院就医三次了。他告诉我他想要一个解决方案，要尽快，要在他妻子离开他之前！我和他坐在一起，追踪他在做决定时的内心状态和人际交往过程。他向我讲述了他过去的生活，他有一个不可预测的、有危险暴力倾向的父亲和一个患有抑郁症的母亲。他的父母总是告诉他，虐待他都是因为他自己的错，因为他更像一个女孩，他应该叫"丹妮拉"而不是戴夫。当他谈到这一点时，我们也开始追溯，当他的妻子弗兰基把坐垫买回家时，他在看了收据之后立刻勃然大怒的情景。他的妻子告诉他，他们的婚姻简直不可理喻、无法继续，然后离开了家。我采用反映和提问的方式进行处理，比如："当你这么说的时候，你感觉如何？""你能不能慢下来，帮我回忆你看收据时有什么想法？""这就是发生的事情——听起来好像经常发生，你在等着什么事情出错，当它出错时，所有的愤怒都涌了上来，是吗？"戴夫分享说，一旦他平静下来，他就"确信"自己确实是一个"完全错误的人，他爸爸是对的——自己是个窝囊废，是个失败者"，所以他几天来一直躲在地下室里。尽管戴夫试图退回到故事本身，我们还是发现了他内在的工作模式：戴夫在一个"危险"的世界里时刻保持警惕并需要控制自己，接着他发现自己失控了，于是勃然大怒，接着麻木和逃避。他越担心，越想将一切都纳入掌控之中，他就越容易发现危险。他越是暴跳如雷，试图证明自己的控制力，他就越没有内在空间和信心去做决定或相信别人会帮助他，他也就越担心！自我保护的意识变成了囚牢。

例子还有很多，比如，他用数周的时间详细地检查了一辆车，才初步决定签署购买协议，之后他突然很警惕，发现了这辆车的一些问题，然后愤怒地冲出了车店。之后，我们一步一步地勾勒出他和妻子之间同样的循环模式。他监视着他们的关系，如果妻子和他约定一起看电视节目，但晚了几分钟，他就会跳起来斥责她。她退缩，他就要求她解释，追着责备她。她勃然大怒，指责他不可理喻，自己不应该嫁给他，之后在阁楼上睡了几天，不理他。接着戴夫就会觉得自己毫无价值，便对妻子"拍马屁"，接着这一切不断地循环。他对他们在一起的时间控制越高，妻子就越退缩，而妻子退缩得越多，他就越愤怒、要求更多，并认为自己不是一个好丈夫。我们的结论是，这种"危险与厄运之舞"已经掌管了他们的关系，因此，他总是担心妻子会离开自己，所以他"不得不"不断地检查他们之间的关系。我和戴夫形成治疗联盟似乎很简单，我告诉他这一切听起来很累人，也很悲伤。他如此努力只是为了在他的内心、他的世界和他的关系中感到某种控制和安全感，这是很自然的，因为他在危险中长大。他也这样认为。每次我们在治疗中回顾这些模式时，它们都变得更加清晰，戴夫也逐渐接受自己是陷入了这种自我延续的毁灭之舞。

舞步2 情绪的组合与深化

戴夫又回到了无法做决定的状态，对机会无休止地权衡，无法冒险选择。我只是陪着他体险情绪。他说他只是感受到愤怒。我让他慢下来，让他停留在进入到"愤怒"之前的时刻。当他决定要买一辆车时，发生了什么？我开始问关于情绪五要素的问题。我提出以下问题，并得到他的答复：

苏（我）：你现在身体上的感觉怎么样？

戴夫：我觉得我的心怦怦直跳，还有，我屏住了呼吸。

苏：情绪带来了些什么意义/想法，你对自己说了什么？

戴夫：我听到一个声音说，"你会搞砸的。你怎么知道这是对的？这是个错误。你不能确保是对的。你会搞砸的，而且会很糟糕"。我无法决定。我跨不过去。

苏：你想做什么，你的身体想做什么？

戴夫：我想一遍又一遍地考虑所有的选择。但这行不通。我想逃跑，想离开。但我就是个可悲的窝囊废。我患有焦虑症这种病。

苏：这其中可能发生的最具灾难性的事情是什么？（解决内隐的感知，并加强对意义的建构。）

戴夫：我会浪费钱——一次又一次地失败。一切都将毫无希望。

我总结了这段对话，并提出他以某种方法把这一切都转化成愤怒，也许是为了找到某种控制感或表现得很强大，也许因为陷入"一切都不可能"的信念所以感到沮丧和紧张。戴夫回答说："这些都对，但最重要的是我知道怎么做——愤怒。我想，我在某一刻感觉自己更强大了。"我又回到他的话："我会犯错误——想要逃跑。"当我重复这些要素并再次将它们组合在一起时，他非常安静。然后他说："我想我是害怕了，不是吗？害怕我永远做不到。"当他承认这一点的时候，我问他感觉如何，他说："瘫痪了——所以我僵住了，然后离开了这个鬼地方。"之后，我们分析他是如何与他的妻子展开这一行为模式的，以及他什么时候必须做出决定。我们一起总结了戴夫总是处于恐慌边缘的体验；他在由控制欲所驱使的愤怒和逃避或僵化的反应之间切换。他永远不能完全地相信自己，他也会感到羞愧，把自己害怕犯错看作"软弱"。他告诉我，把自己的情绪和行为像这样组合起来"很奇怪"："这就像异国他乡突然变到现实中，似乎可以辨认……感到熟悉。"

舞步3 编排新舞步

我问戴夫，这一切让他感觉如何。他把目光移开。他问我是否认为他是某种怪物。我承认，没有任何人告诉过他，他可以相信自己、即使犯错也仍然被爱的情况下，他独自成长，这是多么勇敢的事情，并且，他愿意告诉我这些事情，是多么的勇敢。他哭了。我将他的依恋创伤，以及在他早年生活中形成的强烈的被排斥的感受正常化。我问他，还有谁会认为他不能做决定，认为他是一个失败者或者一个懦夫？首先，他谈到他的父亲常常贬低他，但当他提到

99

他的妻子时，他的面部表情和声音发生了变化。我们在此驻足，分析当戴夫因弗兰基说要看电视却迟到而斥责她，并进而被拒之门外的时候，对他来说发生了什么。我们探索了那时的他感到多么无助和"失控、害怕"。她是他唯一"有点"信任的人。现在我们开始了创造卷入性接触的步骤。这包括将来访者的核心情绪强化为一种具体的"感觉"现实，变成一种引入性的状态；把这种体验的本质提炼成一段简短的、令人信服的信息，传递给重要他人；引导来访者开始进行这种接触，如果必要的话，重新聚焦并向来访者提供方向。这个任务是通过调节来访者的情绪来完成的，在这个过程中需要个体深度卷入自己的体验。

在与戴夫的会谈中，我通过重复他使用的意象、提炼核心意义、"接纳"他、用低而慢的声音唤起安全感，以及适应性地追溯他的体验，来加强他对这种情绪的卷入。然后我请他闭上眼睛，想象弗兰基就在身边，与她分享自己的恐惧和无助。在我的帮助下，他用具体的、简单的、直接的方式表达了这个信息，他对妻子说："我对自己从来都没有信心，永远也不确定你是否爱我——总会愤怒和烦恼的我对你来说是否还是足够好。所以我敦促你做出回应，我希望你能让我更加确信。可是你一转身，我就控制不住自己——我害怕、恐惧。"戴夫哭泣着，完全沉浸在这次接触的现实中。我以依恋的视角证实他的恐惧，并将其正常化。我请他告诉我弗兰基对他的坦白是怎么回答的，他微笑着说，他认为她在安慰他："爱我到永远，即使我很软弱。"他含泪向我微笑。（在另一次会谈中，我们塑造了一次他与虐待贬低他的父亲和没有给他提供保护的母亲的接触；最后，编排了一次他与那个小心翼翼快要惊恐发作的自己的接触，那个自己总是试图证明自己是个傻瓜、失败者，并会因此被抛弃。）

舞步4　处理新接触

我反映了戴夫与弗兰基的接触，探讨了戴夫对想象中她的安慰的回应。他说，他很高兴与她敞开心扉，冒这个风险，使得自己"知道"，当他"温柔"（而不是生气或咄咄逼人）的时候，她对他也是"温柔的"。这种安慰使他平静下来，让他感觉安心。我问他，如果直接和我谈论他温柔的一面，他会有什么感觉，他是否仍然担心我把他看成一个"怪人"。他笑着说："也许有一点点，但是和你在一起感觉很好，很安全。我觉得被人看见了，这样是可以接受的。"我重申了他的妻子愿意回应戴夫的脆弱，也证实了这不是他大脑自然的发展方向，因为在早期经历中，那么多次危险逼近时他都缺乏这种安慰。我想确认他真的能接受这种安慰，所以，在我的邀请下，他闭上眼睛，再次倾听妻子的安慰，并请他告诉我他在她脸上看到了什么，以及他的身体感觉如何。我希望当恐慌逼近时，这种体验对他来说更容易被获得。

舞步5　整合与巩固

有时我把这个舞步称为"系上一个蝴蝶结"，这就是我们在这里所做的。我们总结了刚刚发生的事情，重点是情绪的出现以及戴夫如何以不同的方式处理它们，冒新的风险，探索这个新的领域，并准确地指出了他能够构建的意义。如果你在早年就确信有充分的理由保持警惕，并时刻当心即将到来的厄运，那么对自己有信心并敢于犯错就是一件非常困难的事。我也确信戴夫的能量，因为他能够看到由无价值感带来的恐惧，以及他愤怒之下的伤痛。戴夫告诉我："对。如果我能在拿起武器之前意识到它，我也许可以请求我妻子的帮助，而不是那么用力地把她推开。"我回应道："你是个聪明人，戴夫。新的情绪将我们拉向新的台阶，步入新的舞蹈。"

EFT最好的结果不仅是情绪障碍症状的消退，或是改善其他不正常的行为，更重要的是，治疗的修正性体验塑造了一种更安全、更一致、更有韧性的自我意识，并对作为依恋对象的他人更有安全感。我们的目标是打开一扇大门，促进个体发展所有与这种安全性相关的强大功能，以及作为其主要特性的心理韧性。依恋理论为我们提供了一张从摇篮到坟墓持续成长的路线图。它为我们提供了一个促进情绪安全的指南，使我们与自己和他人产生稳定的联结。这种与自己和他人之间的安全可靠的联结，无论是在思想上还是在实际生活中，都是自我在生命中不断成长和扩展的平台，这样来访者才能过得充实而美好。

练习

个人角度

这个练习分为四个部分。首先，你能找出和你最亲近的和（或）在你人生中和你有着最积极联结的那个特别的人吗？这个人可能存在于你过去或者现在的关系中，也可能是宗教中的精神领袖。现在，再选择一个你在生活中熟悉的人。

其次，你能搜索一个生动而又令人沮丧的记忆，并找出这段记忆的触发点吗？例如，我记得小时候在一个陌生的小镇上，我迷路了。也记得我站在一间空荡荡的病房里，看着我的孩子被推着去做急诊手术。第一件事的导火索是胸部突然被挤压，想到没人知道我在哪里，我找不到回家的路。第二件事的触发点是发生这件事时所在的医院大楼的画面。

第三，你能静静地坐着，闭上眼睛，触发那段令人不安的记忆吗？现在想象一下你在第一步中找到的那个熟人在安慰你。用 1～10 评分，你觉得自己受到了多少安慰？现在再次触发那段记忆，想象那个特别的人来安慰你，用 1～10 给安慰的效果打分。

第四，留在被这个特别的人安慰的假想情景中，让剧情展开。这个人到底说了什么或做了什么？你的身体如何回应，你的思维过程如何变化？你对该做什么、如何去做的感觉会有所改变吗？

你从这个特别的人那里听到的关键信息是什么？你能想象在如今生活中可能出现的痛苦处境下，用这条信息可以得到的安慰吗？

在很多方面，这个练习与 EFIT 过程的某些部分相似，也与塞尔柱和同事（Selchuk et al., 2012）的依恋研究相似。

专业角度

一个抑郁的来访者马丁告诉你以下事情：

"我知道你会说这种事以前也发生过，我想是的，但我又被一个女人给甩了——在周六晚上的一个聚会上。所以我就像往常一样夹着尾巴跑了出去，然后在第二天列出了所有的原因，为什么我追求女人的失败率如此之高。太令人绝望了。我就不是女人想要的那种类型。我的方法从来都行不通。有些女人很友好，我猜，但是……我试着和她们中的一个搭讪，说了一两句性感的话。她刚把话题转到我身上，我就会觉得这简直就是灾难。我觉得自己太傻了，傻得恶心。所以我就立马起身离开了派对。这有什么意义！我就是这样。我再也受不了了。也许我应该把我的头炸掉。"（笑着，但闭上了双眼。）

你如何用非常简单的语言反映这件事（探戈舞步1），以帮助马丁看到自己的行为模式（即他在聚会上和离开后处理焦虑的方式，都证实并维持了他的恐惧），确认他痛苦的感受和结论？

医生"诊断"马丁是抑郁症，但我们也能在这里看到焦虑的关键元素，即紧张的情绪、对威胁的警觉、加剧问题的应对机制和归因方式，以及与内心感受和人际关系有关的回避策略。

那么，你将如何利用探戈舞步2中的触发点、初始感知、身体反应、意义创造和行为倾向五个情绪要素，帮助他在这里系统地组合自己的情绪呢？

试着把你要说的话写下来。（这是个练习，所以没有错误的答案！）

本章要点

- 依恋为临床治疗师理解情绪障碍提供了清晰的方法，这与当前关于抑郁和焦虑的研究结果相一致。

- 依恋取向的体验式咨询师会与来访者一起探索来访者如何构建自己的情绪现实，以及他与依恋对象的互动方式，但重点应当放在会谈展开的当下过程。基于敏感协调的共情回应是这一过程的关键。

- 咨询师是依恋对象的替身，在会谈中为来访者构建了一个避风港和安全基地，提炼来访者的优势，找到来访者的内在过程和互动中固化模式的逻辑，然后逐渐引导来访者用新的方式来构建情绪，构建自我和他人的内部工作模式，并塑造与重要他人的互动。

- EFIT经历稳定、依恋重构和巩固三个阶段。

- 通用的EFT探戈的过程很容易应用于个体治疗；这一过程的大部分，如情绪的组合和深化，都与其他模式相同。但需要注意的是，除非邀请来访者生活中的依恋对象参与到治疗会谈中，否则在探戈舞步3，即编排新舞步以改变人际关系模式的阶段，依恋对象会以表象的形式出现在会谈或与治疗师共同完成的互动中。

依恋与情绪聚焦治疗

第五章

情绪聚焦个体治疗个案实践

其他咨询师转介了一个个案到我这里来做咨询，该个案是一名女性，起初在前一个咨询师那里做夫妻治疗，但是咨询似乎陷入了困境。该个案近乎歇斯底里，在会谈中完全无法与咨询师或她的伴侣合作。此时，继续做夫妻治疗似乎太难了，但咨询师很关心这位女士的幸福，因此转介她到我这里来做个体咨询。来访者也愿意来见我，且同意将所有的咨询会谈录音转录成文字，并在书中使用会谈摘录。

个案背景信息

弗恩（Fern）带着欢快却僵硬的笑容走进我的咨询室，急促地告诉我，她想见我，因为她刚刚开始和丈夫丹（Dan）做夫妻治疗，他们已结婚13年，但分居了6年。她还说，她知道夫妻治疗不起作用，因为"对我来说，谈论一些事情太难了。有些事我就是无法释怀，但我还没有和任何人说过"。弗恩告诉我，她今年46岁，是一家银行的主管，和她成年的儿子住在一起，养了一条狗，一般周末会去看她的丈夫。她在贝克抑郁量表（Beck depression scale）上得了22分，在贝克焦虑量表（Beck anxiety scale）上得了35分；这两项得分都在中等水平（得分20～28分为中度抑郁，22～35分为中度焦虑）。但是，即使是首次会谈，弗恩也显得过度焦虑。

介绍一结束，我们就开始了会谈，弗恩突然毫无征兆地放声大哭，她告诉我，她不确定自己是否想回顾或分享她内心深处的"痛苦"。她说她一直觉得丈夫很冷漠，当她和丈夫一起住的时候，她经常恳求他"让我知道你需要我、爱我"，丹通常会回答，"我现在不想说话"。她描述了自己是如何被三个青春期男孩拒之门外的感觉，他们是丈夫和前妻的孩子，大多数时间都和弗恩夫妻俩住在一起。三个孩子跟父亲说西班牙语，而父亲也用西班牙语回答，这不断地让弗恩觉得"自己什么都不是"。弗恩平静地告诉我，在与丹的这段感情经历了7年的痛苦之后，她被一个卖给她一辆车的男人"愚弄和欺骗"了。弗恩相信这个男人已经和他的妻子分居，于是和他有了6个月的婚外情，导致自己离开了丹。当这个男人的妻子发现这件事后，他立刻和弗恩断绝了关系，甚至拒绝和她说话。当弗恩告诉我这件事的时候，她哭了，说她"无法释怀""不能和任何人谈论这件事，因为我感到非常羞愧，我真是个傻瓜"。她接着告诉我，她的家人和丹公开对她进行恶毒的评判，对她的婚外情进行谴责，以至于她与这两个男人都失去了联系。她说："我看起来掌控了一切。""我在工作上是个好员工，在人前我很光彩，但人后……我睡不着。当我开车经过汽车经销店时，我不敢往外看。我一想到这些就无法呼吸，我深陷其中，一直在想这件事。我违反了自己所有的原则，违背了价值观。但是我想，我现在应该让这件事过去——我能够克服它！我不能再这样了。"

我询问了弗恩与家人的依恋关系，问她过去常常向谁寻求安慰，她觉得最能提供安全感的人是谁，她在成长过程中可以依赖谁。我建议她告诉我一件有关她在家庭中感到亲密和安全的事。她没有回答我的问题，而是茫然地盯着我。接着，她气喘吁吁地告诉我，在她的音乐世家里，她是最有天赋的，但"对我父亲来说，一切都不能令他满意，他更喜欢我姐姐的音乐表现。父亲总是把我逼到很艰难的竞争中，我必须做得更好，但即使我赢了，我也从来没有得到认可！"。尽管弗恩声称她不想说话，她还是直截了当地谈论了她矛盾的情绪，她很容易与我产生联结和共鸣。我能感觉到她倾诉时的焦虑，但也能感觉到她承受着向别人倾诉痛苦的压力，并且她的非言语表达很容易被读懂，她也会对我所说的所有共情或安慰的话立即做出回应。即使是第一次会谈，我发现她的情感需求太强烈了，她想要得到肯定和归属感，而这显然是她原生家庭中缺失的。当我询问她的情绪问题时，她给我列了一个清单，尽管一开始她的反应显得机械而疏离。她列出了对自己的愤怒、"罪行"、无法释怀的羞愧，以及对婚外情和分手的悲伤。我被她的失落感、无助感、不足感以及她的自我批评所震惊，所有这些都在逻辑上成立，并维持着她的焦虑和抑郁，但最突出的是她激动的情绪。我感觉她已经没有足够的能量将自己的情绪搁置一边，我跟随弗恩的节奏，以她在会谈中的表达方式与她交流。

现在让我们来看看，我和弗恩在7次会谈中所做的工作，主要聚焦在最基本的过程（略过一些浅显的内容），这样我和弗恩一起完成了EFIT探戈。在稳定的初始阶段，我通过对她现实中的关键因素进行反映，并在依恋框架下将她的痛苦正常化，来为她创造一个安全的避风港。我试着表现出可亲近性、回应性和情感卷入。

第一次会谈

首次会谈的重点主要是建立治疗联盟，共情性地反映弗恩的痛苦，以及她与痛苦之间的关系。事实上本次会谈的重点是运用情绪聚焦疗法（EFT）的前两个步骤，即反映当下的过程和情绪的组合与深化。

苏珊：所以，你能帮我吗？如果我理解得对，请告诉我。你告诉自己，你应该能够"不去想"。你受伤了，而且时常对自己感到沮丧——似乎是因为受挫而自我批评？（弗恩点了点头）多年来，你一直独自背负着所有的罪恶感、痛苦和沮丧，告诉自己要隐藏它，不要让它成为别人的"负担"，从不向他人寻求安慰，感觉陷入到这些情绪之中，独自与这些情绪在一起，是这样吗？（反映当下过程——情绪方面的和人际方面的，并将其置于依恋框架中。）

弗恩：是的。你说得对。我和一个朋友分享了一些事件，但是……我不想让别人知道真相。

苏珊：真相。（依恋理论使我有一个清晰的视角，理解她所描述的相当混乱的真相和现实，以及她的需要和恐惧，这有助于我与她保持一致。）嗯，我想你是在告诉我，事实是，当你和你的丈夫在一起的时候，你渴望得到关注和认可，渴望被看到、被爱——成为特别的存在。但是你在你的父亲、丈夫或者家人那里没有得到过这种感觉，因此，当突然有这样的人出现，给你这种感觉时，你无法抗拒。就像黑暗中出现了一道光似的，你无法避开，你去追寻他，但这是一个假象，同时你甚至失去了你曾经拥有的、和丈夫之间微弱的联结。你还会自责——多年来，你一直在为自己的渴望而自我惩罚，为你造成的局面而自责，是吗？

弗恩：（流泪）是的。是的。那个人恭维我，恭维我！他说我很漂亮！这完全是一个骗局。（然后，她讲述了很多关于欺骗的细节，关于她本该能看穿骗局，关于她的丈夫是如何发现的，以及她的家人是如何评价她的。我倾听、总结，并重新聚焦到促使她想要得到这个男人的需要。）

苏珊：你已经渴望那种感觉很久了——渴望感觉自己很特别，能被接纳、被关注，然而那却是一个骗局、一个谎言，那真的太让人受伤了。

弗恩：（语速又快又激动）他就那么离开了我，什么也不肯说——什么也没解释！我怎么会让这种事发生在我身上？为此我感到局促不安。

依恋与情绪聚焦治疗

苏珊：嗯。（既然弗恩感到心烦，我就需要轻柔缓慢地说）你是如此地坚强，能如此开放地与我分享——冒着感到尴尬，也可能被我评判的风险来倾诉。（弗恩点头）你被困在这个持续受伤的旋涡中，你找到了你迫切需要的联结，找到自己，然而却感到更加孤独，然后你责怪自己让这一切发生，又不能重新振作起来。你在评价自己的同时，也觉得别人在评价你！这让你感到更加难过，更加孤单。你一直努力装出一副正面形象，这真的太难为你了。你独自承受所有的痛苦，自我怀疑也让你很痛苦。（弗恩开始哭泣）[我们主要是在EFT探戈第一步（反映当下的过程）和第二步（情绪的组合与深化）之间流畅地切换，并像稳定阶段那样触及来访者潜在的情绪。]

弗恩：（柔和地）我不会告诉别人，我不能告诉丹，我只会远离我的家人。

苏珊：那么，告诉我这些事情，你是什么感觉——你担心我现在是在评判你吗？你在我脸上看到了什么？（探戈第三步：编排新舞步）

弗恩：（试探性地）我感到被理解！看来你让我感到安全。但这很难理解，我通常不……

苏珊：是的，你习惯了，你期待着被评判，甚至被谴责，你也在评判自己。所以，来到这里，冒险告诉我这一切，并开始感到被理解，这一定很奇怪——很难真正接受。（探戈第四步：处理新接触）

弗恩：（再一次哭泣）我告诉你的，比我告诉过任何人的都多！我怎么会这么蠢！有时候我只是坐在车里尖叫。这些情绪呼之欲出——我看到一辆车，它提醒我……我试图让自己情绪低落，但……实际上什么都没有用。

苏珊：（我再次总结讨论，即探戈第五步：整合与巩固）这件事总会不时被想起，不是吗？这不仅仅是几年前发生的事情，它现在还在发生，然后它触发了你的自责，造成了另一种伤害。虽然我只是刚见到你，听到你的故事，但我的感觉是，我们所有人，所有人，当我们渴望爱和情感时，当我们需要知道自己对某人，就是那些接受我们和我们接受的人来说很重要时，如果有人能够提供这些，我们将会趋向他——就像植物朝向阳光一样——这对我们来说是难以抗拒的，这就是我们的本性。就好像突然有人能给予你一生所渴望的东西，于是你就去追求他。你太相信那个人了，以至于打破了自己的原则。然后你对自己做出评判——这是你在家庭中被教会的，所以你已经独自忍受了6年的痛苦和羞耻。这太难，太难了。我们不能独自承受这种伤害，太残酷了。你受伤了，你已经很痛了，然后你被抛弃、被拒绝、被欺骗。你确信也许这就是你应得的，你隐藏起来，就这样一直继续下去。你伤害了自己，不能原谅自己没能成为一个完美的妻子、一个完美的人，因为无论发生什么，你都不能像别人那样正常地、规律地生活。所以你被自己打败了，并且受到了更多伤害，我可以这样说吗？

弗恩：是的，我失败了。我通奸并背叛了我的丈夫，我姐姐就是这么说的。（长长地停顿）但我不想再有这种感觉——我们能让这种感觉消失吗？这简直是可笑！

苏珊：好，我们可以一起审视它，一起改变它，这样你就不会觉得你必须一直都是那个超级女强人、圣人、裁判、完美无缺的人，所以你可以理解并原谅自己。我觉得很难过，你的故事一点也不可笑……但是很难过，我们并不是天生就要靠自己来处理这种体验的——这种感受不到被倾听和被支持的体验，我这样说可以吗？也许对于弗恩的评判到此结束了？

弗恩：我感到你能理解我，也许我们能做到。（微笑，与她刚走进会谈时相比，她明显平静了许多。）

我们在回顾时，不仅要看EFT探戈的经典舞步，还要看一下经验性的、更微观的干预过程，这样我们可以看到对情绪处理过程和人际模式的关注和适应性的反映；看到验证和唤起性问题；看到在情境中卷入程度的深化和重复；看到简单并持续推进来访者感觉体验的推测；看到（与治疗师）新的行为/互动方式的创造；看到人际关系的重塑。

依恋与情绪聚焦治疗

第二次和第三次会谈

在接下来的两次会谈中，弗恩和我罗列她的"罪状"，也就是"通奸伤害了我的家庭，伤害我的丈夫，当然也背叛了我自己"。我们具体聚焦，反映当下的互动过程（探戈第一步），解释她的内部工作模式和情绪，与她的悲伤和羞愧共舞，并关注情绪如何转化为她与他人内心和实际的对话。我们概述了她对自己的期望有多高，以及她从未像苛求自己那样对待过别人；我们谈论那个在她头脑中不断评判她的，以她父亲为原型的冷酷无情的审判官。正如鲍尔比所说，别人怎么对待我们，我们就怎么对待自己（We do as we have been done to）。现在，她认为自己在与家人的关系中"失败"了，在婚姻中也是"失败"的。我们将她的负面想法具体化，就像那个审判官告诉她的那样："过去你的痛苦不重要，现在也不重要——你应该受到伤害。"

有时，我们围绕着她的"罪状"以及审判官对她的指控，组合与深化情绪（探戈第二步）：她在自己与情人之间的游戏中迷失，她伤害了丈夫，也伤害了她丈夫的家庭。我用一个典型的EFIT唤起性问题问道："当你告诉我这件事的时候，发生了什么？你现在有什么感觉？"当我问她"你现在身体感觉怎么样？""现在你的想法对你说了些什么？"时，她说听到内心的声音告诉她："你有责任，都是你的错。"她说，这个声音激起了她逃跑的欲望，让她想要躲避所有人。让我们看看这个过程是如何从情绪的组合进入到深化阶段的。

苏珊：（我总结了我们的讨论，并且表达了更具体的内容）我们能回顾一下吗？我们能停在这里，感受下你胸口的疼痛和你"哭泣"的内心吗？很痛苦，是吗？一方面你因为出轨和伤害了别人而惩罚自己，另一方面你似乎又陷在自己的悲伤里，是这样吗？（弗恩点点头）

弗恩：（突然冷静下来，开始理智地说话）我不是一个坏人，我怎么能这么做呢？这对我来说是个谜！我怎么能这么做呢？（退出深化，但这似乎并没有偏题，所以我跟随她。之后我可以再回到深化中。）

苏珊：我相信你！很明显，总体上你是一个非常认真、负责、有爱心的人。你是一个为了这一次伤害别人而折磨自己多年的人。（作为一个积极的依恋对象，我用共情和接纳的语言来描述弗恩的自我意识）但是你真的不知道这是怎么发生的，所以你另一面可能会认为，自己在某种程度上一定是有缺陷的，是吗？

111

弗恩：是的，确实是这样的。审判官说我一定是个坏人或者只是个傻瓜，我的家人也证实了这一点——尤其是我的父亲和姐姐；我的母亲和弟弟只是沉默。（*一种极度孤独的感觉，同时也伴随着糟糕的感觉和无价值感，因此"本该被孤立"或许是最具有侵蚀性的、使人僵化的想法，也是我们能做出调整的想法。*）

苏珊：在你如此脆弱的时候，感到被评判、被拒绝，这真的很伤人。同时，你一方面也允许——认为他们是对的，这更让人伤心。

弗恩：是的。我的两个好朋友都很支持我，但……我想我对自己有很高的期望。可是，我姐姐对我那么挑剔，我就生她的气。

苏珊：（*下一步怎么工作？让我产生共鸣的是"神秘"和"疼痛"。因此，我以自己的情绪为向导，跟随这种共鸣。*）嗯，所有这些痛苦和困扰都与"发生了什么和意味着什么"有关，如果这意味着一些可怕的事情，你的行为对你来说仍然是一个"谜"吗？

弗恩：（*一段冗长的题外话揭示了她如何掌控自己的生活，以及她应该如何从中吸取教训。我倾听着，但仍保持我的专注和警觉，等待着有机会重新回到情绪通道中。*）但是我根据所发生的事情来判断自己，即使我不理解它。我莫名其妙地失败了，我一直想弄明白，但……这让我困扰，我没有办法摆脱这种失败的感觉。

苏珊：嗯。我的感觉是，在你脑海中，你很难想清楚，但在你内心深处，你知道发生了什么——你离开了你的丈夫，去寻找另一个人。尽管你觉得这与你的身份格格不入，有些东西让你稍微放弃对自己的高期望。你说你和丈夫的关系是"不稳定的"（rocky），而与那个男人的关系则十分令人"欢喜"（flattering）。

弗恩：（*瞬间涌起眼泪，情绪激动*）在我和丹的关系中，我是隐形的。在家里，在他的孩子们面前，我也是隐形的。我不存在……我应该更努力地去解决这个问题，但是……

依恋与情绪聚焦治疗

苏珊：嗯。（摸着弗恩的胳膊安慰她，让她集中注意力。）隐形？你告诉我，他被他的第一任妻子抛弃，他的前妻嫁给了另一个男人，在你们的关系中，他总是很孤僻退缩，你会把所有的时间都花在敲开他的心门上。我听到你一个人，被关在外面。这让人抓狂，让人无法忍受。在关系中，所有的渴望都被所爱之人的存在而激发，但是你却没有得到回应！这个人没有出现！突然有人来了——他需要你！让我猜下，你似乎很怀疑。审判官说："不允许辩护。"

弗恩：（笑声）确实是这样。（平和而安静）但是，那似乎像是我的责任。丹甚至说，这也是他的错，但是……（她对自己的痛苦不屑一顾，所以现在我想强调一下。）

苏珊：（我决定按下重播键，重新聚焦）我们能回到你的感受吗？当你说"我是隐形的——孤独的"时，发生了什么？（弗恩哭泣）我记得你说过没有人和你说话——在吃饭时，丹和他的孩子们甚至用一种你听不懂的语言对话。丹对你的请求置之不理，你说自己就像空气一样，是吗？他好像不在那里——在情感上，你被隔离了，你没有伙伴。

弗恩：（哭泣）一个人不该这样对待他爱的人。（哭得更厉害了，我又问她感觉如何）我感到很难过，很难过，很难过。家里还有四个人，而我是如此孤单！我努力做一个好妻子、好妈妈。（我用一种平静、缓慢的声音反映并重复她的话）就好像我被抛弃了一样——我一点都不重要，好像我根本不值得被爱。（在椅子上蜷缩成一团哭泣）我喘不过气来了。

苏珊：（轻柔的、缓慢的声音，我伸手温柔地抚摸着弗恩的膝盖）是的，太痛苦了。心存愧疚，饥肠辘辘，渴望被人看见和支持。就像和你父亲在一起时一样，你努力地尝试，但没有得到回应，没有肯定。这太难了，对吧？就像没人关心弗恩一样，是吗？弗恩，发生这种事的时候，你会怎么做？你的身体告诉你要做什么？

弗恩：我开始感到不舒服，感到疼痛，一种内心的疼痛，然后我起身离开。我要离开房间，没有人会来找我，没有人关心。很明显，那里不需要我，我曾很努力地尝试过了。

苏珊：是的。太痛苦了，所以你会逃跑。为了寻求安全，为了摆脱痛苦——你仍然感到的痛苦。（弗恩点点头）你内心的伤痛不被看到，孤身一人，所以你不得不离开。弗恩，你能看着我吗？（弗恩看着我）你必须离开，是吗？多年来，你忍受着心里的伤痛，煎熬着，却从未得到认可，这是一种会让我们所有人都发疯的痛苦，会让我们所有人都感到无助、窒息。你不得不离开。你太缺少关注了，但是你坚持又坚持……努力地尝试……直到有人向你伸出援手，你就像一株植物向着阳光一样，是吗？

弗恩：（转换成不同的声音，更具有认知性和陈述性）但这不是借口，对吧？

苏珊：（笑着触碰弗恩的手臂）我想，审判官刚刚出现了！请问，你需要一个借口来逃避这种痛苦吗？你大脑中的每一个神经元都会告诉你这种疼痛是无法忍受的。当我们的呼声没有得到回应时，我们会变得绝望、恐慌。每根神经都开始呐喊："快来看看我，就像我很重要那样，就像我确实存在于此那样。"（我用依恋理论理解了她的痛苦和恐惧，并向她证实了这一点。）

弗恩：是的。是的，我很绝望，就像我将永远孤独，（安静地）我觉得我不配。（这是存在主义的核心威胁——灾难和孤立永远不会结束——我们将永远孤独。）

苏珊：对的。如果你闭上眼睛，你能看见弗恩一次又一次地试图让丹向她敞开心扉。弗恩被排斥在餐桌之外，独自坐在那里，所以孤独。你能看到她吗，你能看到她的痛苦吗？（弗恩点点头）闭上眼睛告诉她："你受了这么大的伤害——你不应该受这么大的伤害。"（探戈第三步，编排新舞步，这次是和弗恩脆弱的、被遗弃的自己舞蹈。）

弗恩：（悄然进入这个想象中的接触，她的眼睛是闭着的）你太孤单，太绝望了。你努力了这么久，你开玩笑，你拥抱，你解释，你生气，你……你该如此。你不能就待在那里……你是……不存在的。

苏珊：（温和地）是的。无论你做什么都不能消除伤痛。（弗恩摇了摇头）

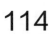

依恋与情绪聚焦治疗

害怕自己永远是不重要的，永远是孤独的——就好像你不存在一样。（我总结了她的存在焦虑）直到有一天，一个陌生人——一个男人走了过来，他对弗恩笑了。

弗恩：他知道该说什么，他是温暖的。他会因为我的出现而赞美我——赞美我太棒了，真的太棒了！

苏珊：就像太阳出来一样——你渴望那些赞美、那种认可，已经很久很久了。（弗恩点点头）就像突然间对某个人来说，你很特别，你是重要的，他见到你很高兴，他看到了你！弗恩，你现在感觉怎么样？

弗恩：我的心如释重负。

苏珊：你怎么能拒绝呢，弗恩？没有人可以。饥饿后，突然出现一场盛宴。那是希望。你一直渴望的东西就在那里。你伸出你的手……所以人性……是如此自然……他说"过来"，你就转向他。（弗恩边哭边笑）我这么说的时候发生了什么？审判官能感觉到这种痛苦、这种需要吗？这就是所谓的"人性"。审判官现在看到全部的情况了吗？你怎么可能不回应呢？（我在示范共情，也激发了弗恩更深层地卷入她的痛苦，并通过重塑痛苦的意义唤起她的自我同情。）

弗恩：（笑声）对的。对的。这就好像假如着火了，不要责怪他们从着火的大楼里跳出来，我明白了。（她在这里提供了一个很好的总结画面，然后她在我的帮助下，总结了我们的讨论。重复是充分卷入的必要条件，是将新框架嵌入旧的、熟悉的思维和回应方式中的途径。）

苏珊：那么，你能再次闭上眼睛，看到弗恩独自一人在痛苦中吗？你想告诉她什么——关于"谜"，或是你新获得的关于她接近这个男人的观点？

弗恩：（哭泣）你受到这么深的伤害，几乎濒临绝望和死亡。你怎么能不回应呢？他关注你，他看到你是多么需要爱，你只需要带着希望伸手去触及这份爱。（我们现在总结一下我们讨论的内容，并一致认为，她心中的审判官目前似乎有些沉默。弗恩同意回家后，试着写一篇描述整个过程的记叙文，我鼓励她每次会谈后都这样做。）

115

第四次会谈

　　我们现在正在走出稳定阶段（第一阶段），进入重构阶段（第二阶段）。弗恩告诉我，她在对前两次会谈的回忆中写道："当我允许自己出轨时，也许我只是在寻求一些安慰。那是渴望——那是大诱饵，对我来说'无法抗拒'的东西。"她还告诉我，她内心审判的声音现在更柔和了，不再那么"武断"。她现在明白，她并没有像"我是一个怪物"那样去伤害别人，而是因为"在我的脑海里挣扎"而度过了6年痛苦时光，在"我是否能够原谅自己——不要对自己太苛刻"中纠结。我们一致认为，尽管她违反了"忠诚原则"，但她开始考虑自己的"痛苦和孤独"。事实上，"弗恩从意识上"正开始接受所发生的一切，这一切如同一个巨大的负担，当她逐渐接受，就会"如释重负"。然而，弗恩进入第四阶段时很沮丧，因为丹坚持要她和他的家人一起参加一个聚会。她告诉我："这意味着我将独自待在狮子窝里。他（丹）说我可能只会静静地坐着，不去和他们说话，所以我当然会感到孤独。我无法摆脱，也无法面对他们。"让我们来看看，在这个问题上，探戈是什么样的。首先，我反映、描述和提炼她告诉我的东西，重点放在触发因素、情绪体验和依恋意义上。

舞步1　反映当下的过程

　　苏珊：（模仿弗恩的语调，直接以弗恩的身份说话）所以帮帮我吧！你似乎在对自己说："我会在这里'暴露'，30个人会把我当作一个'不忠'的人来评判，而一个坏妻子的形象，则意味着我的'失败'。"你对我说这些话的时候，发生了什么？

　　弗恩：我不知道……那又是以前的评判了。（她接着讲了一个很长的故事，讲的是丹的家庭，以及他们中的一些人如何发生外遇和离婚，但对她来说，这不包括她对自己行为的感受。）

舞步2　情绪的组合与深化

　　苏珊：（缓慢、温和地重新聚焦）我们能不能带着这种感觉回去待一会儿？就是那个最初始的地方，去感受别人对你的评判，然后这就会触发你内心深处的评判。被评判是可怕的，害怕自己永远不会被接受，这是最难的部分吗？你的身体现在在说什么？（我在这里概述了这种情绪的触发因素，并想要进入与之相关的身体感觉。）

弗恩：即使当我谈到这个，我也感觉不舒服，我觉得自己很脆弱。丹是对的，我确实在那些时候静静地坐着，然后我会尽快离开。我试图装出勇敢的样子，但我感到不舒服，几乎晕眩，就像我什么都做不了一样——没法把我的思绪集中起来。

苏珊：这种感觉很可怕吗？你的身体在说"这很危险"吗？你对自己说："他们在评判我，我是想闭嘴还是逃跑？"（弗恩点点头，哭了起来）什么是最危险的？丹没有和你在一起，是吗？（我说出了她情绪反应中的行为倾向，同时在这里触及的信息是，弗恩如何建构这件事的意义。依恋理论告诉我们，独自面对危险和脆弱是无法忍受的、是混乱的，因此会产生"晕眩"。）

弗恩：是的。最糟糕的是，他总是选择他的家庭而不是我，而我总是一个人。这就像我父亲总是选择我的姐姐，即使我很努力地取悦他。我做不到，我怯场了。

苏珊：（我重复处理情绪，用柔和、缓慢的声音加深画面）孤独令人无法忍受——势不可挡。你预计会有一股被拒绝的浪潮，这与你的判断相吻合——与你的恐惧相吻合，你怕弗恩成为一个失败者。你总是一个人独自面对这一切，如此孤独、心痛、晕眩，感觉像生病了似的。不被看见，就像你不存在一样。当你感到被暴露的时候，没有人陪在你身边。一部分的你说你就应当如此，否则就没有意义了，是吗？这太难了。（我把弗恩的创伤隔离和她消极的自我模式联系起来。）

弗恩：我是破碎的，没有人了解我。就像我总是被遗弃一样，我是那个不重要的人。所以现在当丹对我说"我爱你"的时候，就好像只是某种敷衍的回应。（这是焦虑型依恋的个体常常体验到的——当爱被给予时，它是不被信任的，所以它不能被接受，这很讽刺。在我看来，弗恩所说的"破碎"，完美地贴合了她受伤的体验，以及她在建设性地处理受伤时的无助，这是一种情绪的处理方式，可以用来帮助她平稳地"改变通道"，并在会谈中进入情绪的领域。）

舞步3　编排新舞步

　　苏珊：是的。你能闭上眼睛看到丹吗？你能看到他的脸吗？他告诉你，在这些聚会上，你只是静静地坐着，如果你再努力一点，你现在想对他说什么？

　　弗恩：（她闭上眼睛哭了）但我受伤了。我害怕，你不是来支持我的，就像我总是不重要一样。不管我怎么努力，你说你想支持我，但是……

　　苏珊：（我轻柔而缓慢地摸了摸她的膝盖，把手放在她的膝盖上）你和你所爱的人在一起的经历告诉你，在真正重要的时候，没有人会看到你的痛苦，没有人会在你身边，没有人支持你。所以，当丹说他想支持你时，你想说，"我不相信你，你没有帮我解除我的痛苦和我的恐惧。"你能告诉他吗？

　　弗恩：（闭上眼睛）你丢下我一个人，让我面对所有的不满和如海啸般的否定。这很可怕，也很悲伤（哭泣），我无能为力。

　　苏珊：如海啸般，压倒性的，令人恐惧。你试着放下这种伤痛，装出一副"勇敢的样子"，更加努力，最后却只能责怪自己。你需要丹做什么？他怎样才能帮助你克服这些情绪？你能告诉他吗？

　　弗恩：（脸绷得紧紧的，非常专注，用柔和的声音说）你说你在那里，但我没有感觉到。我要你站在我身边，牵着我的手，站在我身边，让我知道我很重要，这样我就不会如此悲伤。

　　然后，我们处理了弗恩告诉丹这件事的感觉（探戈第四步：处理新接触），我们表扬（探戈第五步：整合与巩固）她做了一些新的事情；在这里，她没有沉默，没有装模作样，甚至没有责备自己。她冒着风险，强调自己的痛苦，并要求得到她需要的东西。我欣喜地看到，弗恩现在能够自信、真实地陈述需求，这是建设性依赖的一部分。我们还简要地讨论了丹可能不知道如何支持她，而不是不关心她。她可以向丹呈现自己脆弱的一面，明确地说出自己的需求，从而帮助丹做出回应。但需要注意的是，如果丹不能回应她的需求，她在这里建立的中心化的、稳定的自我意识和情绪平衡也是她最好的资源。

第五次会谈

第五次会谈的关键议程，是讨论弗恩在医院看望母亲时遇见姐姐，以及"一切都是礼貌和伪装的"感觉。她想和丹谈谈这次接触，却发现自己讲不出来。我们一起探索她如何发现，她现在已经厌倦了的这种勇敢的行为。她意识到，当她被姐姐"谴责"或忽视时，即使是她的母亲也不会"保护"或支持她。她后来鼓起勇气告诉她的母亲"这让她感到很受伤"。我提出，她的现实经历本就是，当她的婚姻和生活崩溃时，没有人帮助她。在那之后的几年里，也没有人伸出援手帮助过她，没有人看到她因为自己的错误而受到评判时的痛苦。当弗恩提问时，一个关键性的时刻发生了。

弗恩：如果因为被否定而感到受伤，我该怎么办？我该为受伤或犯错道歉吗？（当她这么说的时候，我问她感觉如何。她觉得向伤害她的人道歉是对的吗？她是否能够接受自己，因为受到伤害和排斥而犯过错？她沉默了好一会儿，然后抬头看着我。）也许我是个糟糕的人，一个不值得被接受的人。

苏珊：嗯。你把伤害施于自己，你很自然地认为，这一定是你的错，是吗？那么你可以更加努力，也许可以改变呢？无助和孤独比仅仅感受痛苦、悲伤和失落更容易控制吗？被拒之门外，被排斥在外，不被看见，谁能应付得了这些呢！（鲍尔比认为，孩子会很自然地认为自己是坏孩子，以保持一定的控制感，以避免应对被遗弃的巨大恐慌和悲痛，这至少在短期内是可以起作用的。弗恩的反应是有道理的，我也认同她的应对方式，但现在这让她陷入狭隘的、消极的对自我和他人的内部工作模式中，限制了她的行为选择。）当你的生活跌入低谷时，没有人在你身边，那是多么令人悲伤和害怕啊！（当我有疑问的时候，我会重新关注痛苦。当来访者感到足够安全，真正允许自己与治疗师一起感受痛苦时，来访者自然会发展出自我共情和表达需求的能力。）

119

弗恩：这让人无法承受，我需要有人在那里。我不能问丹，我伤害了谁。所以我戴上面具，坚信一定是我的错——我不值得被爱。如果我总是不被看到、被评判的、孤独的，那么……

苏珊：弗恩，生活是难以忍受的。你是如此坚强，能俯下身来，看着这张悲伤和孤独的脸。弗恩，我很荣幸能在这里与你工作，你在寻找另一条路，就在这里。你能敞开心扉地与我分享，面对你的恐惧和伤痛，与丹开始夫妻治疗，你真了不起。[以一种个人的、发自内心的方式给予真实的验证，是治疗师在支持来访者逐渐形成自我意识的过程中，能够提供的最有力的回应。指出来访者刚刚表现出的新的回应方式，并用这种方式建立自我效能感，是探戈舞步5（整合与巩固）中一个固有的部分。成功就在当下，来访者正在创造它，成功并非只发生在将来，只发生在治疗结束时。]

第六次会谈

这次会谈主要是为了想象与弗恩的父亲"接触"，并处理弗恩在这次"接触"中的回应。会谈的重点是探戈的第三步和第四步，其中包括编排和处理与重要他人更深入的接触。在第二阶段（重构）中，我不断地追踪和设置对话，重复线索和画面，验证和加深情绪，帮助弗恩形成一种新的自我意识，并能够从不断演变的对话中做出新的回应，这种对话是由新制定的和更加连贯的情绪节奏促进的。为简洁起见，这里只讨论这次会谈的一部分。

弗恩兴高采烈地走进会谈室，报告说她告诉丹，除非"他支持我，经常关照我，握着我的手"，否则她不会和他一起去参加家庭聚会。丹听了她的话，打消了她的疑虑。弗恩还告诉丹，"因为没有被靠近、被听到，一连串反应被引发出来，让我深陷于困扰中，总是担心自己不够好，所以我需要你的帮助"。我们一起庆祝弗恩的这些改变。（从依恋的角度来看，很明显，弗恩能够以这种方式，承认脆弱并要求自己所需要的，而不是不断地尝试自我调节和自我安慰，这是力量和成长的积极信号。对弗恩来说，坚持自己的需求是基于新的情绪体验的结果，而不是因为她运用了在治疗中所学到的"技能"。）

弗恩：我不想再忍气吞声，装模作样，我想倾听自己的感受。我甚至对母亲说："看起来好像我不在乎，但是每一天发生的每一件事都让我心痛。"因为我说了这句话，她很震惊，我也有点震惊。

苏珊：（我对此处印象深刻，也很高兴）哇，这真的很了不起，令人惊喜。你把伤痛搁置一边，试着去做别人期望你做的事，这样你才幸存了下来。这就是新的风险，你感觉如何？

弗恩：不舒服！（我们两个都笑了起来）我的家人对我所做的每件事都很挑剔，所以……打开心扉……放下我的面具……

苏珊：是的。你接受了这些评判，也学会了对自己这样做，隐藏你的伤痛，把缺乏认可的责任推到自己身上。所以，向丹寻求支持，并告诉母亲"我受伤了"，告诉他们："我值得获得支持！"，这是一个新的体验。但我认为父亲的态度是关键之处，难道不是吗？

弗恩：是的。我小时候很努力地取悦他，我在学业和音乐方面都很优秀，这是他非常关心的。但我永远达不到他的标准，从来没有。他对我的兄弟姐妹不是这样的，母亲只是有点沉默，但是他总是不满意。

苏珊：所以，这必须成为常态。你已经习惯了竭尽全力去追求卓越和满足他人需求，这传达出的信息是，你不值得被接纳或被认可。你有责任找到取悦别人的方法，如果你做不到，那么很明显你有问题！

弗恩：（笑声）你总是一针见血，不是吗？我总是说："我做错了什么让他从来都不高兴？"在我十几岁的时候，我试探地问父亲，他只是说他一直认为我可以做得更好。这些年来，这一直在我的脑海里，但我尽量不让这种想法困扰我，我想现在已经过去了。

苏珊：是吗？真的吗？我能看到你脸上的伤痛和困惑。你还在问："他为什么对我这么严厉，这样评判我？"让我们问问他，让我们现在就开始对话。你能闭上眼睛吗？你能看见父亲吗，就像你十几岁的时候一样——你总是那么努力地讨好他，在他不认可你的时候，你掩饰了自己的痛苦，你想告诉他什么？

弗恩：（*闭上眼睛，聚精会神地、温柔地*）为什么我不够好？我很努力。你的要求伤害了……（*转向我*）但是他现在好多了。父亲老了，要求也少了，我不想伤害他。

苏珊：嗯，也许让你去想象这个，会让你觉得自己是一个坏女儿，是吗？（*弗恩轻轻地点了点头*）你总是那么努力地想做个好人？（*弗恩再次点头*）你能不能现在就告诉他，只是为了你自己："我不想让你难过，但是我需要告诉你，我一直很受伤——你伤害了我。我用我的一生来隐藏对自己有问题的恐惧，假装自己很好——戴着面具。"

弗恩：（*闭上眼睛，长时间地沉默*）我一直在想，不，我知道我有问题。你从来都不知道，但我每天都为此困扰，如果我能弄清楚，也许我能修复伤害，也许。（*大声地*）

苏珊：（*反映并重复上述内容*）现在说这话感觉如何？

弗恩：有帮助，感觉负担减轻了，但这也很可怕——可怕。

苏珊：对的。这是走出了与父亲熟悉的交往模式，不是吗？你总是试图取悦他，担心自己会失败，躲在面具后面。现在会发生什么？恐惧什么？他会怎么做？

弗恩：我怕他会像小时候那样生我的气，他会说："不是的，我一直爱着你，你是我的女儿"，那只会让我感到更加不被认可。（*我问她，听到父亲对你的伤害不予理会，是什么感觉，她哭了。然后，她又不由自主地闭上眼睛和他说话。*）但我一直有这种感觉，你让我有这种感觉，你总是告诉我要改进，改进，再改进。你知道我就是不知道怎么取悦你。我已经40多岁了，我一直在痛苦中度过人生，试图弄清楚，我到底出了什么问题。（*弗恩现在表达了她的核心痛苦，因为她觉得被父亲否定，而这又发展出她对自己的认知。她对自己的体验持开放态度，能够对其中的细微差别做出反应，并全身心地卷入其中，保持条理清晰。从依恋的角度来看，这是一个安全型依恋的个体在对困难和恐惧进行规律性的探索。从EFT的角度来看，这种减轻负担的行为与被称为*）

"软化"的夫妻干预方法类似。在这种干预中，恐惧和需求以一种修正了的方式被表达，从而指向建设性的行动。此外，这种软化也预测了EFT夫妻治疗的成功和随访中的好结果。）

苏珊：弗恩，你想从父亲那里得到什么，他现在有什么能帮上忙的？告诉他。

弗恩：（咬紧牙关）我要你听到我，并且说你很抱歉。

苏珊：你希望他告诉你，他关心你长期以来所遭受的一切痛苦——这种痛苦很重要——你很重要。告诉他，你不该只受到评判。告诉他。

弗恩：（闭上眼睛，用平静而又紧张的声音）你怎么能这样对我？我渴望你的赞许——期望你对我满意。但你没有说出来过，你给我判了死刑。父亲，你对我的认可极度匮乏。其他人的缺点，你都接受，而我却被排除在外。兄弟姐妹们搞砸的时候，你什么都没说，我从来没有觉得我融入了我们的家庭。

苏珊：（轻声地说，用弗恩的口吻来加深情绪）是的——"我从来没有被接纳，你让我受到评判，不认可我"。所以我总是怀疑自己，这一切都是我一手造成的。我觉得自己搞砸了，无法接受。然后同样的情况又发生在丹身上，所以我又一次被困在这里，极度渴望被认可，努力地尝试，感到空虚和刺痛。（这是她在前一次会谈中说的话）感到极度匮乏，不被需要。但我试着装出一副勇敢的样子，直到我的生活分崩离析。我确信自己有缺陷，应该受到责备，所以我折磨了自己很多年。但这都是从你开始的，父亲，你让我渴望爱和关心。（弗恩一直在点头、哭泣。）弗恩，听我这么说，你感觉怎么样？

弗恩：（流泪）难过，难过，难过，我已经浪费了这么多年的时间去想这个问题。（再次闭上眼睛和父亲说话）每个人都说你是个好人，但对我来说，你是个卑鄙小人，你对我太刻薄了。事实上，我对你很生气。也许这就是为什么我总是给你买一张含糊其词的父亲节贺卡，我不想当泼妇，但是……你对我来说不是个好父亲，你就不是。（睁开眼睛，抬头看着我）这样说很难！也许是因为这么说会让我觉得我是个坏女儿。

苏珊：（身体前倾，声音柔和，偶尔把手放在她的胳膊上）是的，你已经习惯了小心翼翼地取悦他，试着证明你是父亲想让你成为的那种人，不会冒险去反对他。要坚持说父亲辜负了你是很难的，你从他那里想要得到的唯一的东西，就是不失去被爱的希望，这要求你忍受你的痛苦，而不是抗议。所以你又回到了那个熟悉的地方："我一定是有点坏。"你很难相信自己有权利——有权利生他的气，是吗？（弗恩点点头）你很难告诉他："你没有给予我所需要的，一个好父亲本该给我的东西。你不喜欢我，不让我知道我是有价值的。"

弗恩：（闷闷不乐地盯着地毯）是的。没错，但他会说我忘恩负义，他逼迫我认为他是为了我好。（我让她用父亲的声音回答弗恩）他说："你太夸张了，你很好。"

苏珊：所以，你能告诉他，你这么被忽视的感觉吗——就像你的痛苦无关紧要一样？这让你感到更加孤独和被排斥，感到更加无助，是吗？（弗恩用力地点了点头）

弗恩：（闭上眼睛，轻声细语）别，别，别把我打发走，父亲。这很可怕，但不管你是生气还是沉默，我都要告诉你这些。听我说！我不想生活在这种假象的背后，一辈子都对自己感觉不好。（我让她再告诉父亲一遍，她照办了。在这里，弗恩很自然地变得自信，陈述自己的需要。）

苏珊：在你说"我有权利生你的气，要求你听我说，我非常需要你的接纳——你的认可"之后，你现在感觉如何？

弗恩：（平静又清晰地）是的，我有这个权利，我现在感觉很好。但我知道父亲无法回应我，他会保持沉默，他真的不知道该怎么做。有趣的是，我在这里看到了所有的模式。所有的一切，我太擅于评判自己了，我已经取代了父亲。

苏珊：（笑声）是的，是的，确实是这样的。你想成为一个好女儿，好让你父亲高兴。你吸取了教训，也许你父亲真的无法改变，但你能。你正在改变这个模式，掌握主动权，决定你自己的样子，以及如何以一种让你感觉强大的方式来处理它。（弗恩紧紧地搂着她的肩膀，高兴地咯咯笑着）

第七次会谈（简短小结）

会谈开始前，弗恩惊慌失措地给我发了封邮件。她在街上遇到她的前情人，震惊地发现自己的恐慌后，泪流满面。然而，她并没有像往常那样陷入羞愧的深渊，而是信心大增，打电话给丹，请求他的帮助。当丹安慰她时，她能够接受。然后她打电话给她最好的朋友，朋友告诉她，这种恐慌是可以理解的，因为她是"受害者"，这个男人明显利用了她的脆弱。弗恩发现这种反应是正确的，与她之前长期坚持的"我是这个事件中的坏人"的立场形成了鲜明对比。不过，她接着又问自己，她怎么会那么傻，竟会被这个人骗了。她告诉我，"他确实利用了我，但我应该说不"。我变得很沮丧，用一种相当机械的方式指出，严厉的自我批判是一种久经磨炼的技能。她确实有选择的权利，但没有人能够在没有认可、接纳和归属感的情况下永远快乐地生活下去，我们都为此感到痛苦，我们逼迫自己去追求爱的联结。然后，我听到了自己的声音，我重新集中注意力，重新燃起共情，请她看看她脑海中那个孤独、痛苦的弗恩。"当在怀疑和失衡的状态中时，回到来访者的痛苦中"，这是个很好的准则。当弗恩能做到这一点的时候，我让她把一直小声对自己说的话，明确地告诉弗恩；她必须极其坚强，把她那颗孤独、痛苦的心抛开。她不能再因为自己极其缺乏爱，而在前任情人那里找寻爱的承诺。然后她抬头看着我，突然大笑起来。我们笑弗恩之前对自己的要求在现在看来是毫无道理的。弗恩告诉我，她知道这太难了，她不能再这样对自己。但后来弗恩变得严肃起来，她告诉我，她确实在背景中听到了姐姐的声音，听到她那笃信宗教的姐姐梅是怎么对她说的。

然后我们提炼出她对姐姐的感觉，并安排了一次与姐姐的对话。弗恩想象梅对她唱着"自私，自私，自私"。我们观察了弗恩的回应，她突然感到"筋疲力尽"。我们能够共同构想出，她只是厌倦了试图满足姐姐的期望（构想出在姐姐身后站着的父亲、丈夫的家人以及她内心的评判）。她用平静的声音告诉梅："让我做我自己。"我把它扩展成："让我做我自己！我真的没有那么糟，我是一个好人，只是需要被爱，需要安全感，需要归属感。"弗恩以她的方式告诉梅，令人惊讶的是，姐姐的评判就"褪去"了。这是一种"大解脱"，

125

梅和她的评判不像以前那么有力了。弗恩接着补充说，如果她要摘下面具承认自己的脆弱，这是新的体验，有点吓人，她不想让梅看到。我确信她的外表就像她的盔甲，一方面使她安全，另一方面又让她感到孤单。现在她可以选择信任谁，和谁一起冒险。弗恩想象着自己告诉梅时的害怕，因为梅会看到她的脆弱，并且用更大的力量来伤害她。她对着姐姐这个形象说话，她很清楚梅永远不会真正接受她。她认识到这一点，并试图敞开心扉，接受梅根本不在乎她的痛苦这一事实，虽然接受这一事实将是"致命的"。姐姐要求别人尽善尽美，我询问，那个评判自己的弗恩在这件事上是否和姐姐是一致的。

弗恩：不，不。现在，那个评判自己的我变得更温柔、更有同情心了。我只是不想在姐姐和她的拒绝面前暴露自己，脱下面具，暴露脆弱。

苏珊：所以，和她在一起，你可能仍然需要警惕，但你不再要求自己是完美的了，是吗？（弗恩点点头）所以你可以选择和谁在一起，和谁保持距离，以让你觉得安全。你不需要听你姐姐的要求做到"完美"，对吗？你能不能原谅自己的天性？如果你能接受你自己，也许她的认可并没有那么重要吧？

弗恩：（捧腹大笑）我听到了，好吧，我喜欢你那么说。这令人惊讶，不是吗？这并不难，不像什么大爆炸事件。我对自己越来越宽容……如果她不能给……嗯……（笑）。这是一种解脱，大解脱。

苏珊：我想你会生活得很好的，你这么快就学了这么多。你是如此的坚强，如此的勇敢，听起来你正在以一种新的方式和你的丈夫交流，学着对自己更温柔，所以……也许梅不能以你渴望的方式回应你，也许梅会坚持她的评判。问题是，你现在感到受伤了吗？你能描述一下这些评判是如何影响你的吗？

弗恩：不，不，我没有。也许那只是一种陈旧的恐惧，也许她只是执着于自己的正义。

苏珊：你能闭上眼睛告诉她，"不管你能不能接受，我的痛苦对我来说很重要。我可以接受那些困住我的地方，那些我试图寻找摆脱痛苦的方法的日子，那些我做了后悔事情的时候"。

弗恩：(兴奋地)是的，是的。苏珊，我很有同感。我的痛苦对我很重要，我不会用我的一生来评判自己，所以，你不能说……嗯……

苏珊：也许，这就像"你不能说我是谁，我是不是坏人"，是吗？

弗恩：对的。这样说感觉很好。

我现在要求她把这些重新组合起来，闭上眼睛，用适合她的方式和她姐姐说话，她说得很有说服力。然后我问她能不能再这样做一次，我真的听到她说了这些话，并确保她能从骨子里感受到这些话。我建议她现在可以随时随地这样做。

在这之后，我们总结会谈，并概述所承担的风险和所取得的发现(探戈第五步：整合与巩固)。我们一致认为弗恩现在应该开始更多地注重和丹一起做夫妻治疗，下次将是我们最后一次会谈。

最后一次会谈(第八次)

我们讨论了弗恩对夫妻治疗的恐惧，以及当丹给予她肯定和照顾时，她如何难以置信、难以接受。我认同这一点，因为她一直认为自己不被认可，这种接纳对她来说是多么"奇怪"和"新鲜"。我们认为，当你训练自己的大脑随时准备好应对"不被认可的海啸"时，你很难放开去享受别人的爱。她告诉我，她喜欢我描述的情景，她会记下来。(注意，她告诉我，在大多数情况下，唤起记忆的情景比指向内在认知的陈述更有效。)她承认自己冒了"非常非常大的风险"告诉丹，她想搬回去和他住，丹也做出了积极的回应，但他们仍然非常"谨慎"。她承认，在内心深处，她有时仍在挣扎，怀疑自己是否真的有资格期待这种接纳。她报告说，她觉得她和丹的关系有所改善，与她母亲也有更多的联结，她计划与丹去参加家庭聚会，在与姐姐的会谈中感觉平静得多了，并且意识到她不需要面对父亲，她的父亲现在身体虚弱，对她表现出更多的爱。总体来说，她的抑郁和焦虑程度降低了。她笑着告诉我："我感觉我做得很好，我对自己的感觉比以前好多了。"

我问弗恩："那么在不被认可的'海啸'中会发生什么呢？"她笑着说："它对我的影响不再那么重要了，就好像它离我有一段距离，或者也许我会游泳了！"她接着说："当那首旧音乐响起时，我想起我们的谈话，其中触动最深的是'我的痛苦很重要'。苏珊，你总是表现得好像我的痛苦很重要似的！当我看到我姐姐的时候，这真的很有帮助。我们的家庭充满了竞争，她总是很挑剔，但我不必向她屈服。你知道，这是她的损失，因为我可以成为她的好妹妹。"我提出，当别人忽视她的需求和情绪状态时，她已经知道自己不必接受了。她同意了我的看法。

我问弗恩她内心的审判声怎么样了，她告诉我："那个声音现在没那么大了，我觉得我能呼吸了。我开始对自己比较温柔了，这太棒了。有时我能在脑海中听到你的声音，这对我来说很有帮助。"她回头看自己"极度渴求被爱"时的画面说，这确实帮助她原谅自己的婚外情。我肯定了她所做的一切改变，以及她的勇敢和开放。我们一起回顾了我们的每次会谈，编织了一个连贯的故事，讲述弗恩是如何学会"变通"和对自己温柔的。

苏珊：所以，你能看到那个绝望的弗恩吗？她来找治疗师，她睡不着觉，她感到如此孤独。你现在想对她说什么？

弗恩：（闭上眼睛）我可以告诉她，"你不需要为那些事付出你的余生，你已经付出很多了。你已经受够多苦了，像你姐姐这样的人不能定义你"。

苏珊：啊哈，太对了。这么说感觉如何？你能再说一遍吗？（弗恩点头。）

弗恩：它给人一种宁静的感觉，就像在太空中一样。（给我一个大大的微笑。）

苏珊：也许她应该得到一些爱？她甚至可以提出需求，说出她的伤痛，而不是戴着面具，隐藏她的伤痛，是吗？（弗恩点点头，我让她把这件事告诉痛苦的自己，她照做了）我的感觉是，你为那个脆弱的自己所做的努力感到骄傲，对吗？（弗恩点点头）你能告诉她吗？

弗恩：嗯，这有点困难，但确实是这样的。（闭上眼睛）你一直在挣扎，终于从另一端出来，我为你感到骄傲。（抬头看着我）我得练习一下。（咯咯地笑）

苏珊：（探过身去，摸了摸弗恩的膝盖。）弗恩，我为你感到骄傲。与你一起工作，一起踏上这段旅程，你真的很棒。（弗恩流下眼泪）感觉你已经达到了来咨询的目的，是吗？

弗恩：嗯，感觉好像发生了巨大的变化——我感觉如此不同。我遇到了这个女人，你看，她能在我的大脑中找到方法，帮助我看到发生了什么。

苏珊：我不这么认为。弗恩，这是你自己做到的，我希望你能接受这一点。刚开始的时候你几乎每分钟都在哭，现在看看你，跟之前很不一样！

弗恩：是的，我们谈了很多痛苦的事情，但是我现在有能力处理很多事情。谢谢你！

苏珊：也谢谢你，谢谢你的信任。

在这次会谈结束时，弗恩再次完成了贝克焦虑量表，得分是4分，在贝克抑郁量表的得分是5分，这是一个巨大的变化。我问自己，是否哪里还存在需求问题；也许弗恩是想取悦我或感谢我——故意作一个好来访者。然而，回想起来，分数的下降似乎确实与她在会谈中的表现以及她所做的改变相吻合。特别是，她的躯体症状有了明显的改善，比如感觉"不稳定"和"颤抖"，这些症状在最初几次治疗中，在她情绪不稳定、哭泣不止时都能看到。她对一些条目的评估也与其在会谈中的表现相吻合，比如在持续感到"害怕最坏的事情发生"这个项目上，她的选择从"适度"（在测试中被描述为"非常不愉快，但我能忍受"）转变为"完全不"。在最后两次治疗中，她有时会因为某些事情而感到沮丧，但她很快就恢复了过来，表现得不再那么激动，而是更加专注、冷静和自信。这些表现和评估指标也反映出她减少了对自己的负面评价和自我批判，并转变了她在人际关系中的表现——她对他人的看法。

相对来说，弗恩这个个案是比较容易处理的，因为她在情绪上是可亲近

129

的，尽管她在早期的治疗中非常不稳定和混乱。有趣的是她在会谈中回应我唤起的情景的方式：她记住这些情景并积极地使用它们。这样的回应告诉我，来访者将对我的干预做出良好的回应，治疗进展将很快。如果弗恩很少接触她的情绪，这个过程虽然会比较相似，但会更慢，我必须重新聚焦、重新定向，使用更多的情绪组合和深化的干预手段。在治疗之后，弗恩确实做得很好，她全身心地投入到与丈夫的夫妻治疗中，卖掉房子，搬回去和丈夫一起住，同时与他的家人和她自己的家人团聚，包括找到与姐姐和解的方法。

练习

1. 在记录中找到两处你可能会做一些不同干预的地方，你会怎么做？回顾基本原理，以理解我为什么要以这种方式介入。

2. 找出三处我使用的干预措施，它们符合或说明了本书第三章中列出的那些有效改变的原则。

3. 如果你在咨询中见到这位女士，你认为和她一起工作最困难的地方是什么？

130

第六章

情绪聚焦夫妻治疗

在夫妻之间，如何回应彼此日常的倾诉和求助，可能比如何商议分歧更为重要……

——K. T. 沙利文等（Sullivan et al., 2010）

爱不是一块石头，一动不动地待在那里；对待爱，要像做面包那样——反复揉搓，不断翻新。

——厄休拉·K.勒吉恩（Ursula K. Le Guin）

大家普遍认为拥有一份长期稳定的夫妻关系是生活最重要的目标之一（Roberts & Robins, 2000），这也解释了在北美几乎有三分之二的心理咨询与治疗从业者都提供夫妻治疗的现状，其中"关系窘迫"是推动来访者寻求治疗的最常见问题之一。然而从业者经常发现，与夫妻一起工作是一项巨大的挑战（《纽约时报》的一篇文章将其比作"驾驶直升机穿越龙卷风"）。爱情美好而单纯并且无处不在；但与此同时，它又是复杂的、富有戏剧性的，难以让人完全掌控。这就要求夫妻治疗师清晰地识别并处理这种复杂性。情绪聚焦夫妻治疗为治疗师提供了有关亲密关系基本属性和定义要素的不同观点。我们可以把亲密关系看作是一份契约，维系这份契约最重要的因素是谈判技巧；也可以看作是一个人无意识地复制了其与父母的关系模式；或者看作是建立在尊重基础上的友谊。从广义上讲，关系也可以被看作是简单的社会结构，或者是基于生物性和生物需要的联结。在这本书中，我们从基于成人依恋的，整合性、实证性的科学视角看待亲密关系（并以此作为夫妻干预的基础）（Johnson, 2004, 2013）。浪漫的爱情一直以来就被视为是一种依恋的联结，是与重要他人保持亲密以便得到支持和保护的一项关键的生存策略。因此，在处理生活中的不确定和威胁时，若双方能一起面对，个体便可以在相对安全的氛围中以一种开放、探索、发展和成长的姿态去接触这个世界。正如莫扎特所言："爱能使心远离深渊。"

基于依恋的情绪聚焦夫妻治疗研究

依恋理论和EFT的关系修复方法与最近所有对关系问题本质的实证研究结果相呼应（Gottman et al., 1998）。两者都强调：

• 消极情绪的力量，例如，从面部表情可以预测关系的长期稳定性和满意度；

• 情绪过程的重要性，即情绪卷入和夫妻沟通方式（不是争吵的内容或频率）的本质；

• 需求-回避负性循环和筑墙（Stonewalling）行为的不良影响；

- 为了实现关系的稳定，相互安慰的必要性；

- 积极情绪的力量，行为研究文献认为"积极情绪攻克一切"，而在EFT世界中，积极情绪有助于更安全地联结。

EFT将所有这些因素都置于依恋背景下，并用相关术语来解释它们。例如，为什么筑墙行为在成人亲密关系中如此有害，依恋为之提供了令人信服的解释——情绪回应的缺乏破坏了安全联结的前提，导致强烈的分离痛苦。依恋也解释了为什么处于幸福、安全关系中的丈夫，在情绪卷入的情况下能接受依恋性的抗议和抱怨，对指责表现得更包容，并在行为中表现出对潜在的讨价还价持更开放的态度（Johnson, 2003b）。

在关于结果和过程变化的研究中，EFT比任何其他方法都更能体现美国心理学会（Sexton et al., 2011）所提出的夫妻和家庭治疗中，最高或最理想的临床验证标准。根据这一标准的要求，EFT已在大量随机对照试验中得到验证，结果一致且治疗效果显著：与传统行为婚姻治疗相比，EFT在长期的随访中表现出稳定的结果；模型中推动改变发生的机制的有效性被验证；能成功地用于解决不同人群和痛苦关系中的不同问题。在这些研究中唯一明显的缺口是，在跨文化背景下EFT尚未得到系统的检验，但是在临床实践中它确实成功地适应并应用于传统和非传统形式的夫妻，如同性恋和异性恋的夫妻、穆斯林和基督教的夫妻、欧洲和美洲的夫妻、军队和城市的夫妻、一夫一妻制和多夫多妻制的夫妻，以及社会经济水平低和社会经济水平高的夫妻（Johnson et al., 2015）。

关系问题会引发其他心境障碍，反之亦然，这更说明，EFT能简单有效地适用于面临问题（如抑郁和创伤后应激障碍）的夫妻（Dalton et al., 2013; Denton et al., 2012）。夫妻关系不和与很多类型的情绪问题、焦虑和物质滥用有关（Bhatia & Davila, 2017）。如前所述，随着时间推移，关系不和谐会增多抑郁和焦虑症状；当症状出现时，关系满意度也会下降（Whisman & Baucom, 2012）。高水平的焦虑型依恋似乎加剧了不和谐关系与抑郁之间的关系（Scott & Cordova, 2002），负性关系事件也可能引起抑郁发作，这些事件尤其与背叛

133

或羞辱相关，如婚外情（Cano & O'Leary, 2000）。仅仅是缺少伴侣的支持也会增加抑郁发作的风险（Wade & Kendler, 2000）。或许最能说明问题的是，来自伴侣的指责能预示多种疾病的复发（Hooley, 2007）。这些发现充分说明了伴侣的指责会导致痛苦，从依恋理论来看，这种痛苦的产生是完全合乎逻辑的。

虽然有研究发现，在个体治疗，或者说是长期的心理动力治疗中可能出现依恋模式和风格的改变（Diamond et al., 2003; Fonagy et al., 1995），但极少有针对夫妻和家庭治疗中依恋安全性变化的研究，尽管在这两种模式下，最容易观察到并修正来访者与依恋对象的核心互动和依恋回应模式。我们实验室最近发表的一项研究表明，通过20次EFT会谈可以提高焦虑型和回避型伴侣的依恋安全性水平，这种效果在为期2年的随访中依然保持稳定（Burgess Moser et al., 2015; Wiebe et al., 2016）。并且这项研究结果与一项脑部扫描研究相一致，该研究显示，面临电击威胁时，在被丈夫牵住手后，妻子的大脑更容易释放安全的信号（Johnson et al., 2013）。这些结果不仅支持了依恋理论的假设，同时也在生理层面证实了EFT的积极影响。总的来说，依恋科学，特别是EFT，与神经科学研究的夫妻关系中的神经活动相关，依恋理论和EFT也得到了神经科学领域相关研究的支持（Greenman et al., 2017）。

作为一名致力于减少情绪疏离、塑造安全联结的临床医生，更具体地说，作为一名EFT治疗师，如此多的研究究竟告诉了我什么？首先，它告诉我可以预期，如果我接受过EFT的训练并能理解依恋理论，那么接受我咨询的来访者中，将会有70%～73%的夫妻在8～20次会谈后不再感到痛苦，并且产生长久的改变。还有一个更惊人的数字，大约86%曾处于痛苦关系中的夫妻报告说，即使在他们决定停止治疗的时候并没有达到他们期望的效果，但是他们的关系仍有显著的改善。这个研究让我更加确信，即使有的夫妻受困于心理健康问题，尤其是那些由于创伤经历所引起的抑郁和焦虑问题，我也可以在关系的背景下去处理这些问题，并帮助他们在关系质量和情绪障碍方面做出改变。这项研究鼓励我努力与夫妻双方建立真正的合作联盟，逐步深化情绪，塑造更开放、更投入、更亲和的互动关系，特别是那些互相回应的互动，也被称为"退缩者的再投入"或"责备者的软化"，这种互动发生在EFT治疗的改变过程中。在EFT的相关文献中，这被称为"抱紧我"对话技术（hold me tight conversations）。这项研究为我的工作提供了一个坚实、安全的基础，当一对对夫妻走进我的办公室时，它给了我希望和方向。

以依恋为指南理解和解决问题

在痛苦的关系中，什么是最本质的困扰？答案有很多，如：冲突本身，不同的期望和扭曲的沟通，无意识的、僵化的回应模式，以及个体气质、目标、心理健康或承诺水平上的差异。鲍尔比提出，我们要能够透过有害的分歧，将匮乏（deprivation），即丧失或缺乏适应性的回应，视为关键因素。我们可以从蒂姆和萨拉糟糕的互动片段中看出这一点。

蒂姆：我不想谈这个，你对所有事都夸大其词，好像什么都是我的错。实际是你总让事情比实际情况看起来严重得多。

萨拉：因为你从来不相信我说的话！我告诉你我的真实想法，你却觉得我疯了。你根本就不听我说什么。

蒂姆：我受不了你不停地抱怨，这有什么意义吗？你总是把注意力放在我做错的事情上——好吧，我做什么都不对。昨天送你的那些花也不对，是吗？

萨拉：那我生病的时候呢？你根本不关心我，你的眼里根本没有我。你的生命里根本没有我！我做鼻窦炎手术的时候，你在医院就只待了10分钟。你还吃了我的冰棍！我醒来发现你不见了，护士给我拿来的冰棍也不见了！

蒂姆：你说过我可以吃的。我不想谈这个了。（面无表情地转过身去）

萨拉：你真没良心！我离开医院时，你把我塞进车里，然后把我扔到家里就走了。

蒂姆：（沉默，叹气）有意思吗，这件事儿，就跟以前所有的事情一样，已经开始变味儿了。好吧我错了。反正我还能说什么？我工作去了。

以依恋为导向的EFT治疗师会认为，这是情绪上的疏离和未被满足的依恋需求所导致的问题，具体来说，是一个人对被爱人拒绝和抛弃的深深的恐惧。丈夫通过封闭自己并回避对方来处理问题；妻子通过指责伴侣缺乏回应来处理问题。双方都以一种攻击对方脆弱之处的方式来处理自己的脆弱，这又会维持或加剧对方的痛苦感和无助感。在这个片段里，萨拉试图让蒂姆回应她对于被忽视的恐惧感，同时表达了自己的愤怒。蒂姆则试图摆脱他的失败感，通过贬低和回避萨拉以表达拒绝并逃离她。两人都在不断证实着对方心里最糟糕的依恋恐惧。之后，当萨拉情绪平复些时，她"换了个频道"，对蒂姆说："蒂姆，我感觉我的痛苦对你来说不重要。我呼唤着你，但是你却没有回应，你也没有过来，我只好独自一人，我感到很受伤。"但是蒂姆仍然沉浸在自己的无助感和挫败感中，所以他没有注意到萨拉的脆弱，而是说："我努力过了，但是没有用，也许我不是能帮助你的那个人。"这个恶性循环便又开始了。

依恋与情绪聚焦治疗

这里所展现的情绪，尤其是作为故事中关键线索的威胁，不仅非常强烈，而且杂乱无章。对避风港的渴望反而变成了不确定性、危险和痛苦来源。恐惧限制了彼此的选择和想法。夫妻双方失去了对对方的掌控，由此产生了一种无助感。这一过程使双方更容易受到心理健康问题的侵扰，如抑郁和焦虑。从依恋的视角来看，任何不能有效地、直接地把情绪信号转换成依恋威胁的干预措施，都只能在有限的时间内产生极小的效果。正如扎伊翁茨（Zajonc, 1980）所说的，"情绪主导着社会互动，它是社会互动中交易的主要货币"。然而，似乎直到近期，情绪还只被视为交流和宣泄的工具，对夫妻治疗中的改变而言并不是那么有用的因素。事实上，直到EFT出现，这种现象才慢慢减少。在EFT中，情绪被视为改变的关键目标和主要因素，也是夫妻关系中诱发关键改变最有效的组织元素——夫妻之间的情绪性回应。正如EFT文献中经常提到的，情绪是互动的重要组织者——它就像是亲密舞蹈的配乐。如果你想改变舞蹈，就得先改变配乐。

这里的关系问题是，夫妻双方是如何一起舞动的，以及他们的情绪信号是如何使彼此失去平衡，并陷入痛苦的孤立状态的。这种孤立感对双方的神经系统都是一种危险的暗示，它往往会限制每个人的反应能力，并维持双方的消极互动。同时缺乏安全联结也妨碍了他们在遇到困难时随机应变的能力和理解彼此的能力。对于这个问题的解决方案如下。

首先，帮助夫妻双方把他们的关系看作是一种依恋的舞蹈，帮助他们认识到自己对彼此的影响，并开始将他们联合起来，减少由消极的舞蹈所滋生的不安全感。其次，有必要帮助夫妻双方进入到一种积极的舞蹈中，这能够让他们及时感受并回应彼此带来的安全感和相互间的依恋需求。如前所述，基于EFT发展的研究和依恋理论提出的安全联结的关键要素告诉我们，这种积极互动的核心是"抱紧我"对话技术。在这些互动中，双方都能在其中容忍、命名并分享他们柔软或脆弱的情绪，也就是说，他们在情绪上是可亲近的、回应性的、有卷入的，这是一种重要的修正性情绪体验。在这时，依恋中的恐惧得到缓解，对自己及他人的内部工作模式得到转变，互动行为的模式也得到了拓展。这些行为的改变还预测了EFT结束时和随访中的疗效（Greenman & Johnson, 2013），也预测了依恋关系的变化，尤其是焦虑型依恋，关系中的关键因素能够得以改变，比如对伤害的原谅（Makinen & Johnson, 2006）。对于夫妻双方而言，关系也从此被重新定义为安全的避风港和安全基地。

对于蒂姆和萨拉来说，"抱紧我"对话技术会是什么样子的？在EFT的稳定（夫妻治疗中称为降级）阶段，治疗师帮助他们识别消极互动，他们决定将这段互动命名为冰棍舞（popsicle dance）。在这段关系中，萨拉觉得被抛弃、被遗弃，所以她试图通过"对蒂姆不停地控诉"来靠近她的丈夫。蒂姆在听到萨拉的责备后选择了逃避，因为蒂姆感觉自己总是"站在被告席上"。在EFT中，萨拉和蒂姆开始了解他们是怎样触及彼此的敏感区，并进入自我保护的模式。这种循环开始在频次、速度和势头上减弱。比如，蒂姆现在可以问出："你是不是正感到我在离你远去，让你感到孤立无援，就好像我根本不关心你一样？但我不想你有这种感觉。"事实上，他的回应让萨拉冷静下来，为另一种更好的谈话方式打开了一扇门。在"抱紧我"对话中的第二阶段（重构阶段），双方都改变了他们的交流方式。蒂姆可以说出："我逃避是因为我不知道

137

自己该做什么，我觉得自己是个废物，这种感觉太糟糕了，我自己也受不了了，所以我想逃避。但是我不想再这么做了，我爱你，我希望你相信我可以做到。或许我还需要你的帮助，有时我还会搞砸，但你能原谅我吗？"萨拉向他保证她会原谅，并开始触碰她自己的恐惧感，她害怕自己对蒂姆或任何人而言都无足轻重，而正是这种恐惧感加剧了她之前的抑郁问题。然后，萨拉清晰并深情地告诉蒂姆："我从来都不确定别人是不是真的会关心我是否受伤、是否害怕——我甚至感觉自己没有资格去期待这些。我需要知道我可以要求这些，而你会尽力满足我，可以吗？"关于恐惧和情绪需求的直白信息自然会唤起人们的关心和共情，除非是被像处理恐惧或愤怒这样的情绪调节任务所阻碍。这种方式将夫妻双方带入安全的互动关系中，并被我们社会性的、依恋导向的大脑编码为具有重大意义的事件。这些互动改变了夫妻双方看待自己和对方的方式，也改变了他们的内在工作模式，还改变了对关系的掌控感和效能感，并开启能进行明确回应的新阶段，进而促进关系中长久的幸福感（Huston, et al.,2001）。依恋相关的文献清楚地表明，在这些变化中，有安全感的成年人能够更好地识别自己的需求，更有效地给予和请求支持，更少地在冲突中表现得咄咄逼人或退缩回避（Simpson et al.,1996; Senchak & Leonard, 1992）。

夫妻治疗的阶段

个案概念化及评估

虽然在以前的文献中已有对夫妻EFT评估的概述（Johnson, 2004; Johnson et al., 2005），但我们还是要在这里简要总结一下。根据关系满意度自我报告问卷的调查结果，大多数EFT研究使用了关系适应量表（DAS）（Spanier, 1976），但近期研究则更多使用夫妻满意度指数量表（CSI）（Funk & Rogge, 2007）。其他特定指向的问卷，如贝克抑郁焦虑量表（Beck et al., 1996; Beck & Steer, 1993）以及本书附录一中提到的依恋量表，可供治疗师自行考虑进行使用。治疗师也可以使用《抱紧我》（Johnson, 2008a）中的A.R.E.量表，以一种

依恋与情绪聚焦治疗

快速的、深刻的方式来了解夫妻如何处理依恋中的恐惧和需求。

治疗开始：第一次会谈

任何疗法的首要任务都是在治疗联盟内部建立安全感。在夫妻治疗中，一个明显的难点是，必须让两个生活在不同且又存在冲突的世界中的来访者同时拥有并维持这种安全感。这种安全感的形成对于了解一对夫妻并培养开放的、真诚的和充满探索的氛围至关重要。在第一次会谈中，治疗师也会评估夫妻双方和他们之间的关系，确认他们是否对EFT有什么禁忌，因为这些禁忌会破坏会谈中情绪的安全氛围，而这种安全氛围是有效干预所必要的。禁忌包括夫妻之间持续发生的重大暴力行为、对夫妻之间的依恋关系造成威胁且未被治愈的成瘾行为，或阻碍伴侣重建信任关系的时事。治疗师还需要确定自己是否可以参与来访者咨询目标的制定，以及夫妻间是否有相似一致的目标。我有一个来访者玛丽，对她来说，治疗中唯一的关注点似乎是改变她那沉默丈夫所谓的"有缺陷的性格"，这反而让她不打算探索任何关于自己的问题，我认为这是一个夫妻治疗师所不能同意、甚至是无法实现的咨询目标。通过我的工作，玛丽同意了我的观点。于是，她的丈夫也不用再以任何方式参与这个目标的达成。接着，治疗师共情地反映每个来访者心中的立场，并阐明在夫妻治疗中什么是可能达到的，以及他们能够朝着什么方向去切实地努力。

在EFT文献中（Johnson, 2004; Johnson et al., 2005），评估过程本身包括两次：伴侣一起参与的会谈和与每人分别进行的一次会谈。分别进行的这次会谈是保密的；然而，如果出现了需要共同参与解决的问题，治疗师会告诉来访者自己会帮助他们一起分享、讨论这些问题，以促进他们的关系朝着理想目标迈进。为了避免治疗被这些秘密或咨询师意识不到的其他潜在问题破坏，上述会谈是必要的。对个体的会谈使来访者有机会探索个人人际关系史，包括来访者在童年期的依恋对象，童年时期是否有被暴力伤害、背叛或遗弃的经历等阻碍双方信任关系建立的议题。它还为探索可能存在于关系中的任何恐吓或虐待行为（Bograd & Mederos, 1999）提供了空间。在单独的会谈中，治疗师也可以

139

询问来访者，对伴侣的感受通常是什么样的，并探索是否有其他有损于依恋关系的问题，如出轨、强迫性行为等，这些都是来访者很难与另一半敞开心扉分享的。

临床经验告诉我们，在单独的会谈过程中，治疗师更容易建设性地使用EFT技术以让来访者吐露秘密。然而，随着时间的推移，对伴侣的欺瞒很难一直维持下去，而且这显然对未来依恋关系的安全性有害。评估和治疗并不是分开的，例如，在EFT第二阶段才会描述夫妻之间的负性互动循环，但这个问题通常从第一次会谈时就已经存在了。评估可能会包括量表的使用，但它在其他阶段的EFT会谈中也被持续应用。整个过程是合作而尊重的，强调澄清和理解每个来访者的体验、关系发展过程以及内部模式。考虑到无论发达国家还是发展中国家都缺乏人际关系教育，因此在一开始的治疗中，来访者最基本、最重要的需求多是被倾听、被肯定他们的故事是有意义的，确认他们自己和他们的伴侣不是疯了也不是坏人，因此他们的关系可以被理解并按照目标被重塑；简而言之，就是存在希望。EFT治疗师具备满足这些需求所必要的视角、技能和研究基础。

评估通常涉及12个问题：

1. 这对夫妻为什么决定来接受治疗？催化剂是什么？双方对来到这里的感觉分别是什么？

2. 双方的目标分别是什么？如果治疗成功，会发生什么变化？

3. 这对夫妻是如何相识并变得彼此忠诚的（如果他们是这样的话）？他们一开始的关系是什么样的？

4. 问题是如何开始出现的？夫妻双方分别认为造成他们痛苦的关键因素是什么？

5. 一方是如何让另一方难过或受伤的？是否有过特殊的伤害，例如在需要帮助的时候反而被抛弃，或者是婚外情和背叛？

6. 冲突或距离是怎么爆发并被维持的，又是如何结束的？

7. 如果夫妻双方在情绪问题上不能互相帮助，他们该如何调整呢？

8. 从各自的角度来看，他们关系中的优势是什么？他们还能过得开心、分享经历、表达情感和做爱吗？

9. 是否有这样的时刻，即他们的纽带是明显且"被感知到的"——当他们能够在一起为彼此做些什么时，或者他们在过去的关系中感觉最好的时候？

10. 他们是否仍然致力于改善这段关系？如果没有，他们矛盾的主要诱因是什么？

11. 他们能给你描绘出一幅他们日常进行互动、安排日程、规划时间的场景吗？

12. 这对夫妻在他们的生活中为什么而挣扎，是养育问题、工作问题、健康问题，还是抑郁、焦虑、成瘾或其他心理健康问题吗？这些问题是如何影响他们的日常互动的？

我们应脚踏实地地去探索夫妻间的回应，具体来说，要清楚地了解他们如何互动、如何陷入冲突或产生距离、如何试图解决关系问题，以及分别如何在关键时刻控制自己的情绪。依恋框架是治疗师用以和夫妻一起评论并整合信息的固有方式。治疗师可能会做一些有效的、正常化的评论，比如"每个人都会陷入他们的关系舞步中。我们对来自另一半的任何消极回应都会非常敏感，这是因为他们对我们非常重要，也因为我们依赖于他们"，或者"我们都可能会在一些时候错过伴侣给出的暗示。在一段关系中感到孤独是很难过的，它会伤害每一个人，即使是看起来最强大的那个，因为这本来就是人类的天性"。

在评估阶段，我们邀请夫妻双方进行互动，这样治疗师就可以在这个过程中直接看到他们的互动模式。我可能会问："你认为你的另一半真的知道你有多难，你有多难过吗？你能告诉他吗？你能帮助他理解吗？"一般来说，治疗师假定分离的痛苦和它所带来的内在威胁会造成情绪和互动上的混乱。夫妻

141

双方不知道他们对彼此有多大的负面影响，因为他们专注于处理自己激烈的情绪，并试图逃出自己所陷入的没有希望的困境。两个人都不能真正触及对方，直接说出自己的需求和恐惧，即使触及了，他们也无法通过信任或有效的共情来做出积极回应。如前所述，自我保护变成了监狱，事实上，它变成了单独监禁！

从已有的研究来看，EFT干预在建立治疗联盟方面是有效的，因此治疗脱落（therapy dropouts）这一夫妻治疗领域的常见问题也就不是问题了。一项关于EFT疗效预测因子的研究（Johnson & Talitman, 1997）发现治疗联盟质量能够解释20%的变异，是其在个体治疗中解释力的两倍。有趣的是，如果把治疗联盟看作是由三个因素组成的——与治疗师的联结、对目标的一致性，以及对治疗师所设任务感知到的相关性，那么任务设置就是对EFT结果影响最大的因素。这与来访者的反馈一致。正如保罗在第五次会谈结束时告诉我的：

> "我不知道你是怎么知道这些的，但是你的工作方式很适合我们。你似乎很好地捕捉到了我们的关系和我们所有的挣扎。你让一切都变得很清晰，好像你看到了事物的本质。我知道一开始我很不合作。我不想转向我的妻子，冒险说一些表达情绪的话，但我还是这么做了，因为我内心知道你在让我们逐渐了解什么才是真正重要的。我们不再只在边缘徘徊，不再看似讨论一切事实上却没说什么。这真的让我很感动。我知道这就是我们需要的。"

依恋和体验式干预技术的整合塑造了EFT中的治疗联盟，并告诉我们一旦倾听了来访者的真情实感和痛苦，尤其是由于不被他人看到和接受而产生的痛苦，那么无论他们所做的一切对自己多么有害，也都是有意义的。人们如何将自己的情绪组合在一起以及如何与他人互动都基于深刻的内在逻辑。我们每个人都会在生活中的某个时刻，被出于自我保护动机的行为或思维方式的潜在后果所影响，这种保护既是为了防范他人，也是为了与他人维持关系。我们作为治疗师，对这些后果唯一可用的回应就是共情。在EFT中，建立一个稳定、有韧性的联盟的关键干预是治疗师对来访者的内在感受和外在现实进行非评判性的反映，并不断验证和正常化。治疗师通过有意识地表现出可亲近性、回应性和情绪卷入，来塑造治疗中的安全型依恋关系。治疗师也会坦诚地讨论治疗过程本身以及来访者可能对这个过程产生的任何反应。比如我会说："琼，你能帮帮我吗？好像每次我让你多停留一会儿，回味一下你的感受时，你就开始谈论其他话题，你似乎对我很生气。也许做一些你不习惯做的事情对你来说很难？也许我需要再多给你一些帮助，或者你不想让我再问了？"治疗师作为依恋对象的替身，就像一位适应性的父母，安抚来访者脆弱的地方，处理这种脆弱性和它所带来的困境。

现在的常规做法是，在治疗开始时建议夫妻阅读或听有声版的《抱紧我》（Johnson, 2008a）。这本书罗列出依恋的过程并将其正常化，书中提供了许多夫妻在陷入不安全感、联结断裂之后找到一条通向安全联结的道路的情景和故事。

EFT探戈舞步已经在第三章和第四章中作了验证。EFT夫妻治疗的阶段也在文献（e.g., Johnson, 2004）中被多次阐述。我们现在将重点放在特别适用于夫妻治疗的探戈舞蹈核心元干预步骤和相关的变化过程上，并将它们整合到对不同治疗阶段的描述中。在不同的模式下，探戈舞蹈的应用会有一些不同。例如，在探戈舞步1这一环节中，夫妻治疗师特别关注将夫妻间消极互动循环中的基本元素和这种互动对依恋的影响概述出来，这样做是通过将互动具体化来让夫妻看到他们是如何构建出这种互动舞蹈的，看到他们可以一起接管并掌控彼此间的关系。

稳定阶段的过程和干预

夫妻干预的第一阶段包括负性循环的降级，负面行为通常指抱怨和指责，继而引发疏远和隔阂，导致夫妻关系的不安全感和痛苦。因此，第一阶段的目标是通过重新燃起的希望和使命感来稳定双方的关系，主要任务是呈现夫妻关系中的负性循环，并帮助他们缩短循环时间。接下来，治疗师帮助夫妻通过积极的情绪调节和互动策略来组合他们软化后的情绪。一旦夫妻双方能够形成元认知，并将负性互动设定为他们共同面对的敌人，他们就会更接受自己的另一半，关系也会变得更加积极。一位丈夫开始改变他爱抱怨、情绪易激动的状态，从"我的妻子太冷漠了，她不是我的灵魂伴侣。事实上，我是不可能和她一起继续生活的，她家所有人都是那样"，转变为"没想到她对我的话那么敏感，感觉到其实我对她要求更多。我想我有时的确很挑剔。那天晚上她对我说：'喂，你能慢点吗？你没感觉到已经离我越来越远了吗？我感觉压力挺大的，我还感受到那种失败的感觉。我们之间那种纠缠的舞步又开始了。我们没必要这样对对方。真的，我们没必要这么做。'现在正在发生改变"。在这里，这对夫妻可以看到他们的互动方式，并一起调整，帮助彼此进入一个更平衡和更具建设性的联结中。如果还面临疾病的问题，如抑郁或焦虑，它们也会被纳入对负性循环的描述中，同时，它们如何在消极互动中被触发并维持也会得到概述：消极的关系事件引发了抑郁等症状，而抑郁导致其中一方能获得的社会支持更少；更少的社会支持又会引发痛苦的关系问题和更多的症状性行为，有时这种伤害对双方都会造成影响。由此形成了一个负性循环三角（Bhatia & Davila, 2017）。过去的创伤性关系事件（例如在有所需求的关键时刻被抛弃或背叛），被认为是对依恋的伤害，会消磨个体对依恋的期待，因此也会被纳入描述中。

第一阶段中的探戈舞步

现在我们可以将EFT治疗阶段的描述与EFT探戈中反复出现的过程和干预措施结合起来。

舞步1　反映当下的过程——对恶魔之舞的描述

有很多重复出现的关键模式可以描述亲密互动，并定义夫妻之间依恋的质量。以下是存在于痛苦的夫妻关系中的四种负性循环（Johnson, 2008）：

1. 持续时间相对较短的、尖刻的攻击 - 攻击循环。其典型的特征是不断升级的攻击和批判性的指责。EFT治疗师称该循环为找到坏人，因为争执的焦点总是关于谁应该为痛苦的关系负责任，或者谁是两个人中更不好的那个。将对方视为过错方，看似是在痛苦中占据了主动权，但实际会让夫妻关系更恶化。

2. 最常见的、经常无休止重复的指责-退缩循环。这个特定的循环被发现可以预测关系破裂（Gottman, 1999）；EFT治疗师通常称其为"抗议的波尔卡（protest polka）"，因为在其中会有一方明确地对疏离表示抗议，但是通常会以一种咄咄逼人的方式来掩饰自己的痛苦。

3. 僵化-逃跑循环。循环中双方都在经历着愤怒或气馁，逃离或给对方设界。对于从前热切的一方来说，这个循环往往意味着悲伤关系的开始，并逐渐走向关系淡漠。

4. 混乱-矛盾循环。其中一方可能有对亲密的需求，但是当亲密需求被满足时，从对另一方有所需求的脆弱感中滋生出的威胁又会诱发被动的防御和疏离，进而将另一方推入沮丧的退缩中。这种循环最常反映出一种可怕的回避型依恋风格，即活跃的一方焦虑地寻求联结，但随后切换到更回避型的模式中并退缩。

这些矛盾的反应与童年依恋史息息相关。在依恋中，人们渴望亲密，但亲密中总是弥漫着威胁和难以承受的痛苦。伴侣就像过去的依恋对象一样，既是安全感的来源，也是威胁的来源，每一次互动都有可能被孤立或陷入危险的联结。一般来说，情绪调节的任务越复杂，夫妻之间依恋史的核心问题越混乱、越严重，循环中存在的因素就越多，夫妻互动中的触发因素和情绪音乐就越激烈、越强烈（Johnson, 2002）。

当一对夫妻的负性循环在咨询中被呈现时，EFT治疗师将使用什么原则去识别并修正它？首先，治疗师必须仔细观察并找出夫妻对话中的关键模式，通常非言语信息是关键。当一个容易退缩的人无法再压抑自己的情绪时，他便会爆发，但他的习惯性策略仍是退缩，而导致这种情况的原因往往是显而易见的。所以尼尔告诉我，当他的妻子不断施压，并开始提出关系的问题时，他非常"想现在就出去"。在EFT探戈的第一个舞步，概述一对夫妻的循环过程时，有以下几个小步骤：

• 治疗师记录下夫妻互动的具体步骤，并用简单、中性、具体的语言描述——最好是动词。

"弗雷德，当你开始用这种平静而又紧张的声音谈论这段关系有多么'不正常'，以及玛丽会如何改变时，我注意到你，玛丽，开始转过头去，把目光移开，变得安静而沉默，然后你转移了话题。弗雷德，你接着表达了愤怒，指出你想让玛丽改变的所有地方。是这样吗？"

● 聚焦于这对夫妻在舞蹈中的舞步，以及接触和分离的模式。治疗师还要注意到伴随这些舞步而来的表面情绪，例如他观察到，当弗雷德说话变得越来越激动时，玛丽似乎僵住了，好像什么也感觉不到。

● 治疗师明确地在一个循环中将双方各自的舞步联系起来，这表明这对夫妻间的舞蹈是一个自我维持的反馈环路。治疗师将这种循环设定为敌人，而不是夫妻中的另一方或双方的差异。

"弗雷德，似乎你越想表明你的看法，越想告诉玛丽你有多么希望她能改进而你有多么沮丧，越想让她听你说话，玛丽，你就越是转过身去，闭上嘴什么都不说。玛丽，你就是想让他停止对你的评论，不想听他说对你有多失望，是吗？你越是想让他停下不说，弗雷德就越是坚持己见。然后玛丽，你觉得他是在'教训'你，你就更什么都不说，直到，就像弗雷德说的：'每个人都累了，都放弃了，我们已经好几天不说话了。'你们俩都被这糟糕的互动影响了，这让你们彼此产生了隔阂。不管你们是在谈论孩子、性，还是其他事情，这种糟糕的互动都已经占据了你们的整个关系。"

● 治疗师将这幅情境设置为正常化的模式和依恋的结果。依恋理论和EFT文献为治疗师提供了一份探索互动行为与互动策略的路线图，阐明了他们是如何构建内在情绪和对自己及他人的内部工作模式的，这样治疗师便可以自信地做出推测并将这三者联系在一起。

"很多夫妻都陷入了这种互动中，过不了多久，这种互动就把你控制了，所以当你深陷其中时很难看到发生了什么。这就变成了一种自动的反应。让人感觉你好像不属于这里。这种互动让你们两个都感到孤独，不管你说什么，你要么觉得自己被忽视了，要么觉得自己不重要，要么觉得自己被指责了，觉得自己失败了，觉得自己不是一个好的另一半。所以为了避免更多指责，充耳不闻会让你感觉更安全。是这样吗？如果我说错了你可以告诉我。"

- 引导夫妻给他们的消极互动起一个名字是有帮助的，这样他们就可以进入一个元认知层次，并在它发生的时候识别它。

一旦这个循环变得清晰了，治疗师就会不断地反映它，在它发生时、在它被夫妻争吵或往事所揭示出来时、在它被治疗会谈所启动时。这样，尽管它们只是每次EFT会谈的一部分，而且通常只是作为治疗进展的背景，但夫妻双方已经能够自己看到并开始处理这个循环，治疗师的投入也会减少。

舞步2　情绪的组合与深化

夫妻治疗师能够胜任所需的最基本技能是从夫妻互动的宏观情境转换到个体情绪和内心世界的建构。

就像第四章描述的**EFIT**治疗过程一样，治疗师要进入每个人的内心世界，这个世界不断地被与伴侣间的互动所启动，同时，治疗师要帮助来访者在互动的外表下触及更柔和、更深层、以依恋为导向的情绪。这些情绪往往被来访者隐藏起来，并使他们变得更脆弱。与**EFIT**一样，治疗师应采取一种好奇的姿态，询问触发情绪的事件、最初的感知、身体反应、想法和结论，以及由此产生的行为倾向，描述并提炼出情绪是怎么形成并被表达的。

治疗师查明那些对安全型依恋的形成构成障碍的时刻，这些时刻在夫妻治疗中的影响比在个体治疗中更为明显。因此，治疗师会追踪夫妻之间如何谈论关于依恋的脆弱性和对依恋的需求，尤其是当这些需求被认为是可耻的或不可接受的时候，治疗师便会帮助来访者将这些需求重新定义为人类的核心需求，使之正常化，同时也会倾听他们对他人回应的看法。治疗师追踪夫妻之间无效的情绪调节策略，以及他们如何应对分离带来的痛苦，尤其要注意对伴侣回应性极度敏感的情况；追踪激烈而含警告意味的攻击性；追踪麻木的退缩和僵化；追踪由情绪泛滥导致的混乱；追踪战斗和逃跑之间的切换。随着这些策略的实施，治疗师注意到依恋信息是如何被扭曲或模糊到几乎不可调和的程度。由于在婚姻中一直感受着逐渐强烈的孤独感，玛乔丽在哭泣之后，反而用一种

147

蔑视的口吻对丈夫皮特说："即使是一个迟钝的人也会知道在这种时候我需要支持。但是，当然，你没有听见！"由此可见，她无法清晰地表达自己的孤独感，反而表达的只有愤怒。依恋中的下一个障碍很容易预测：当玛乔丽确实开始触及她的孤独感时，皮特不相信玛乔丽的情绪表露，因而他小心翼翼地保持着和妻子的距离。当他开始在一些帮助下试图唤起自己的共情，并向妻子伸出援手时，这个障碍出现了，玛乔丽无法对这种渴望已久的陌生刺激做出回应，反而把他拒之门外。识别障碍，接受它们并帮助夫妻克服它们的最简单方法就是适应性地安排夫妻互动中的情绪调节任务。

舞步3　编排新舞步

正如第三章指出的，当塑造新接触，特别是在夫妻治疗中，治疗师首先要将来访者的核心情绪强化为清晰的'感觉（felt）'现实，将现实的核心提炼成简单明了的形式，然后指导来访者以简短的、有说服力的方式与伴侣分享，在必要时进行调整并提供新的方向。如果另一方打断了谈话，治疗师会给打断者留出继续谈话的空间。因此，在第四次会谈中，我绕开了克莱德对妻子"教练"行为的合理化反应，并积极地重复和探索他在前几次会谈中觉察到的那种好像"被车前灯照到的绝望"。在他将这段经历提炼成一种"永远弱势"和"不被需要"的核心感觉之前，我们一直停留在这样的现实中。然后我让他和妻子分享这种感觉。当他说出这种现实时，这种感受会变得更加清晰，而这一表露本身就是对自我的一种宣告。

探戈的最后两个舞步（第四步的处理新接触和第五步的整合与巩固）在本质上与EFIT相同。我可能会问克莱德，如果不是跟妻子解释他"神经质的内在童年问题"，而是冒险告诉她自己"总是处于弱势"的现实，并帮助她面对这个现实，他会有什么感觉。然后我将与他们一起庆祝，他们能够掌控这种新的互动。

在EFT的依恋重构阶段（稍后讨论），这些新接触最终成为强大的联结事件，因此治疗师在这种新接触中逐渐建立起分享深层恐惧和需求的渐进过程，并塑造伴侣的倾听和敏感性回应。

对EFT夫妻治疗的补充说明

尽管夫妻治疗中对探戈舞步的修正可以分开讨论，但它们都是跨模式的EFT探戈舞蹈的一部分，是一个整体。在一次次夫妻治疗中，在夫妻两人分别讲述的体验中，互动循环被反映出来。这种体验会不断被组合、深化和提炼，尽管程度和强度基于治疗的阶段而有所不同。基于情绪组合过程而澄清的信息被概括出来，并用于在夫妻之间形成全新的、卷入更深的接触或互动，每个人在对话中的体验都会被处理。在探戈舞步5（整合与巩固），整个过程以总结和庆祝的方式识别双方各自潜在的能力和效能。这种融合的对话应该能开始减少夫妻对关系的负面看法，这样他们就可以对自己的关系问题、他们的伴侣、安全联结的可能性，以及他们对自身价值和能力的认识开创新的表述，夫妻双方也能团结起来，共同解决实际问题。

在情绪的组合与深化（探戈舞步2）后，作为编排新舞步（探戈舞步3）的一部分，皮特第一次能够告诉玛乔丽，他注意到她的"恐吓"，自己确实开始本能地想要将玛乔丽拒之门外，不是冷漠，而是迫切地想要避免被玛乔丽判断为"无能"。玛乔丽感到震惊和困惑，并拒绝接受皮特的解释。但治疗师帮助她进一步理解这件事，她开始以一种新的方式倾听，这距离触及她对皮特和一般男性应具有"真男人"特质的假设只有一步之遥。这是进步。当一对夫妻通过反映当前的过程，特别是强调对不良互动的描述，明确了这种互动创造的不安全感和孤立感时，探戈舞步变得更加聚焦和扣人心弦。夫妻问题产生于两个人的互动，而不是个体的行为，因此夫妻双方可以一起化解和共同改变。玛乔丽可以对皮特说："我现在不想要这种摇摇欲坠的互动了，你呢？如果你现在觉得受到了指责，我感到很抱歉。我知道我要坚强起来了。"

对EFT夫妻治疗技术的改进：切薄、抓住子弹、更换频道

我们在第三章中讨论的具体干预措施，如对内在和现实互动的反映、验证和提出唤起性的问题，经常作用于夫妻之间。然而，也有一些干预措施是与夫妻工作特别相关且必要的。在第一阶段中建立互动时，"新"的情绪在会谈中被获得并表达给依恋对象（而不是像个体治疗中那样在想象中互动），其中

切薄和抓住子弹这两种技术尤其重要，它们都能帮助治疗师有效地管理夫妻之间的互动，探索向另一半敞开心扉的过程，或处理对另一半新表现的适应困难。

当治疗师第一次让皮特直接（而不是通过治疗师）和妻子分享他最近觉察到妻子愤怒情绪爆发，自己惊慌失措的反应时，他坐在椅子上冷漠地吐出这些话。他认为，通过和治疗师沟通，妻子也能听到自己想说的话，不断重复是很"愚蠢的"。治疗师帮助他探索自己不愿意和妻子深入交流时所感受的脆弱，先聚焦于这个过程，然后冒一个较小的风险——一个被切薄的风险，即谈论围绕分享本身的焦虑。在治疗师的帮助下，皮特可以告诉玛乔丽，他"担心"直接分享这种感觉，是因为"你会嘲笑我，把我当成傻瓜，我就会更加沮丧"。治疗师证实了他的冒险是有道理的，皮特开心地笑了。但是玛乔丽仍然陷入沮丧和被遗弃的感觉中，这更证实了皮特的恐惧。玛乔丽说："嗯，也许一个成年男人因为他的妻子生气而退缩是愚蠢的。"治疗师抓住了这个子弹，转向玛乔丽继续问道："当皮特冒险向你敞开心扉时，你是什么感觉？我的感觉是，你内心的某个部分一直希望他这样做，希望他能向你敞开心扉，向你展示他的内心世界，但你现在很难接受他的这些信息。你很难回答。你听不出来他如此担心是因为你对他非常重要。（治疗师在这里给了玛乔丽一个安慰的信息。）你不认为自己有能力'征服'他！当我谈论这些的时候，你是什么感受？"起初玛乔丽看起来迷惑不解，又看了看她丈夫的脸。然后她用温柔的声音说道："你真的担心我会嘲笑你吗？我从没想过你会在乎我的想法！"治疗师让玛乔丽告诉皮特："我现在感到很难理解你——你演奏着一首太不一样的音乐——我还是不能完全接受我说的话会有这么大的影响。"在她用自己的语言表达了这个想法之后，这对夫妻朝着建立联结又迈进了一步。

治疗师要有能力去保持夫妻双方的平衡，去调谐他们，去维持他们的专注和卷入，也就是说，为探索提供一个安全避风港和安全基地，这在 EFT 的所有模式中都是至关重要的。然而，夫妻治疗是一种特别容易使治疗师失去焦点并感到困惑的治疗。治疗师必须跟随双方的体验，把他们的共同体验拼凑在一起，然后系统地引导双方进行新的互动。这种情况下使用的技术被简单地称为"更换频道"，对于互动升级中的夫妻尤其有用，他们的互动在内容和卷入程度

依恋与情绪聚焦治疗

方面发生迅速的转变。事实上，治疗过程能够偶尔停止（表达是"停下，我们能停一下吗？我想重新回到/聚焦于……"），并通过更换频道以回到正轨，这在对于个体、夫妻和家庭的所有治疗中都是至关重要的。EFT治疗师通常会通过以下方式来更换频道：

- 从过去到现在："是的，这件事发生在许多年前，但现在当你谈论它时，你是什么感觉？"

- 从个体到循环/人际背景："你认为自己很'懒惰'，但听起来是你们中的互动模式挫败了你，让你很难去尝试？"

- 从认知性的、对一件事简单抽象的描述，到对情绪卷入的探索："是的，这很有趣。但是我们再回到这里。几分钟前你用了'身心俱疲'这个词，你能告诉我，当你说那个词的时候，你的身体有什么感觉？"

- 从内容到过程："是的。这很重要，但我想暂停一下，回到你们的互动模式中。似乎这些关于任务和事件的争论成为了全部。但是这个舞蹈——你们互动的舞动、回应彼此的方式——总是一样的。你……还有你……似乎并没有解决办法。你们总是不能在一起互相帮助。"

- 从下诊断或贴标签到描述行为模式："你认为她'疯了'，然后提出医生给她贴的标签。那是什么，'边缘性人格障碍'吗？你就是不明白为什么她会要求你和她更亲密，但当你照做时，她又拒绝了，是吗？"

在整个治疗过程中，治疗师同时关注人际关系的背景（即舞蹈循环的系统化视角）、个体的视角、整体依恋框架和治疗方向，并不断向EFT的目标迈进。这乍一看可能很复杂，但就像演奏乐器一样，随着时间的推移，它会成为肌肉记忆的一部分。

依恋重构阶段的自我和系统

所有探戈舞步都适用于EFT的第二阶段，现在我们可以来简单地描述一下这个阶段中发生改变的过程，以及如何让这些舞步成为改变过程的一部分。

151

EFT的第一阶段是拓宽夫妻对他们之间舞蹈本质的看法，改变舞蹈中情绪音乐的水平；第二阶段则是深化夫妻对依恋中恐惧和需求的意识，塑造协调的、可亲近的、回应性的和卷入性的互动。第二阶段围绕塑造建设性的依赖进行。这样做的目的是让退缩的夫妻双方变得更加开放和投入，让指责型的夫妻能以一种温和的、唤起性的方式表达需求。这一阶段在特定的和特殊的卷入性接触中，或在夫妻（EFT）和家庭（EFFT）治疗的重新卷入（re-engagement）和软化（softening）（也称为"抱紧我"对话技术）中达到高潮。在这些接触中，夫妻双方被引导为彼此提供一个安全避风港和安全基地，理想情况下，双方都能够伸出手并回应对方。这些"抱紧我"对话技术能预测EFT结束时的疗效（Greenman & Johnson, 2013）和随访中的积极结果，也能预测焦虑和回避型依恋行为的减少（Burgess Moser et al., 2015）。

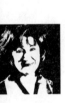

依恋与情绪聚焦治疗

改变的基本过程包括三个步骤：首先，在治疗师的指导下，双方发现并提炼出各自的依恋恐惧，并逐渐尝试以连续、唤起性的方式与伴侣分享这些恐惧；其次，指导被分享的一方在一系列互动中，对恐惧予以接纳性的回应；最后，当这种回应出现时，分享脆弱感的一方就能够展露并提出具体的依恋需求，而另一方便会以安慰、关心和肯定的方式来进行回应。这些步骤在许多层面上都具有变革意义。它们改变了个体的存在性现实，改变了"当下（hot）"认知工作模型中对自我和他人的定义，改变了习惯性的情绪调节策略，改变了每位来访者对关系模式的意识。

在这个阶段，皮特能够识别出自己内心深处的恐惧，他怕被发现不够好，或者像他父亲过去常说的那样："不够像个男人。"他也意识到自己一直对玛乔丽表现出的他"做得不对"的迹象保持着警觉，并分享了这种恐惧是如何"让我止步不前"的。玛乔丽现在更能理解他，并共情地回应他。接着，皮特哭了，分享起他对于依恋的需求，告诉玛乔丽他很难在她对自己那么严厉的情况下和她共同起舞，他渴望得到保证，就是即使他一直都不够坚定和强大，玛乔丽也能接受他，选择他作为她的丈夫。随着皮特更关注当下、更投入，玛乔丽也能够真正地触及并探索她的"恐惧"，她害怕发现自己对任何人来说都不重要，她将永远因为"太难去爱别人"而被放逐在"外面"。皮特现在可以以适当的关心来回应，知道当他的妻子开始积极地接触并拥抱她的依恋需求时，她需要知道自己是"被渴望的，被需要的，而我属于你"。临床实践和研究结果告诉我们，这种分享和接纳脆弱感之间的相互作用，是典型的修正性情绪体验，能让夫妻从不安全的联结转向安全的联结，并引发自我和系统稳定的改变。

第二阶段中的探戈舞步

在第二阶段使用EFT探戈进行干预时，需要更深的投入，这要求夫妻双方承担更大的个人风险。探戈舞步2，尤其是情绪意识和表达的深化，在这里被特别强调，脆弱在这个过程中变得更形象和具体。这一深化阶段的结果是，在探戈舞步3夫妻互动接触的过程中，分享会更热烈、更有变革性。体验式的技术，如适应性的过程反映、唤起性的问题、推测、重构和确认，在EFT夫妻治疗的第二阶段仍被继续使用，但会更加聚焦，程度也会加强。几乎只会在EFT治疗第二阶段用到的一项技术是建立依恋（seeding attachment）（Johnson，2004），它通常在探戈舞步3中，在编排卷入程度更高的互动时，被用于预示或处理阻碍。在这种情况下，夫妻一方不愿冒险接近另一方的犹疑会立即得到确认，并受到可能存在的安全互动形式的挑战。当夫妻双方无论是在原生家庭还是在恋爱关系中都没有体验过安全感，不知道安全互动应该是什么样子的时候，这项技术尤为有效。治疗师推测在某一特定时刻，安全的互动可能会是什么样的，从而呈现出一个陌生的但可能是积极的情景。治疗师可能会说：

> "是的，让你在感到脆弱时求助你的另一半，我知道这件事对你来说很奇怪。你从来没有这样的经历。你从未想象到，现在，会转向你的妻子并对她说：'我很害怕，我的本能让我隐藏起来，但我真的希望你能帮助我克服这种恐惧，这样我就不会孤单了。'这样说似乎很奇怪。你无法想象你的妻子会被这句话感动，并且想要去安慰你。你所有的印象都是别人在轻视你，然后转身离开。所以让她'进来'很难，对吧？当我对你说这些话的时候，你有什么感受？"

这种建立依恋的干预似乎能激发夫妻一方对依恋的渴望，也能扩大来访者对各种可能性的感知。

153

如前所述，对情绪的核心主题和触发点的探索正在深化，在第二阶段，情绪呈现出一种更具存在性的基调。治疗师在真正具有卷入性的那些已被澄清和组合的情绪（如恐惧、羞愧和悲伤）中停留更长时间。在深化情绪体验的过程中，治疗师通常使用重复、呈现情景，以及来访者已经识别的情绪"抓手（handles）"，来把握来访者的体验，并提取这种体验的意义。我们的目标是让来访者保持敏锐的觉察，并让他们有能力容忍自己的脆弱感。这种脆弱性通常包括对于接触依恋的渴望，以及对被孤立和失去归属感的灾难性的恐惧。再一次强调，如前所述，对自己和他人的核心定义会在这里被发现和探索，核心依恋体验得到更充分的卷入。在这一点上，来访者也可以接受治疗师在会谈过程中与他们的另一半合作了更长时间，并理解这样做的重要性。

依恋与情绪聚焦治疗

这种对情绪更深层次的卷入，为更真实、更亲密地吐露自己的想法提供了机会，这正是"抱紧我"对话技术的特点。一般来说，治疗师会首先与更退缩的一方展开积极的工作，帮助他逐渐向另一半表达对依恋的恐惧和需求，接下来，另一方被引导去领会、接受并开始回应这些信息。治疗师在要求表达出更多指责的一方开始尝试之前，会先要求退缩的一方踏上寻求安全联结之路。这样做能避免故态复萌，即指责的一方陷入脆弱的风险之中，而他们的努力只会遭遇更多的阻碍或缺乏回应。双方都需要站在舞池当中，来共同塑造一种新的舞蹈。

发现更温和的核心情绪，提炼它们，然后展露出恐惧和需求，并与指责型伴侣重复这一过程。一旦这个过程完成，相互之间的可亲近性、回应性和情绪卷入就会引发变革性的、成熟的联结序列和回应。治疗师会强化这些回应，并概述其对夫妻双方和关系中联结的重要性。这些过程在文献中被称为软化，由于双方都进入了脆弱的情绪状态中，指责型伴侣已经"软化"了其激进的立场，逃避型伴侣已经拆除了其坚硬的围墙。在更强烈、更具建设性的互动中，退缩的一方会更加开放，能够积极定义自己想要的关系，指责的一方会从脆弱的角度提出他们的需求，塑造新的舞蹈，也就是说，全新的积极依恋互动循环建成，并形成了安全联结，有时候，这可能成为来访者全新的体验。探戈舞步2和舞步3是这些"抱紧我"对话技术中软化性改变事件的核心。对依恋情绪更深层的体验会引起对另一方的直接接触，并获得另一方的共情和联结。联结的本质是感受并回应脆弱性。

探戈舞步5中的巩固，在EFT和EFFT的第二阶段往往有不同的特质。作为一名治疗师，我常常会因夫妻或亲子感受到彼此的过程而深深感动，也许这是他们第一次感受到彼此。当然，看着在EFIT治疗中与爱人想象中的接触慢慢发展成一种更深层次的联结也让我感动。但是，当它作为互动舞剧的一部分，在会谈中的爱人之间出现时，当夫妻双方都跌跌撞撞地走向联结时，这个过程有一种独特的能力来抓住治疗师的心。在这里，我更可能会热泪盈眶地证实治疗的效果，并感谢我的来访者以一种具体而直接的方式教会了我什么是人性。

那么，我们如何在夫妻治疗的第二阶段开展干预呢？在第二阶段开始时，皮特被鼓励真正靠近并感受他的恐惧——他对于自己"永远不会成为玛乔丽心中合格的男人"的恐惧。他不仅开始为这种恐惧命名，而且开始感受它，也能够忍受、能够走近"自己总是被认为没价值"的感受。在现实层面上，这引发了皮特深深的绝望感和无助感。当治疗师帮助皮特走进探戈舞步3时，他分享了这种无助感，互动更深入了。接着，治疗师帮助玛乔丽理解这些，并告诉皮特，玛乔丽从来都不明白她的话怎么会引起皮特的这些感受，以及她是多么不希望他陷入这种痛苦之中。然后治疗师问皮特，玛乔丽如何能够帮助他克服这个他花了那么多精力试图推开的痛苦。（注意EFT治疗师是如何积极地鼓励夫妻共同调节困难情绪，而不是压抑或自我安慰。）皮特告诉治疗师，之后他也能够告诉他的妻子，他需要获得信息以确认他在她那里是特别的、有价值的；确认虽然他可能还会犯错，但仍会被尊重看待。玛乔丽的回应是共情和关心，而她的丈夫则松了一口气，还感到有点惊讶。随着这一过程的展开，治疗师也一直在支持玛乔丽慢慢接触她的恐惧（在探戈舞步3的深化过程中）。玛乔丽能够清楚地表达，如果她真的冒险去接触皮特，她会发现她的需求被判断为"无关紧要的"，她会知道自己永远是孤独的。现在，治疗师将这些恐惧正常化，并支持玛乔丽保持温和的情绪，而不是试图告诉她的丈夫如何解决他们的婚姻问题。玛乔丽被指引进入一系列建设性的互动中，在其中她触及并加深她的觉察，然后与皮特分享，皮特现在也能回应妻子并卷入其中。玛乔丽能够

155

告诉他，当她痛苦又无人依靠时，她需要肯定。双方都为对方提供了安全的联结体验，在这种体验中，对自我和他人的内部工作模式都得到了修正，情绪系统也得到了扩展。"抱紧我"对话技术把我们的世界变成一个更安全的地方，在那里我们可以相信别人会支持我们。

建立具有可亲近性和回应性的积极循环，有助于治疗师大致了解依恋过程中的障碍。特别是在第二阶段，若在依恋创伤发生的时刻有强烈的依恋需求却没有得到满足，就要来处理这些创伤了。这些创伤常以依恋理论中的术语在第一阶段的会谈中被融入夫妻的互动循环中，但是现在则需要被直接处理和治愈，以达到新的可亲近性和回应性水平。宽恕性对话和针对这种伤害的疗愈构成了一种特定形式的"抱紧我"对话。例如，当玛乔丽探索她对于接触皮特的恐惧时，可以追溯到她在早期会谈中提到的伤害，当时她需要皮特陪她去看病，但从她的观点来看，皮特忽视了她并认为她的需求是一种不成熟的表现，并让她独自去处理。这种对话技术的步骤包括澄清受伤的痛苦、让对方理解痛苦并为发生的事实承担责任、帮助受伤的一方了解创伤事件发生时对方的心态、帮助受伤的一方以一致的语言坦率地表达这种痛苦、帮助另一方以懊悔和关心的方式来回应以抚平这种伤害，这在EFT相关文献中有详细的概述（Johnson, 2004; Zuccarini et al., 2013）。

从EFT的角度看，婚外情在夫妻治疗中是一个常见的问题，被视为依恋创伤。通常婚外情痛苦的简影可以被描述成一个瞬间的剧痛。如前所述，EFT治疗师将事件放置在依恋框架中，通过培养施加创伤一方的共情、懊悔和安慰，来帮助受伤的一方走进这种痛苦，并调节和分享这种痛苦（MacIntosh et al., 2007; Johnson, 2005）。伤害、宽恕和调和过程的本质得到澄清，并通过依恋框架得到持续关注。

巩固阶段

EFT第三阶段的目标是稳定、加强和庆祝夫妻之间和夫妻内部在前几次会谈中实现的改变，并帮助夫妻作为一个团队一起处理实际问题。以往的会谈主要关注的是情绪调节的过程和与他人间的接触，而不是问题和问题的内容。现在，与自己的情绪生活和亲密他人新建立的安全感，促进了对差异的容忍、有效的合作，以及对回应和共情的协调，因此以前不可能解决的问题现在可以相对容易地得到处理和解决。治疗师可以简单地促进夫妻之间以目标为导向的对话，主要使用镜子技术——探戈舞步1，让他们保持在正确的轨道上。例如，当皮特和玛乔丽坦诚地讨论育儿问题时，发现他们的育儿目标实际上几乎是一样的，但是皮特更喜欢和他们十几岁的女儿展开合作的姿态，而玛乔丽因担心女儿的安全问题而变得更加专制。当皮特能听玛乔丽的话，平息她对女儿的一些担心时，他们就能想出适合两人的育儿计划。治疗师鼓励这对夫妻关注问题的内容，并利用他们新建立的开放性和回应性来解决问题。安全感增加了夫妻间问题解决的灵活性和探索各种选择的能力，治疗师则巩固这个新建立的协作性的立场。事实上，这对夫妻似乎有更多的精力投入到这一过程中，因为他们不再花太多的精力在警惕威胁和防御上。在很多夫妻治疗方法中占比很重的沟通训练或问题解决技能培训，在EFT中似乎没有用武之地（James, 1991）。相反，夫妻双方会体验到新的情绪平衡感，并从内而外有组织地学习融入彼此的新方法。

治疗师也会反映、确认并庆祝夫妻积极回应的新舞蹈（比平常更热烈的探戈舞步5），并帮助夫妻创造一种新的整合叙事的方式来讲述他们是如何转变关系的、如何从无助转变为主动。这种叙述方式作为未来的一个参照点，赋予这对夫妻处理未来困难的能力（Johnson, 2004）。EFT治疗师期待来访者继续发展他们的关系，并在关系中成就自己的发展；在后续研究中，有证据表明EFT能持续这种发展。

临床观察和依恋科学表明，EFT来访者的问题没有复发与以下五个因素有关：

1. 积极的联结互动具有内在的吸引力和回报力，能够持续产生共鸣，为夫妻提供一个安全港湾和安全基地。人类的大脑天生具有掌握这一关键的、以生存为导向信息的能力。

157

2. 在面对脆弱时，夫妻发展出保持内在一致性和有序性的新能力，而这种能力与更好的情绪调节和更安全的联结相关。

3. 随着互动模式变得更安全，性生活和照顾关系也发生了转变。

4. 与共同分享和承担风险有关的深刻记忆，以及随之而来的信任，在风险真正出现时，抵消了夫妻间的伤害和误解。

5. 将亲密关系重新定义为是可以理解的和可控的，将自己定义为能胜任的互动伙伴。

在EFT结束时，双方了解了互动的背景音乐，理解了为什么它如此引人注目，并掌握如何和谐地共舞，以及当舞蹈出错时如何重置音乐和舞步。

当心理健康问题使关系变得痛苦复杂时，所有这些阶段都需要花费更多的时间和更多的重复（Johnson, 2002）。这些问题包括极度退缩（包括阿斯伯格综合征）、有限的语言运用能力（Stiell & Gailey, 2011），以及极度升温的互动。这些问题都被放置在默认的情绪调节策略背景中，以及与依恋对象或断开或联结的互动循环下。冲突升级的夫妻往往会让治疗师警觉并感到压力。EFT治疗师认为这种升级主要是面对被拒绝和被抛弃的威胁时，夫妻一方绝望地去试图获得一种控制感，这样就能够触及表面攻击行为之下的脆弱性，并以此为契机使用反映和重构。治疗师也会更有指向性，并能控制夫妻之间的互动，让他们放慢节奏，反思舞步，让双方都能跟上节奏。所以治疗师一度告诉皮特和玛乔丽：

"我要你们停在这里，停下。你们都陷入了'寻找坏人'的对话中，你们都在证明对方是一个坏伴侣，而且一点都不可爱！你们都在给对方贴标签并激怒对方，击打对方的痛处，煽动怒火。在场的每个人都被你们的情绪烧伤了。这种情况开始于，玛乔丽，你说皮特不来医院让你失望，皮特，你为自己辩护说你的妻子是个发号施令的暴君。我想我们应该回去……"

然后，治疗师会反映并共情软化后的夫妻双方之间潜在的伤害和恐惧，将对话转移到更安全的层面上去。

158

夫妻治疗的新方向

依恋科学提出的新观点为临床工作者开辟了新的途径，他们帮助夫妻建立更积极、更持久的关系，探索利用夫妻干预推动健康和幸福的新途径。

教育项目

一旦我们理解了什么是爱和依恋，我们就能更好地引导夫妻，更具建设性地经营关系，防止出现问题。将依恋视角对爱的看法和夫妻干预整合，形成了一个全新的、预防性的教育项目，叫做"抱紧我：联结的对话"（hold me tight : conversations for connection）（Johnson, 2010）。这个项目基于《抱紧我》（Hold Me Tight: Seven conversations for a lifetime of love）（Johnson, 2008a），这本书是面向普通大众的，基于多年来的EFT研究和实践，也基于实践基础上的依恋理论。这一教育项目的积极成果最近已被印证于几项社区研究中（Kennedy et al.; Conradi et al., 2017），无论是新手还是阅历丰富的人都能从中获益。这个项目现在被引进到全球各国。它也适用于由教堂介绍来的基督教夫妇和教育团体（Johnson & Sanderfer, 2017），基于基督教改编的"抱紧我"项目叫做《创造联结》（Created for Connection）（Johnson & Sanderfer, 2016）。值得注意的是，圣经中为基督教故事提供了一个可亲近性、回应性和情绪卷入的范例，现在已有一篇有趣的文献，研究以上帝为依恋对象的情况。抱紧我®是第一个基于对浪漫爱情清晰、充分的理解，并基于对关系修复和维护的广泛研究的关系教育项目。正如科学已经改变了我们对儿童需求的觉察和我们的育儿实践，这个项目也反映了依恋科学有能力改变我们对成人爱情关系本质的文化意识。

身体健康干预

在过去几年中，生理功能与健康、社会支持的质量以及与他人的亲密联结之间的清晰关系被逐渐揭示出来，因此基于夫妻关系的医疗问题干预也变得越来越普遍（Baucom et al., 2012）。积极的亲密关系对具体的健康指标有影响，例如与其他社交互动相比，与依恋对象（家庭成员和伴侣）的互动更能

159

降低血压波动的发生率（Gump et al., 2001; Holt-Lunstad et al., 2003）。依恋互动调节生理健康，而伴侣会在情绪和生理现实的层面被内化为安全或危险的表征。依恋和健康状况间也存在具体的联系，例如，慢性疼痛与不安全感相关，而焦虑型依恋似乎尤其与心血管疾病相关（McWilliams & Bailey, 2010）。具体来说，文献已经概述了心脏病、免疫功能、慢性压力反应和关系变量（如心怀敌意的指责，或积极因素，如平静、安全感）之间的联系（Pietromonaco & Collins, 2017; Uchino et al., 2014）。人际支持的建立现在已被视为促进健康和积极应对疾病的一个基本因素。因此，这也是为什么抱紧我®教育项目现在被用在心脏病康复和心脏病管理治疗中。这个名为"一起治愈心脏"（Healing Hearts Together）的项目（Tulloch et al., 2017）目前在加拿大渥太华的一家大型心脏医院被作为常规项目来使用，并已收集到积极的初步疗效（Tulloch et al., 2016）。正如接受过换心手术的迈克告诉我的：

> "就在我的世界分崩离析，在我最脆弱的时候，莉丝和我开始为我应该喝多少酒、吃多少药而争吵。这让我非常激动，让我的心跳加速，以至于我都忘了吃药，她也变得很沮丧。我们需要一些帮助。想要我的新心脏正常工作，就需要她能在我身边，我需要她支持我，这样我的焦虑就会得到控制。"

这个教育项目的不同版本也适用于面临帕金森病、癌症和糖尿病的夫妻。研究表明（House et al., 1988），情绪孤立对健康的危害比吸烟、肥胖或缺乏锻炼更严重。依恋理论通过整合生物学和社会联结，为我们提供有针对性的预防和促进健康的干预措施，以促进对这种有害孤立的矫正。

有效地解决照顾和性的问题

依恋现实塑造了成人关系的另外两个关键要素：照顾和性。和其他领域一样，依恋提供的路线图可以帮助治疗师以一种目标明确的方式理解和处理问题。

高度焦虑型依恋下的照顾往往缺乏协调，效果也较差。照顾策略会变得有强迫性和控制性，在理解伴侣的需求方面也会变得不那么准确。高度回避型依恋的伴侣倾向于忽视自己和对方的需求，缺乏同理心，不太可能认为他人值得自己关心（Feeney & Collins, 2001）。这同样适用于同性伴侣关系（Bouaziz et

依恋与情绪聚焦治疗

al., 2013）。对夫妻治疗师来说，重要的是增强安全感的潜意识启动程序能有效地引发对伴侣的共情和支持行为（Milkulincer et al., 2001, 2005）。这种启动效应与EFT的临床体验类似，在EFT中，甚至是回避型依恋的伴侣，都基本能在治疗师的支持下，开始对另一方在关键的亲密互动中表现出的脆弱性做出回应。以安德鲁为例，他在开始接受治疗时是沉默无回应的典型。十周后，当他的妻子露易丝因为没有实现和他亲近的愿望而感到痛苦时，安德鲁会说："当你哭的时候，我感到很困惑。一部分的我只想逃跑。但当我想起你在治疗会谈中说过的话，我的身体又渐渐感到温暖。我不想伤害你，真的，我不想伤害你。我想安慰你。我只是不知道该怎么做，你能帮助我吗？"

在过去的几年里，关于性和依恋的文献激增（参见Mikulincer & Shaver, 2016; Johnson, 2017）。从概念和临床上讲，定义安全联结的要素是很有意义的，它们是可亲近性/开放性、回应性和协调的情绪卷入，它们也有增强理解意图、协调线索和促进性生活和谐的能力（Birnbaum et al., 2006）。随意的、冷漠的性行为，只关注表现和感觉，以及较低的亲密程度和较低的性满意度在回避型依恋的伴侣中更为常见；而把性作为爱情的晴雨表，关注与伴侣亲密度的情况，则在那些焦虑型的依恋者中更为常见。不安全感会降低性自尊，增加焦虑，尤其对女性更是如此。一般来说，一段安全的、联结的、积极的关系似乎是获得性满足的最佳处方（Johnson & Zuccarini, 2010）。这在现实中有所反映，即在EFT结束后，夫妻的性生活频率和满意度都有了很大的提高（Wiebe et al.）。这与最近的一项发现相符，即在EFT中，亲密度和敏感性水平会上升，而这两者的缺乏正是导致不安全型依恋和性满意度低的主要因素，对感到痛苦的夫妻和未感到痛苦的夫妻来说都是如此（Peloquin et al., 2013; Peloquin et al., 2014）。

依恋还提供了一个桥梁，使我们能够以一种具体而简洁的方式将性和关系整合起来，并将夫妻治疗和性治疗的干预结合起来（Johnson, 2017）。多年前的研究发现，在EFT中，治疗开始时的互动模式能预测夫妻双方对性满意程度的评价，而随着这些模式的改变，EFT会对性联结产生积极的影响（Hawton et al., 1991）。这对于女性的满意度可能尤其重要，因为所有关于女性意识唤醒的证据都表明，在体验到生理唤醒的切实欲望之前，女性会监视着关系的安全联结水平。这种欲望也经常回应着伴侣所渴望的感觉，而不是自发的欲望（Gillath et al., 2008; Basson, 2000）。

EFT治疗师帮助夫妻勾勒出性互动中的循环，有时是通过反映夫妻之间的主要模式，有时是将其与主要模式形成对比。更多回避型依恋的、退缩的男性因为在其他方面无法提供安全的情绪联结，所以会在他们的性舞蹈中主动伸出手来，但往往会遭到伴侣拒绝。如果治疗师要帮助这些伴侣进入他们的情绪，帮助他们分享对渴望的需要，可以改变另一方认为自己只是用以达到性高潮工具的看法，从而使他们可以在卧室里营造一种新的氛围。将依恋现实与性行为联系起来的新观点形成了新的、更有针对性的干预措施。EFT治疗师更可以从自发的基础——内在的、自下而上的情绪基础，以及如何用身体来表达情绪着手，来塑造新的、积极的性爱循环，而不是依赖自上而下的、以技能或技术为导向的干预。当这些干预与夫妻的情绪现实不符时，它们就变得无关紧要了。当特里能够表达出他对失败的深深的恐惧，而这种恐惧引发了他的勃起功能障碍，并从妻子那里得到安慰，同时又听到对她来说，做爱最好的部分就是温柔的抚摸时，他就不会把事情想得太过灾难化了。他和妻子可以组成一起应对时而出现的勃起困难的团队。

当和同性别伴侣一起工作时，我们讨论过的所有原理和技术同样适用（Allan & Johnson, 2016; Johnson & Zuccarini, 2011）。以依恋为导向的治疗师接受依恋科学的证据，即人类天生就喜欢浪漫的爱情，以及鲍尔比所说的等级依恋（hierarchical attachment）。我们可以同时对一些珍视的人产生依恋，但我们通常有一个中心和主要的依恋对象，我们会努力维持并保护这段关系。安全的依恋是一项首要的、极其有用的生活策略，在一种更冷漠、缺乏承诺的关系中，要建立和维持这种依恋极其困难。依恋积极地挑战我们去修正一些关于性爱的古老神话和习俗，例如，对一个人的长期承诺自然会导致沉闷的熟悉感，从而扼杀性欲，而不断的新鲜感是产生激情的主要元素。这种观点混淆了安全联结中典型的活跃而积极的卷入与在种种约束下亲密和回应的缺乏。因此在一种充满爱的关系中，分离会自然发生，但随后会重新协调和重新卷入，在这种关系中，夫妻会一次又一次地坠入爱河。

一项脑部扫描研究（Acevedo & Aron, 2009）发现，无论在短期还是长期爱侣间，都有一定比例的人对伴侣的生理反应是持续不变的，这表明浪漫的爱情远不止是短暂的反应，反而是可以持续很长时间的。另一项研究（O'Leary et al., 2012）发现，结婚超过十年的夫妻中，有40%报告说"在爱情里是紧张的"。这直接挑战了那些只专注于有意识地塑造我们称之为爱的反应，而不是解决除了这些反应以外的所有问题，并希望爱情会因此而回归的夫妻治疗师。显然，为了应对这一挑战，治疗师必须对爱本身有详细的、明确的理解。依恋理论为我们提供了这种理解。联结的中心问题，即"你在我身边吗？"，在所有的长期关系困扰中都是含蓄的（有时也是明确的）；然而，夫妻双方可能不知道如何用词语来表达他们的痛苦。在临床实践中夫妻的一致报告、研究和实践中很少出现的退出或中断，以及EFT的结果总体上指明了对爱的聚焦和情绪联结之间的相关性，来访者经常告诉EFT治疗师："你说到问题的核心了。这个关于联结的问题真是一针见血。事情第一次有了意义。"基于科学的依恋理论和实践为夫妻治疗师提供了一个安全的避风港和安全基地，治疗师可以在此基础上找到他们的自信和创造力。站在依恋理论的坚实基础上，夫妻干预领域可以迈向一个全新的水平。

练习

个人角度

你能找出一个让你和你爱的人陷入其中的消极模式或恶性循环吗？你能用最简单的语言概括出这个消极舞蹈的舞步吗？就像你正在观察每个人在做什么一样——每个人的舞步是什么样的。试着在不作任何评判的情况下从远处旁观这件事，同时注意每个人的行为是如何在一个反馈循环中引发另一个人的行为的（你越怎样……，那我就越怎样……，而我也越怎样……）。

在互动中，你如何处理自己最脆弱的情绪？你会向对方发出什么信号——对方会看到什么？一个共情的治疗师可能会如何以一种让人感到安全和被理解的方式来总结你们两人的舞蹈呢？治疗师会如何反映你所表现出来的表面感受，并开始引出你在这种情况下感受到的潜在的、更脆弱的感觉，尤其是依恋中的恐惧。

看看你是否能写下治疗师可能会说什么。

专业角度

一对夫妇，泽娜和泰德，陷入了他们习惯性的负性循环中，看起来是这样的：

泽娜：（以非常平静、讲理的语气，并在便笺簿上写着笔记）我真的不认为这种讨论有什么用，泰德。我们可以用你喜欢的方式付账。有很多方法可以达成这一点。（列出了三个复杂的替代方案）我不认为在类似支付账单这样的实际问题中调动情绪有什么意义。（开始概述她的妹妹和妹夫是如何处理这个问题的。）

泰德：（激动、生气地）我们是怎么走到这一步的？我说的是，我们怎么从不谈论我们自己的事情！什么时候可以调动情绪？你能告诉我吗？小姐，你总是很冷静吗？我说的是我有多担心钱的问题。我不需要那些关于你妹妹的该死说教。（他的手重重地拍在膝盖上）如果我想要一个注册会计师做我的妻子，我会出去找一个。而你，就像一台自动收报机，不停地提出各种各样的建议。（用手捂住眼睛）我甚至都不觉得我们是一对夫妻了。

泽娜：（飞快地眨了眨眼，深深地吸了口气，然后向后靠在椅子上）我希望你能讲点道理。我真不明白你为什么这么不高兴。你好像总是不开心。有些男人会感激妻子能帮忙解决问题。但这些天无论我试图做什么你都……（长时间的沉默，多次用一只手抚摸另一只手）如果我们在家，在这个时候，我通常会放弃，转而去学习，直到你冷静下来。你不欣赏我的……努力。

泰德：（转向治疗师）她根本不明白我为什么生气。也许我都不知道我为什么这么难过！我是个疯子吗？你知道我现在为什么这么生气吗？

164

你会如何用最简单的术语，向这对夫妻反映他们的循环，总结他们显而易见的依恋结果，并概述关系问题中的舞蹈模式？

你如何用依恋框架来回答泰德的问题，同时又不否定或指责他的妻子？

试着把你要说的话写下来。（这是游戏，再次强调，没有错误的答案。）

本章要点

• 在夫妻治疗中，如果要目标明确且干预有效，需要一幅路线图来概述爱情关系的本质是什么、什么出了问题、在修正中什么是切实需要的。

• 情绪上的分离和匮乏——未被满足的对安慰、支持和关爱的依恋需求是痛苦关系的核心。解决方法是塑造情绪的可亲近性、回应性和卷入性〔A.R.E.——"你还爱我吗？（Are you there for me？）"〕。

• 情绪聚焦夫妻治疗符合美国心理学会夫妻和家庭治疗分会制定的最高水平的经验验证标准，并已被发现能改变夫妻关系中的依恋质量。

• 治疗的不同阶段——稳定、依恋重构和巩固，以及治疗中发生的关键改变过程和干预措施在EFT和EFIT中是相同的。除了基于现实情况的一些模式外，探戈的基本舞步在不同模式下都是相同的，这是由于冲突双方都参与到与治疗师的会谈中，而不仅有治疗师和个体来访者两个人。例如，概述负性循环的步骤——反映EFT探戈舞步中的"恶魔"对话——会更为详尽，而诸如抓住子弹和建立依恋的干预措施，则被使用得更加频繁。

• 在痛苦的关系中，夫妻在追逐和逃避之间转换的四种循环是：找到坏人、指责和退缩、僵化和逃避、混乱和矛盾。

• 夫妻治疗师必须知道如何与来访者一起更换频道：关注当下、关注循环，而不是伴侣的缺点；关注情绪而不是抽象的讨论；关注过程而不是内容；关注具体的行为而不是标签或诊断。

• 找出建设性依赖关系形成过程中的障碍，如阻碍来访者在会谈中冒险的过往创伤。EFT治疗师与来访者共同接触并"软化"这些障碍。联结事件——"抱紧我®"对话，可以改变关系的安全性和夫妻双方的自我工作模式。在联结事件中，探戈舞步2～4被强化和使用，直到达到安全互动的新水平。

• 理解爱情关系和情绪回应性的关键本质，让我们开发出新的关系教育项目，如"抱紧我®"项目，利用这种项目解决对关系构成挑战的身体健康问题，并理解爱情关系的其他方方面面，如以全新的方式理解性和照顾。

• 你所理解的，都可以塑造。依恋理论正把我们带入一个新的时代，将浪漫关系概念化，并创造出有效的夫妻干预措施。

第七章

情绪聚焦夫妻治疗个案实践

当下已有大量夫妻治疗领域的文献展示了EFT成功引发改变的很多案例和转录稿，培训录像也提供了大量处于不同治疗阶段和不同类型夫妻的案例。在本章中，我并不是要提供一个成功案例，而是把一段富有挑战性的夫妻咨询过程呈献给大家，这对夫妻之间存在的一些问题使他们的关系无法修复，以至于他们长期处于痛苦之中。

个案背景信息

这对夫妻断断续续地接受了几年的EFT治疗，据治疗师说，他们一直在努力度过最后的巩固阶段。到目前为止，他们之间痛苦的消极循环不再升级，并已经为促进积极联结的循环建立了一个牢固的基础。但现在的进展似乎受到了阻碍，治疗师陷入了困境。

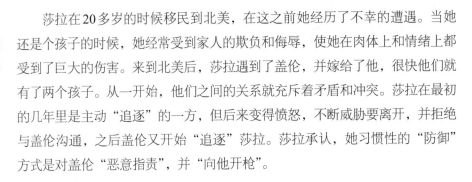

莎拉在20多岁的时候移民到北美，在这之前她经历了不幸的遭遇。当她还是个孩子的时候，她经常受到家人的欺负和侮辱，使她在肉体上和情绪上都受到了巨大的伤害。来到北美后，莎拉遇到了盖伦，并嫁给了他，很快他们就有了两个孩子。从一开始，他们之间的关系就充斥着矛盾和冲突。莎拉在最初的几年里是主动"追逐"的一方，但后来变得愤怒，不断威胁要离开，并拒绝与盖伦沟通，之后盖伦又开始"追逐"莎拉。莎拉承认，她习惯性的"防御"方式是对盖伦"恶意指责"，并"向他开枪"。

几年前，盖伦曾因为一起暴力事件在监狱里待了一晚，但没有受到控告，不过暴力行为并不是他们来接受治疗或本次会谈要讨论的话题。在这次会谈之前，莎拉已经多次聘请律师来处理离婚事宜，但她同意最后尝试一次去改变他们之间的关系。不管是在童年还是在与彼此的亲密关系中，莎拉和盖伦似乎从来都没有经历过安全型的依恋。盖伦说他从来不懂得什么是爱和接纳，而莎拉似乎需要处理更复杂的创伤，就像创伤问题专家朱迪思·赫尔曼（Herman, 1992）指出的那样，她小时候经历过"人际联结的破裂"。与此同时，在莎拉眼中任何一个人都可能会给她带来恐惧，但她又迫切地希望通过与他人建立联结来帮助自己战胜这种恐惧。当我听到治疗师讲述这个病例时，突然想到如果几年前莎拉出现在我的治疗诊所里，她肯定会被贴上边缘型人格的标签。当我开始治疗时，我对自己说："这是一对'创伤夫妻'（Johnson, 2002; Greenman & Johnson, 2012），他们对依恋的恐惧，对危险和伤害的警觉时常被启动，并且这种敏感性在20多年的长期冲突中不断加剧。所以，不能太过着急，要慢慢来。"

治疗师将会谈的目标设定为降级冲突，从而为EFT第二个阶段的治疗做准备。当他们之间的冲突不再继续时，其中夫妻一方（在这个例子中是妻子）才能够看到并接纳对方的脆弱。他们会在这个过程中觉察到一些新的信息，这些新的信息便是夫妻之间安全联结的修正性体验。治疗师告诉我，这对夫妻了解他们之间的恶性互动循环和他们对彼此的影响。盖伦尝试靠近他的妻子，却不断受到莎拉的怀疑和讽刺。莎拉认为自己要么是缩在"乌龟壳"中，要么是随时准备进入"战斗模式"的"战士"。

在会谈开始前，莎拉问我："人们真的向往爱情吗？是真的吗？"我没有在会谈前找到机会回答她这个的问题。

咨询会谈

在介绍和简短的谈话后，我们开始了。

莎拉：（对我说）我认为来这里可能会对我们有帮助，但是……如果两个人确实不适合在一起，该怎么办？

苏：哦。从长远来看，我不确定是否有两个人能够完全适合彼此。很多人都不知道如何与伴侣近距离地"共舞"，但在彼此的陪伴下一起学习给了我们希望。如果我们在彼此的心中占有珍贵的位置，我们就会愿意尝试，努力去学习这种舞蹈。世上没有完美的人在等待着你，但保持好的夫妻关系也没有那么难。我听说你们刚刚在一起的时候，并没有足够的信任和安全感。但看起来你们现在已经成长了很多，也表现出了为这段关系不断努力的勇气！

盖伦：我们从来没有过手牵着手，相互依偎着，到某一个地方一起看日落！（笑了笑）我好像已经习惯了我们的关系是一场战争！

莎拉：（对我说）但现在我已经不和他吵了，我只想保持沉默。之前，我们之间的争吵像猫和狗打架一样激烈。

盖伦：但现在她再也不和我"跳舞"了！我们似乎已经……

169

莎拉：放松……平和一些……

盖伦：但我希望我们的关系能够更好一些，你知道这很难……我们该怎么做？

苏：嗯。现在你想知道如何才能做到相互依偎着一起看日落，是吗？你想和莎拉更亲密一些？（盖伦点了点头）

盖伦：但我怕又说错话，那样就会导致……

苏：你们的想法可能会不一致。（盖伦点了点头）所以你告诉自己要小心谨慎？也许你是在等她告诉你，她已经准备好更亲密一些了，是吗？

盖伦：确实是的，但我没有得到信号。

苏：所以你们非常冷静，并没有争吵。你站在门外等着，说："我就在外面，我想靠近你，你可以让我进去吗？"（开始进入探戈舞步1——反映当下的过程，捕捉到丈夫在互动位置中的问题根源。）

盖伦：对，我等着呢，我等着呢。（看着莎拉）

苏：（转向莎拉）当这个人说"莎拉，我在门口等你"时，你有什么感受？

莎拉：（微笑）我喜欢被人主动接近，我不想再主动了。我主动了太久，有的时候我甚至需要和他吵一架，才能在家里制造出一些动静来。如果我退让，我还是觉得被冷落了。我觉得自己太无力了。但现在，如果你不想主动靠近我，没关系，我并不在乎。

苏：嗯。虽然吵架很糟糕，但是在吵架的时候，你们彼此还是有联结的，对吗？现在你选择逃避，但不知为何，你还是觉得自己失去了什么，不再像以前一样强大，你感觉受到了伤害。这就像你内心的某个部分在说："我需要你走进门来，告诉我你想要和我在一起，因为在我的内心深处，仍然觉得被冷落了。"我说的对吗？

莎拉：也许是吧。我们结婚时他欺骗了我，后来我发现了一些他没有告诉我的关于他家庭的事情。

苏：这让你摇响了警铃。（莎拉点了点头）我非常理解你会保持警惕，在你小的时候，有一些靠近你的人让你感到了危险，所以你的警铃响了。然后你和盖伦打了一场持久战，彼此伤得很重。（莎拉再次点头，我肯定了她的顾虑）然后，盖伦，你害怕再犯错误，所以你等待着她的信号。（对莎拉说）但似乎你对他说："你为什么不能走近我，和我在一起呢？我不想冒险，也不想伸出手去靠近你，我甚至不知道怎么开门。"

莎拉：当他睡在楼下时，我一点都不想理他，但是我又很生气他没来和我一起睡觉。即使之后他过来找我了，我还是很生气。（*这里我们看到一组经典的无解困境，她无法被接近，同时又渴望被接近。当盖伦接近她时，她指责盖伦并将他拒之门外，通往治愈的道路被封锁。*）

苏：嗯。所以你拒绝接近他，但仍然因为他没有接近你而有点生气。（莎拉笑了笑）他在等你释放信号，表现出你渴望他的接近，对吗，盖伦？（盖伦点了点头）你们都没有得到想要的东西。你们没有再继续争吵，但是……看起来你们都不知道怎样才能收获美好的感情，是吗？这对你们来说很陌生，所以没有人知道该怎么办。但是，莎拉，就像你说的："我仍然觉得被拒绝了，我受到了伤害，我多么希望你对我说你需要我，你邀请我靠近你。"是吗？（*增强依恋信息，澄清莎拉的需求。聚焦于莎拉在回应盖伦的示爱中遇到的阻碍，设置会谈的步骤。*）

莎拉：是的，我也这么认为，确实是这样……我不知道如何向前迈出一步，我需要坐缆车，我再也爬不动了。然后，有一些时候……（*转向盖伦*）你不在我身边。当我生第二个宝宝时，不得不让姐姐来医院接我，有很多类似的事情。

苏：是的，那些记忆还在让你心痛，对吗？（*她点头同意*）那些记忆提醒你，需要他、依靠他、向他敞开心扉是一件十分危险的事情，因此你需要他的帮助。你曾经努力过，但是依然没能爬到山顶，没法接近他。（*盖伦聚精会神地看着听着，我正在向他展示的妻子的形象，也许和他通常所看到的完全不同*）你需要他的帮助，你受了那么大的伤害，但你仍然在因为他的拒绝而痛苦。你无法做到，甚至不知道如何给他发送这个信息，才能让他打开这扇门，

171

对吗？这可能需要巨大的勇气才能说出来，是吗？（*莎拉无法信任盖伦。一般来说，我会在这一点停留，反映出她的情绪，并确认这个情绪。即探戈舞步1——反映她当下的情绪体验。*）

莎拉：是的，我学会了独立，所以我成为了"女强人"，但如果他有时能在意一下这些事情就好了。我们伤害了彼此，很多年以来我一直处于失望和孤独中，他也有自己的痛苦。（*这个场景告诉我，他们已经前进了一步，莎拉承认了盖伦的痛苦。*）

苏：如果他能在意这些事情，也许更重要的是如果他能更在意你就好了。可能你不知道如何开始新的联结，但你清楚自己想要什么，因为当它不存在的时候，你感到受伤、感到疼痛。争吵是一种用来抓住联结的可怕方式，但逃避也同样不是好的方式。

莎拉：如果他愿意关心信用卡账单的话——前几天我让他核对一下账单（*强度开始减弱*），他说："不，别让我去做。"

苏：你现在需要他的帮助，因为你要进入这个新的情绪领域。即使是很简单的事情，你也无法向他寻求帮助，是吗？你说得很深刻，莎拉。你想让他和你在一起，但他不知道该怎么做，所以你变得有攻击性，甚至最终将自己锁在房间里。但你仍然感到痛苦，你渴望被需要，因为你是一个有生命的人。（*探戈舞步2——在莎拉当前的描述中，把她的身体感受和意义建构结合在一起，在攻击的保护性外表下触及深层情绪。*）

莎拉：（*大声、快速地回答*）我不是要让他关心我，他从来就没有关心过，我并没有锁门！

苏：是的。你内心的某些部分想让他靠近你，同时也帮助你靠近他。尽管你变得愤怒，决定不再需要他，你要独立，但你仍然渴望彼此靠近，你却无法打开这扇门。你仍然渴望与盖伦的联结。（*莎拉对我笑了笑、点点头*）你能告诉他吗？门没锁，但我打不开，我不能再冒险受伤了。

莎拉：我讨厌这么做，我讨厌自己这个样子。

依恋与情绪聚焦治疗

苏：（轻柔温和地说）每个人都讨厌这样，这会让人感到危险。你能告诉他吗？——我现在不知道怎么开门，这对我来说是危险的。（探戈舞步3——以明确的情绪反应为背景音乐，建立新的舞步，使两人能够更好地融入其中。）

莎拉：（身体转向盖伦）我不知道该怎么做，不知道该怎么做才能让你进来。

盖伦：（看着我）所以我把那种信号当成了拒绝，也为此感到困惑。所以我只能尝试着自己去承受。

苏：是的，这很正常，会发生这样的事情很自然。当你们来跳这支舞的时候就觉得这是充满危险的，你们从来没有见过什么是安全、合拍的舞蹈。所以很自然，当你们失去平衡伤害到对方时，你们会四处乱逃，拿起武器，穿上盔甲。但看看现在的自己，你们在努力学习如何敞开心扉，尝试着从过去的痛苦中跳出来，给彼此一个学习如何去爱的机会，多么令人欣喜啊！（探戈舞步5——整合与巩固）盖伦，如果你不像现在这样爱这位女士，你就不会觉得受到威胁或者被拒绝。你只需要看着她，像对待一个需要你帮助的孩子那样回应她。你害怕再次陷入那些战斗和伤痛之中，所以你不知所措。

盖伦：我爱她，我不想伤害她。

苏：是的，我相信你。当她说"我不知道怎么做才能让你进来"时，你会怎么想？（探戈舞步4，即处理新接触的一部分——唤起性的提问技巧。）

盖伦：我觉得被拒绝了，这不应该出现在夫妻生活中。

苏：你可能会说"也许她不再爱我了"，那太可怕了！

盖伦：是的，很可怕。在我们吵架的时候，她总是这么说。所以我只是尽力保持冷静……但是她却不这么做。

苏：好的，我们在这里停留一下，这是一个关键时刻。当你们朝着一个全新的方向前进时，却被困在了原处。很多人都被困在了这里。你的妻子正处在一个陌生的、可怕的地方，一个她从未到过的地方，她在为是否能够信任你而感到焦虑，那些受伤的时刻一幕幕出现，让她感到绝望，所有的伤口都在疼痛，她害怕把门打开。（我身体向前倾，看着莎拉，她点了点头，我把手放在她的膝盖上）你希望得到盖伦的关心，但你一想到这可能导致另一场战斗就不寒而栗。然后，盖伦，你在等着她给你一个明确的信号，告诉你她希望你靠近。但是你没有得到明确的信号，所以你告诉自己"她根本不想靠近我"。然后她确信了你不会去找她，所以她再一次受到了伤害。你们最终都感觉到被拒绝了，被困在孤独的感觉中，对你们来说这确实很难。（回到探戈舞步1——用依恋的术语定义当前关系中的核心情绪部分，治疗师说出了这对夫妻关系中最重要的阻碍。）

盖伦：是的，太对了。我不知道她在等我的信号！我不想去试错。

苏：是的，你一直小心翼翼。你并不知道她需要你的帮助，她打不开门，她需要你走过去告诉她如何才能靠近彼此，是吧？（盖伦看着莎拉，此时的莎拉似乎让他感到有一些陌生）但是，莎拉，你在这个时候很难给盖伦一个明确的信号，对吗？你无法对盖伦说"到我身边来，帮帮我"，是吗？（这是修复和重建联结的一个典型阻碍——她无法表达出自己的需要。）

莎拉：（温柔地）我不会那样，我做不到……去求他来关心我。

苏：（身体前倾，轻柔而缓慢地说）是的，也许你从来都没有感受过被接纳、被抚慰、被关心，也从未学会在亲密关系中让自己放松下来。所以你的大脑会告诉你："你在开玩笑吗？一定要当心……真实的事情只有战争……和不安。"（莎拉流下了眼泪）你只能依靠自己，你感到痛苦，因为每当你见到盖伦时，都会渴望拥有那种安全的联结，是吗？但你受到了太多伤害，似乎你觉得放弃那种渴望，忍受当下的痛苦才是更安全的方式。（探戈舞步2——深化渴望联结和害怕被伤害之间的情绪冲突。）

莎拉：我无法忘记过去的伤痛，我做不到。

苏：你不需要忘记，莎拉，那些伤害是真实存在的，但是你和盖伦可以互相帮助，一点点去战胜那些伤痛，我想你们在治疗中已经做了一些准备。但现在你似乎在对盖伦说："我不敢去冒险，我需要你帮助我打开门。我甚至不知道被爱的感觉是什么样，我无法想象打开门后会发生什么"，对吗？

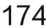

莎拉：（轻声并充满了犹豫）我无法说出这样的话，我不知道该怎么做。（对盖伦说）我不知道如何请你帮忙，去依靠你。（莎拉进入了探戈舞步3。）

苏：（温柔地）我想你觉得这样做很危险。你变得小心翼翼，一边担心受到伤害，一边又在准备战斗。盖伦也同样如此。所以你需要告诉他："我不知道如何把门打开，我们可以学习一种新的舞蹈方式，一种更安全、更亲密的方式。"但现在你迈出了一步，你表达出说这些话对你来说非常难。（简单地切换到探戈舞步4和5——处理新接触、整合与巩固。）

莎拉：是的，这让我感到一丝鼓舞。（微微笑了笑）

苏：但是盖伦，我感到你很谨慎。你不想再回到战争中去了。（盖伦点了点头）但你知道如何向她表达爱意，帮助她靠近你吗？你曾经向她表达过爱意吗？

盖伦：（微笑）是的，我曾经尝试过。现在我知道她需要我的帮助，这对我来说太重要了，我当然愿意到她的身边去，我愿意知道她需要我！（这证实了他们的治疗师在会谈开始前对个案的评估和陈述，盖伦正在重新卷入，并试图回到妻子身旁。）（他转向她）我真的需要听到你的想法。

苏：（增强他的信息）你是在说，"在经历了所有的争吵和伤痛之后去靠近你，我感到十分恐惧，但如果我知道你需要我……也许我能想出办法来帮助你，也许我能让你感受到靠近是安全的。但我同样也感到害怕"。你能告诉她吗？

盖伦：（对我说）如果这一步我走错了，踩到了她的脚怎么办？结果是不确定的。我可能会做错。但是，如果她需要我，那么好像……我已经有答案了！

苏：嗯，了解到你在她心中的重要性对你有很大的帮助，然后你就有了前进的方向。所以你是因为太小心而被困住了，困在了"我不能走错一步"之中。但是现在，当你听到在疏远和防御的背后，莎拉仍然因为被拒绝而心痛，她需要你的帮助，她被隔离在孤岛上，不能体会到安全的、被爱的和被关心的感受，因此她无法靠近你，也不敢去冒险。那么现在，你有没有感觉好一些，

175

也许一切都清楚了。（盖伦点了点头）（重复可以帮助他巩固妻子的形象，并继续将妻子卷入到这个模式中。）当你听到她因为害怕而如履薄冰，等着你向她表达爱意，等着你去帮助她靠近你时，你有什么感受？（探戈舞步4——处理盖伦和莎拉在当下的互动。）

盖伦：（笑了笑）我感觉起了鸡皮疙瘩。（我用手示意他直接告诉妻子，他转向妻子）现在我知道你需要我的帮助，我愿意走近你，向你表达爱意。呼！（长吁一口气）（莎拉突然咯咯地笑了起来）

苏：莎拉，你可以接受吗？你能看到他是多么想靠近你吗？

莎拉：嗯……我试试看，但是有个怪兽出现了，那个怪兽告诉我要保护好自己。

苏：这个怪兽对你说什么？（莎拉沉默）也许是在说他会让你再一次失望？（对正在发生的体验进行解释，以便深入到探戈舞步2——深化那些塑造了她与盖伦互动模式的情绪。）

莎拉：没错，它说他又要让我失望了。

苏：是的，我们确实在爱情中让彼此失望了，我们不能伴随着音乐一起跳舞，我们也不能避免踩到对方的脚，但你正在学着去理解和修复那些曾经错失的东西。我知道你过去以及遇到盖伦之后都错失了太多东西，你被伤得很重。当你听到盖伦说，他在得知了靠近你的办法后会起鸡皮疙瘩，你有什么感觉？

莎拉：我感觉很好，这使我顿时有了信心，看到了希望。（转向盖伦）曾经当我试着这么做的时候，我们会吵起来，你对我大喊大叫。（在没有治疗师引导的情况下，莎拉和她的丈夫再一次更投入地进行了互动——探戈舞步3。随着治疗的进展，探戈的过程自然而然地进行着，夫妻俩从治疗师手中接过指挥棒，塑造着这个过程。）

苏：你说这些的时候感觉怎么样？这是一个飞跃。以前太糟糕了，你受了这么多的伤，当你听到他想让你冒险敞开怀抱的时候……

莎拉：（她的表情很柔弱）我会害怕，我怎么知道接下来会发生什么？我

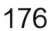

觉得这不安全。

苏：（身体前倾，摸了摸莎拉的手臂）是的，你想说这对你来说很难、很可怕，你需要尝试去冒险，去相信盖伦会在那里等你，就像"我会让自己去渴望你的爱，让自己在伤痛中鼓起勇气，我会……"。（探戈舞步2——深化情绪，探索让莎拉陷入困境的灾难性恐惧。）

莎拉：我感到毫无防备，现在这样就已经很可怕了！

苏：是的，（尊重她的矛盾情绪）你心里一定有个声音在说，"不要……不要再让自己受到伤害"。（莎拉连连点头）但刚刚，你说有了一些信心。你并没有一味地拒绝。你说："那是信任感的飞跃。"你说得对。他可能会伤害你，因为你暂时没有枪和盔甲。在会谈开始之前，你问过我关于爱的问题。你内心在挣扎地问："我能指望心理咨询吗？"你坐在这里就是在冒险。你需要他的帮助，让你内心那个防御的怪兽安静下来，是吗？（莎拉点头）你们把对方都吓跑了。听起来你们知道怎样获得温暖，但你们却在寒冷中攻击对方或者把对方拒之门外，但现在你们到达了一个全新的境地。莎拉，你在问自己："会有人真的关心我吗？当我向一个人敞开怀抱、卸下防御时，会发生什么？我可以实现信任感的飞跃吗？"这对你来说是那么困难。莎拉，在我们讨论的时候发生了什么？敞开怀抱，让他有机会拥抱你、向你示爱，这样做风险太大了，是吗？（在EFT的这个时刻，夫妻一方的挣扎的存在性意义变得清晰可见，可以清楚地看到孤独、冲突、选择和对无助的恐惧这些主题。）

莎拉：（温柔地）真的会有人这样做吗？真的能做到吗？就像我问你的这个问题。也许爱并没有用。（这是一个让治疗师心碎的问题，也是治疗师必须给出真实答案的问题！）

苏：是的，人们是这样。这对我们所有人来说都是可怕的，可能对你来说会更加可怕。因为当你还小的时候，你依赖的人就背叛了你，教会了你亲密是危险的，而且你和你的丈夫不知道如何创造一个安全的环境，你和盖伦都卷入到战斗中。但是人们确实会这么做。我们需要一些东西，一些非常重要的东西。

莎拉：是的，我想要那种联结，我很想感受到。我从来都没有感受过，一

点也没有。（她开始哭泣）

苏：嗯……没有它的生活很艰难，是吗？（莎拉点头）即使我们从未拥有过它，我们也知道渴望的是哪种东西，因为失去它时，我们会感到伤痛。从未拥有过是让人伤心的、痛苦的，但是对它的渴望依然存在。你能告诉他吗？（直接启动内在的依恋渴望。探戈舞步3——在加深了她的情绪之后，在深层情绪中编排了一段更加投入的舞蹈。）

莎拉：（对我说）我甚至从未和我自己的母亲有过这种联结！没有人保护我、关心我！我不知道该怎么做才能……有这种联结。（她流下了眼泪）

苏：嗯，所以对你来说很难再抱有希望。坐在这里告诉盖伦，"我需要你的帮助，我需要你走近我，帮我把门打开。我既伤心又害怕，但我依然想要那种联结。"（用莎拉的口吻以加深情绪）你能告诉他吗？（向盖伦示意）

盖伦：（打断）我来教你怎么做，我做给你看，我会帮助你的。我可能不是什么专家，但我认为我能做到，我想去做。我从作父亲中学到了很多东西，我叔叔告诉我……

苏：（打断、聚焦）盖伦，你想陪在她身边，让她停止伤痛，让她感到安全，是吗？告诉她。

盖伦：（对莎拉说）我不忍心看到你坐在这里一直哭，我来教你怎么做，我一直都会在。我有时会犯错误，但是……如果我知道你需要帮助……这些错误可能很难……（失去焦点）

苏：你不想让她受伤？你想陪在她的身边？去帮助她感到安全，而不是在生活中时时刻刻准备拿起枪，那样太孤独了。但她很难冒险去信任别人，你能再对她说一遍吗？（重新聚焦，让他继续探戈舞步3。）

盖伦：（对莎拉说，身体前倾，温柔又有些紧张）我只是想在你身边。（莎拉盯着盖伦看）

苏：（轻声）莎拉，你能听到他说话吗？你能让他进来吗？

莎拉：我很难让他进来。我内心很矛盾，要相信他吗？

苏：是的，这太难了，这需要冒着受伤的风险。他能帮你什么呢？就在这里，就在现在，他能帮你什么？

盖伦：（着急地说）告诉我，告诉我，你需要我做什么？

莎拉：（切换频道，变成幽默的语气）在这里的话，不能做什么，围观的人太多了！

苏：（莎拉开始转移话题，所以我要强化盖伦的邀请）哇，盖伦，你正在靠近她，你似乎想说，"我只是需要更明确地得到'你需要我'这个信号，我想帮助你，而不是伤害你"。我所看到和听到的是，你现在确实和她在一起。这种感觉是迫切的，看到她陷入恐惧，但仍然想要和你联结，你很兴奋！你真的很想关心她，是吗？（强化他的信息和依恋的重要性。）

盖伦：是的，就像是我终于醒过来了，原来是这样。但我不知道该怎么说才能靠近她，我不知道怎样才能让她觉得可以相信我，给我一个机会。

莎拉：（对我说，她切换了频道，用一种理智的语调）是的，该如何建立信任？

苏：现在你就在做。据我所知，莎拉，在你遇见盖伦之前，你已经不再相信男人，不敢把自己交到一个男人的手里。但是你和盖伦一起奋斗过，你们都不知道如何创造一个安全的、充满爱的空间，所以现在你们来到了这里。你在这里提出了这个很大、很难的问题。你在冒险，请他帮助你克服恐惧。这很神奇，你也相当勇敢。而且，盖伦，你同样也正在克服自己的恐惧——害怕卷入战斗，害怕做出错误的举动让莎拉失望。你在靠近她，是吗？（探戈舞步4和5——处理新接触，并对当前过程进行整合与巩固。）

盖伦：（对莎拉说）是的，是的，我在靠近你，我想让你对我们有信心。

莎拉：（突然看起来弱小又害羞）我……我不知道该说什么，这让我感觉很……尴尬。

苏：你不习惯这样。（莎拉摇摇头）这个场景让你感到尴尬，当我们害怕的时候，我们通常无法在新的音乐中像芭蕾舞演员那样翩翩起舞，因为我们

179

担心失去平衡，别人会让我们跌倒。（莎拉笑了）你说过你渴望得到和盖伦之间的联结，但当他就在这里的时候，你感到尴尬。但他不一样，他就在这里，充满了能量，请你冒险向他敞开心扉，开始一段新的舞蹈。（回到探戈舞步1——反映当下的过程。）

莎拉：是的，我知道，我也在与之抗争，我想要这种联结。但我不确定我是否想要行动，这有意义吗？

苏：是的，一定会这样。你想要亲近，但我能感受到你大脑里的某个部分在对你说："你疯了吗？要保持谨慎，你需要和他战斗，把他关在门外。放弃那些希望和渴求吧，等待敌人现出原形！你清楚这一切。"（用莎拉的口吻让她沉浸在自己的情绪中，确认她的恐惧和保持警惕的必要性。）

莎拉：直到现在，敌人在不停地涌现，我的父亲和五个兄弟都是我的敌人，然后我进入了战斗，所以……

苏：你是个勇敢的斗士，你可不可以告诉他，"对我来说，很难做到放下武器去寻求你的帮助，让你知道我需要帮助，也很难承认我确实想要联结，我因为太害怕了而做不到，这对我来说很可怕"，可以吗？（她共情地点点头）（在关于情绪和依恋意义的EFT路线图的引导下，修正和共情解释就变得相对简单。）对他说"我需要你的帮助来克服恐惧"，这种经历对你来说是完全陌生的。如果是这样，你可以告诉他吗？

莎拉：（边笑边哭地对我说）你说得很对！（想要逃离并转移注意力。）

苏：不，我只是更了解这支舞蹈。你才是那个优秀、勇敢的人。你在这里迈出了新的一步，我只是稍稍提示了一下方向，提供了一些安全感。你可以对他说吗？（如果治疗师知道自己前进的方向是对的，那么她就可以在留出阻抗和矛盾的余地的同时坚持下去。）

莎拉：（对盖伦说）如果我说了，你能抓住信号吗？我有时开玩笑，你却听不懂我的意思！

苏：（对莎拉说）哦，我这样理解对吗？你似乎给出了一些信号——需要联结，但又将信号掩饰成一个玩笑。信号被掩饰起来，这样风险就小了。（她笑着表示同意）但他根本就不懂！你自我中的那个战士说："太愚蠢了，你竟然以为他会回应。他又让你失望了吧！去死吧，才不要去冒这个险。"

莎拉：没错，是的……

苏：是的，我想我们在感到不安全的时候都会这么做，不是吗？我们试着一边躲一边叫喊，我们不想被人看到柔软的地方，我和我丈夫也是这样。我用希腊语大喊，然后因为他不能明白我的意思而生气。（我们都笑了）我希望他能解我的意思，理解背后隐藏的恐惧，而不是让我冒险去说清楚，但他没抓住那些信息。（使用策略性的自我表露来正常化和避免羞耻是 EFT 的一部分）鼓起勇气去冒险、去询问、被看到、走出来、增强信心，这一系列变化都太难了……我们会受伤的。我们想要没有风险的联结，我也是这样！（转换语调）但盖伦就在这里，（他全神贯注地听着，向前倾着身子）他想听你说出来。（慢慢地）莎拉，他真的可以听到，他就在这里！（莎拉看着他，仔细端详着他的脸）莎拉，你一定很难相信，这一直遥不可及的联结就在这等着你，他想给你关爱。（盖伦的信号引起了她的渴望，安抚了她的恐惧，并为她的困境提供了解决方案，我只是进行了重复。）

莎拉：（失声痛哭）我想要，我渴望联结，我很孤独。但现在我不知道如何才能得到，我不知道那是什么感觉……我怎么知道它是不是真的？（看着地板）

盖伦：（温柔地）我想帮你，莎拉。我想让你感觉到……感觉到……爱。

苏：莎拉，你能看着盖伦吗？你听到他说的了吗？（她抬头看着他）盖伦，你能再说一遍吗？（他重复了一遍。莎拉看起来很困惑，这是她在过去经验中从未感受过的，打破了她已有的规则）莎拉，你很勇敢，试着去说："我需要联结，盖伦。"让自己感觉到需要帮助，承认自己需要帮助，这对你来说一定很可怕。你适应生存的唯一法则就是把别人都当成敌人，拿起武器攻击或者把他们挡在墙外。这对你来说是一种新的战斗，对吗？但你正在迈出一大步，远离孤军奋战的一大步，让盖伦知道你在哪里，这样他就能来接你了！当他说"我想让你感受到爱"的时候，你有什么感受？（探戈舞步4——处理新接触）

181

莎拉：（一遍又一遍地看着我和盖伦，用一种紧张的语调小声说）我不想孤独，我觉得我一直都是一个人，而且永远……都一直是一个人。

苏：是的，是的。（温柔地）你在告诉他："我正在努力鼓起勇气，去承担这个风险，因为独自一人太痛苦了。我不想孤独，我不能再一个人了，我需要你的帮助。"（反映了她存在性的困境，这是所有复杂创伤的核心，在孤立的危险和联结可能造成的再次创伤之间做出选择，对依恋的渴望比恐惧更强烈）盖伦，你听到她说的了吗？当她这么说的时候，你有什么感受？

盖伦：（微笑着伸手握住莎拉）我听到她说的了……我听到你说的了。我想抱抱你……抱抱你。（莎拉点点头，笑了）这太艰难了……所有的争吵……打乱了我们的生活……我们孩子的生活。

苏：莎拉，你听到他的话了吗？

莎拉：（边笑边哭）我听到他说的了，我听到了。这感觉真好。

苏：（突然意识到我们超时了）嗯，如果你们的孩子能看到现在的你们该有多开心！带着这些困难的感觉，变得坦诚，在巨大的恐惧面前能够冒险，学会信任！这很棒！这是另一种战斗的开始，你可以继续和你的治疗师一起，冒一些小的风险，学会互相帮助。回到彼此身边是一种考验，没有人告诉过你们如何做到这些，你们从未有过安全的关系，不知道如何去得到，而且你们被困在一个会让你们更加恐惧的舞蹈中。但是看看你们做到了什么！在所有的伤痛之后、在所有的尝试之后，这是特别而又伟大的。盖伦，你说"我只是站在那里，等她的信号，因为太过小心，害怕做错，所以停住了，没有去靠近"。莎拉，你说"我不能转向他，那太可怕了，我现在有了信心，我不想孤单一人，但是……我需要你的帮助，来让我们靠近，让我敢于去冒风险，让我摆脱我的防备和牢笼，我需要你的帮助"。看看你们做到了什么！（探戈舞步5）这真的是太棒了，朋友们。我很荣幸能在这个时候陪伴你们。

到此，会谈就结束了。短暂休息之后，在房间外观看转播这次会谈的视频的实习治疗师给了这对夫妻一些反馈。反馈的信息是大量的支持和鼓励，这样做的目的是给他们一种被看到、被接纳、被理解和被支持的体验，让他们感受

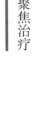

到安全基地的存在，并鼓励他们在治疗中继续取得进展。

会谈分析

这份转录稿基本是准确的，但经过了一定程度上的提炼。在实际的会谈中，我更多地使用了反映情绪和重复，以加深夫妻对体验的情绪卷入。经验告诉我，当人们在一个陌生的情绪环境中应对威胁时，至少需要5～6次重复，才能真正开始接受新线索或新模式。我喜欢从杏仁核需要不断刺激这个角度来理解这种重复。就像让一匹脱缰的野马平静下来一样，治疗师需要帮助来访者把注意力从洪水般肆虐的警报中转移出来，转移到阻碍新元素出现的模式上，转移到逐步放松的过程和对新元素的好奇上，转移到与新元素的互动上，转移到接纳减轻痛苦的新元素和对威胁的调节上，最终使来访者组织内在经验的模式发生变化。

这次会谈特别有趣，因为我们可以看到建立联结的障碍是如何产生，并如何进一步妨碍建立积极依赖关系的。这就是不安全感产生并逐步加深的过程。紊乱和痛苦的恶性循环进一步促进了这些障碍的形成，在最初由母亲和儿童参与的陌生情境研究中和EFT会谈中都可以看到这一模式，即：

• 在面对分离的痛苦时，情绪开始失衡，以至于个体会过度反应或麻木，无法与自我和核心情绪体验建立系统的联结，调和依恋情绪就会变得非常困难。值得注意的是，在依恋研究中，主要照顾者对孩子的与依恋相关的情绪进行准确的、一致的沟通被认为是决定孩子日后依恋风格的主要因素（Shaver et al., 1996）。照顾者帮助孩子在情绪方面以一致的方式去探索、思考和行动，从而孩子会建立起心理理论模型，能够在他人心目中找到自己的位置。

实例

这种依恋问题可能会以几种形式出现在治疗室中。一位来访者说："好吧，所以我总是会很生气。这些小事都会让我火冒三丈。但是……我甚至不知道我为什么会这么生气。""我很好，事情就是这样。什么叫我的感觉如何？哇，看那辆车开得多快啊！"

• 无法向依恋对象表达清晰的、一致的情绪信息，因此无法激发依恋对象的依恋回应。过度反应或麻木，被困在战斗或逃离的模式中，显然都很难形成清晰的信号。

实例

在治疗室中，来访者可能会用空洞的声音说："我不知道我需要什么，我感到很难过。但我结婚是为了不让自己总是一个人，是你搞砸了这一切。""我不应该告诉你我的感受。如果你爱我，你就会知道。"因此，寻求更多联结往往伴随着情绪变化或自相矛盾的信息，这种内在的威胁削弱了对方破译信息的能力。正如来访者告诉我的："我想让他回应我，靠近我。但如果被人看到我的脆弱，我宁愿不要这些。"

• 一种能够接受积极回应并得到安抚的能力。我们在会谈中可以看到，一些伴侣需要被安慰，但当另外一半提供了安慰后，他们却无法识别、信任和整合，反而是将伴侣推开。

实例

在治疗室中，科里向史蒂夫表达需求，史蒂夫给了他安慰，但科里不以为然。科里对史蒂夫说："如果你现在能做到，那么我们在一起的这些年你都到哪里去了？你只是在说你认为我想听的话！"这样一来，史蒂夫真的陷入了两难境地。

• 无法与伴侣和谐相处并相互关爱。前面提到阻碍联结形成的原因发生在个体内部，但当然，也会有个体无法做到向他们的伴侣提供任何共情或关怀。

实例

在会谈中，琼告诉我："是的，我看到了比尔的'伤痛'，就像你说的那样。但对我来说，这只会抵消他对我所做的一些坏事，他只是想脱离困境。"逃避型依恋的伴侣在自己或对方表现得脆弱的时候，反而会把门关上。

• 无法将安全的避风港或安全基地整合到新的对自我及他人的内部工作模式中，并使之成为自己能够开始信任他人的力量来源。修正工作模型揭示了从特定的经验中形成新概念的能力，有时候这对人们来说很难做到。

实例

在会谈中，吉姆贬损了妻子的新回应。他告诉我："是的，她现在告诉我她在乎我，我听到了，这确实有帮助。但最后我还是不相信我可以信赖任何人。她现在这么说，但是明天和之后的日子呢？只要她想，她就可以背叛我。"

在我们的会谈中，莎拉似乎在某种程度上意识到，她有时会在与丈夫的互动中表现出异常的反应，而且很容易被触发情绪。她在攻击和疏离中传达的信息掩盖了她在依恋方面的脆弱和需求，这激起了盖伦对被拒绝的恐惧，促进了他的疏远。然而，正是因为她无法敞开心扉接受他的关怀，我们才需要对此进行更多的工作。和所有的困境一样，在EFT中我们采用相似的处理方式，识别出这个问题，使它变得显而易见，验证它，反复推拿，就像按摩师推拿那些因血液循环不通畅而造成僵硬和痉挛的肌肉一样。

这次会谈后，莎拉和盖伦又回到了他们之前的EFT治疗师那里继续接受咨询，重点是使盖伦保持情绪卷入，能够看到莎拉的恐惧并对她的需求进行回应（反之亦然），并帮助她减少本能中的不信任，使莎拉体验到足够多的修正性情绪。莎拉逐渐能够更加关注自己在信任盖伦方面的挣扎，更少地关注他的缺点。她是一个在创伤中幸存的人，她被长期的不安全感和创伤性依恋经历折磨，所以她需要慢一点，花时间去发展出对丈夫的基本的信任感，就像盖伦同样也需要时间来增加他对妻子的信心。莎拉还出现了通过饮酒来寻求安慰的问题，这也是需要解决的。当她的父亲去世，她回家参加父亲的葬礼时，她的创伤也在某种程度上被重新燃起。应对有复杂创伤问题的夫妻在EFT实践中是很典型的（MacIntosh & Johnson, 2008），随着时间的推移，莎拉和盖伦之间的积极互动有所增加，两人的关系变得更加稳定和融洽。面对拒绝或抛弃的信号时，他们都能够有更加积极的自我感知，并且互相支持，帮助彼此找到平衡。盖伦越来越能够帮助莎拉从童年受虐待的阴影中走出来，培养基本的信任感，这是安全型依恋的基石。

安全感能培养沟通能力（Anders & Tucker, 2000）。很多经历过创伤体验的人在成年关系中面临的一个重要现实是，伴侣通常难以正确解读他们的依恋信号，并做出关爱的回应。这些信号大多被防御性的攻击或麻木所扭曲，因此常常被忽略。这种回应会引起经历创伤一方更多的恐慌和绝望，以及另一方的疏远和痛苦。创伤的经历者需要伴侣更多的支持，但无法以有效的方式提出需求。童年虐待的经历者更有可能表现出恐惧回避型依恋（Shaver & Clarke, 1994; Alexander, 1993）。从极度脆弱，到极度回避，再到典型的情绪隔离，这些夫妻经历着这些不可思议的情绪转变，从而失去了共情的能力。正如戈尔曼（Goleman, 1995）所说："要想与他人和谐相处，你需要心如止水。"

干预和处理创伤带来的持续影响或类似问题时，要打破我们在夫妻治疗中经常看到的恶性循环，因为这些循环中的不安全联结和痛苦助长了焦虑、抑郁以及其他与创伤相关的症状，然后这些症状又进一步加剧了不安全联结和关系的破裂。在与不同类型的创伤来访者打交道时，治疗师需要牢记：在来访者与治疗师建立联盟的过程中通常会遇到更多的困难；需要进行专门的有关创伤影响的教育；关系中有更多的暴力和升级；物质滥用问题更加普遍；一定要对情绪风暴进行干预，必须提供控制情绪的技巧（Johnson & Williams-Keeler, 1998）；复发和倒退是不可避免的；每个步骤都要对情绪风险进行精准的评估、切薄并提供支持。尽管如此，在与莎拉和盖伦的谈话中，一种聚焦于情绪、以依恋为导向的治疗方法显而易见地对创伤的治疗起到了根本性的作用。最有效地、自然地愈合伤口的地方是在我们所爱之人的怀里。正如创伤相关文献中所指出的："与他人在一起感到安全比任何事情都更能定义心理健康。"（van der Kolk, 2014）依恋科学则进一步指出，我们在感到脆弱时能够求助于重要的、值得信赖的人，并且相信会得到倾听和回应，才能被治愈，并不断成长。

练习

1. 在转录稿中找出两处你可能使用不同方式进行干预的地方，你会怎么做？阐述我使用这种方式进行干预的理由。

2. 找出三处干预方法，它们符合或证明了第三章中列出的有效改变的原则。

3. 如果你在咨询会谈中见到这对夫妻，你认为和他们一起工作最困难的地方是什么？

第八章

情绪聚焦家庭治疗

事实上，人与人之间最重要的交流莫过于情绪上的交流，而构建或重建对自我及他人的内部工作模型时，最重要的信息莫过于彼此之间的感受。

——约翰·鲍尔比（Bowlby, 1988）

依恋理论的价值在于呈现依恋需求，这种需求体现在"明显的问题行为中……依恋理论帮助临床医生理解亲子关系中破坏性行为的独特意义，增强了干预的系统视角"。

——马琳·M. 莫雷蒂，罗伊·霍兰
（Moretti & Holland, 2003）

鲍尔比可以说是第一个运用系统理论进行治疗的家庭治疗师（Bowlby，1944）和临床医生（Bertalanffy, 1968），他发现亲密关系中习惯性的消极互动循环模式具有重大的发展意义及临床意义。就像在个体或夫妻治疗中那样，依恋视角提供了一种有力的、有针对性的干预模式，在这种干预模式下，家庭成员和家庭整体都会发生改变。正如路易斯在最后一次家庭治疗会谈中告诉我的：

"情况发生了改变。我感觉到我的女儿艾玛回来了。我想问题所在并不是所谓的'反抗'和'规则'，而更像是绝望。现在的年轻人生活很不容易，在我妻子的帮助下，我好像知道了如何去支持我的孩子，如何帮助她处理那些情绪。我们又开始举行家庭晚餐了。我们过去从未有过这样心与心之间的交流。我们又成为了彼此的安全港湾。这对我和我的妻子也很有帮助。"（他的妻子朝他微笑）

个体间特定的依恋策略，例如父子之间的依恋策略，会相应地影响其他家庭成员，包括其他关系的形成、每个成员家庭体验的形成和家庭文化的形成。在许多研究中（e.g. Finzi-Dottan et al., 2003），不安全型依恋的家庭会报告更为消极的家庭环境，此外在家庭凝聚力（家庭成员之间情绪联结的程度）和家庭适应性（面对变化时家庭能够做出调整的程度）两个方面的得分均较低。在家庭治疗中，视角不仅仅局限在特定关系之间的依恋中，而是关注到整个家庭的互动模式。

帕特里夏和母亲的关系存在一些问题，帕特里夏焦虑地尝试让她很有原则的、冷漠的母亲做出回应。她甚至在无奈之下选择自杀以引起注意，这吓坏了帕特里夏的父亲，他变得沉默且回避。帕特里夏和她的母亲深深地陷入了指责和激烈抗议的恶性循环中。只有当她寻求父亲的帮助，且父亲能看到她的脆弱并给予爱的回应并保护她免受母亲的指责时，这个循环才会被打破。就像对待个体或夫妻一样，依恋框架为家庭治疗师提供了了解与重塑关系的清晰思路，以带领这些最脆弱的成员（儿童和青少年）回到安全的港湾。安全的联结也能培养孩子们的能力、扩展他们的视野，让他们像自信的成年人一样探索世界。

我们已经讨论过了个体治疗和夫妻治疗，在讨论参与人数更多的家庭治疗之前，让我们重温一下系统理论的本质。

依恋与情绪聚焦治疗

首先，鲍尔比和贝塔朗菲（Bertalanffy）都强调互动中连续事件的重要作用（Bowlby, 1969），互动的参与者从他人那里唤起可预测的回应，形成稳定的反馈循环，从而形成带有有限偏差的稳态。要了解一个动态的行为系统，我们有必要将它看作一个整体，而不仅仅是很多个独立的部分。退缩的父母会引发孩子做出一些寻求关注的问题行为。如果不干预退缩的、没有回应的父母，对孩子进行单独治疗是无效的，因为整个家庭系统是封闭且僵化的。一个健康的系统是开放而灵活的，随时准备适应新环境。

第二，因果关系从来不是一条直线，它不是静态的或线性的。事情如何发展的过程决定着结果。许多开端都指向相同的结局。双向地考虑问题、分析事态发展历程的方式应该成为优先的选择。这一原则表明系统理论在实践中是去病态化的。人们很容易因为许多"充足的（good）"理由而陷入狭隘的功能失调模式中，且很难做出改变。

第三，系统理论本身并没有排除对内在情绪的关注。尽管根据贝塔朗菲的观点，改变的最佳途径是找到系统的决定性元素并加以修正，在家庭治疗中这无疑包括情绪交流的本质；然而，系统理论在被应用于家庭治疗领域时却没有关注情绪。除了像米纽庆和菲什曼（Minuchin & Fishman, 1981）这样的杰出人物意识到家庭互动中归属感的力量之外，内部动机几乎没有受到关注（被强调的是层级、边界这样的结构化因素）。

最后，系统理论支持了EFT对当下的关注。正如依恋理论学家所指出的（Shaver & Hazan, 1993），要想改善僵化的个人现实和回应方式，需要不断地对当下的互动模式进行确认，而不是确认使感知发生偏误的既有模型。

EFFT 与其他治疗模式的异同

EFFT和EFT之间的差异

在目标方面，情绪聚焦夫妻治疗（EFT）和家庭治疗（EFFT）的关键差异在于互动关系。夫妻治疗中治疗师努力创建双方之间相互的可亲近性、回应性和情绪卷入（即使在这个过程中有时不得不暂时更多关注其中一方）；而在EFFT中，治疗师的工作首先是帮助父母了解孩子的依恋脆弱，帮助他们学会温和地、一致地回应，并让孩子感受到他们的关心。在治疗师的帮助下，父母成为孩子的避风港和安全基地，这样孩子就能像其他安全型依恋的孩子一样行事。也就是说，当依恋对象暂时不在身边时，他们也能保持稳定可控；他们能够清晰地表达情绪和需求，以得到父母明确的支持；他们接受关心和关注，并借此调节复杂的情绪。经历了这个过程，孩子们变得自信，更能够适应内部和外部世界，形成对自我及他人积极的内部工作模式。在EFFT中，父母和孩子之间的关系发生变化，这种变化能够促进儿童和青少年的成长并增强心理韧性，也会增加父母的积极能动性。

基于亲子关系的本质，EFFT并不像EFT那么重视促进平等和亲密。在第九章所描述的案例研究中，我们会支持父亲的需求，让儿子尊重他的指导和管束，发展出父亲和青少年儿子之间合适的亲密联结。我们会鼓励父亲为儿子提供照顾和支持，然而对于父亲自己的需求和情绪支持，他需要向妻子求助。

EFFT和其他家庭治疗模式的差异

以依恋理论为基础的治疗（例如EFFT）与目前成熟的家庭治疗方法相比，有什么新的或者不同的内容？我们总结了如下几点差异：

1. EFFT从本质上来说是系统性的，它将家庭互动模式称为家庭舞蹈，重点是寻找和改变决定家庭舞蹈的互动模式。目前很多常用的其他方法，特别是那些更关注行为的方法，看起来更强调训练父母的育儿方式或沟通技巧，并将之作为引发改变的主要策略，这些方法相信这种策略将积极修正家庭成员之间承载情绪的消极互动模式（Morris et al., 2007）。在一种类似的但也许与EFFT更相关的方式中，约翰·戈特曼也会教父母指导孩子的方法，特别是关于情绪和情绪调节的部分（Gottman et al., 1997）。

2. 其他系统方法通常会通过建立新的互动模式来挑战家庭中原有的权威、控制和联盟模式（Minuchin & Fishman, 1981），而依恋的方法，尤其是EFFT，

依恋与情绪聚焦治疗

会特别关注关系的疏离和断绝，它们会破坏有效的照顾、养育和安全联结。

3. 很多方法的经典做法是将整个家庭视为一个团体，主要运用认知重构来转换每个人现有的位置，形成新的联盟（Minuchin & Fishman, 1981）。EFFT与此不同，它在治疗的开始和结束时会将家庭视作一个整体，但过程中通常包含一系列以家庭亚系统为主导的会谈：只有父母、存在问题的儿童或青少年和父母中的一方、孩子和父母双方，以及家里所有的孩子。

4. EFFT 最杰出和独特的特点是，它关注编排了家庭舞蹈的情绪，以及这些情绪被唤起、提取、深化和调节的过程，因此能使新情绪得以出现，让家庭沟通向可亲近的、有回应的、安全的和共情性卷入的方向发展。系统家庭治疗则倾向于关注互动模式和互动中的姿态，以及它们如何限制了家庭，而不是关注家庭舞蹈中舞者的生活体验（Merkel & Searight, 1992）。[值得注意的是，维吉尼亚·萨提亚（Satir, 1967）所做的工作并非如此，她会关注情绪的发展和沟通]。米纽庆（Minuchin,也许是公认的家庭干预开拓者）现在也承认"忽视情绪是我们在家庭治疗中最大的错误"，事后他很容易就意识到了与情绪工作的价值，情绪就像是家庭舞蹈中的音乐。

5. 在塑造家庭成员互动的方式上，依恋取向的治疗模型和其他家庭治疗是不同的。EFFT更关注情绪，致力于塑造安全的互动模式。这个方式与鲍恩（Bowen，1978）等治疗师的观点不同，他们研究了精神分裂症患者的家庭并推广共生（symbiosis）的概念，这导致许多家庭治疗师强调自我和他人的区别，并将创造家庭边界作为家庭干预的核心。在依恋理论中，差异化是一个发展的过程，是安全联结的自然结果，它产生于与（with）他人的互动中而不是从（from）互动中分离出来，在这个过程中，孩子被理解、被接受、被允许去进行探索并表现得与父母不同。

依恋取向的家庭治疗

EFFT与其他依恋取向的家庭干预有很多共同的特点，例如丹尼尔·休斯（Hughes，2007）的二元发展心理治疗（dyadic developmental psychotherapy,

DDP）和盖伊·戴蒙德（Diamond，2005）的基于依恋的家庭治疗（attachment-based family therapy, ABFT）。所有理论都假设在咨询中青少年需要重新与父母建立联结以获得更多的自主权，同时假设在新的关系中形成一致的、有回应性的情绪交流对于上述改变是十分必要的。这种方法能够应对各种各样的症状，包括内化的症状（如抑郁症）和外化的症状（如品行障碍）。所有理论都假设依恋问题（例如拒绝、忽视和遗弃）常常被与行为问题（例如忽视家务、不写作业）有关的冲突掩盖，治疗过程中必须要在关系破裂和依恋创伤部分进行共情的、适应性的对话。

　　所有这些模型阐释互动模式的方式都是澄清问题行为背后的依恋需求。它们强调体验当下情绪、理解家庭成员、尝试处理情绪和情绪议题，而不是家庭治疗惯用的方式。在实践中，DDP模型和EFFT均采用了经验框架，在许多核心要素方面也有共通之处（Hughes, 2004, 2006）。DDP强调在治疗师和孩子、照顾者和孩子、治疗师和照顾者之间建立敏感的、有回应的、情绪适应的联结。与EFFT类似，它也强调在咨询中对于情绪经验的理解以及塑造新的修正性情绪体验。休斯强调"PACE"四元素——嬉闹（playfulness）、接纳（acceptance）、好奇（curiosity）和同理（empathy），这些也是EFFT治疗师会认可并产生共鸣的部分。EFFT和DDP治疗师都关注当下的情绪并善用非言语信息，他们会利用语音语调、节奏、重复以及代理声音（即暂时用孩子的口吻说话）唤起儿童或青少年的情绪体验。两种疗法都可能以一种唤起情绪体验的方式进行反映和描述，一个被收养的孩子与父母冷战、对抗他的父母，是担心父母不忠于他、会抛弃他的自然反应。

　　一般来说，这些模型之间的主要差异是，与DDP或者EFFT相比，ABFT在实践中似乎更关注认知和症状，而DDP广泛应用于儿童，通常是需要照顾的孩子或者收养的情况。此外，ABFT模型比DDP或EFFT模型在实证研究中得到更多的验证（Diamond et al., 2016）。

EFFT的特别方面

　　在讨论更多细节之前，强调EFFT疗法的一个特别的方面是很重要的，因为这个方面在传统的家庭治疗模型中似乎多被忽略了。在EFFT中，我们清楚地意识到，尽管在家庭关系中父母比儿童或青少年承担了更多的责任，但是在依恋导向的互动中父母和孩子都深受情绪和对自我的核心认识的影响。好的养育方式是动态的。父母常常被困在两难之间，一方面焦虑地想去保护和关注孩子，另一方面又希望孩子能够承担责任并成长起来。当父母感觉到与孩子的联结消失了，他们总是通过应激性的指责和控制来消除痛苦；随后，在孩子眼中，父母对他们来说变得越来越不安全。夫妻双方在如何对待孩子的方面也常常存在分歧，因此父母联盟和夫妻联结中也会出现压力性的分歧。在给予孩子回应时，每位父母也不得不去处理自己的依恋模式所带来的影响。父母因此深感挫折，他们感到恐惧和无助，也为无法做合格的父母而感到深深的羞愧。EFFT假设父母是需要支持的，他们需要结合自己养育者的身份，识别并调节自己的情绪，找到他们的平衡，以便帮助孩子学会处理情绪。EFFT治疗师不仅会在讨论家庭问题的一对一会谈中支持父母（DDP治疗师也会这样做），也会在夫妻会谈中处理他们因为人父母而产生的困扰，帮助夫妻共同做出调整，以成为孩子更好的照顾者和依恋对象。治疗师也会向来访者确认没有完美的父母，尽力做到最好就足够了，陪伴孩子成长的确是一个挑战。治疗不是单纯的教授父母认知技巧，而是建立新的修正性体验和新的视角，以引发对孩子不同的回应。与EFT夫妻治疗类似，我们通常会在家庭治疗的最后阶段，邀请父母共同加入，和孩子开诚布公地沟通，以形成更多有技巧、有效的教养方式。治疗师对父母困境的共情为父母提供了一个安全的空间，在这里他们可以调节自己的情绪，更好地接纳为人父母的角色，也更接纳使他们感到困扰的孩子。

消极互动循环能够放大矛盾、破坏亲子之间的安全联结，EFFT的目标就是修正消极互动循环，并形成积极的、可亲近的、有回应的互动循环，给发展中的青少年提供避风港和安全基地（Johnson, 2004; Furrow et al., in press）。在之前的章节中提到，治疗分为三个阶段：稳定，主要是降级消极互动循环；重构依恋，通过更安全、更投入的互动处理依恋中的触发点、恐惧、伤害和需求；巩固整体发生变化，对于家庭问题有新的理解并得到修复。家庭治疗过程通常包括10～12次会谈。前两次会谈通常与整个家庭共同完成。一旦勾勒出

193

家庭联盟，明确家庭成员对于问题的看法，儿童或青少年的问题行为可以放在家庭依恋模式中被理解，就可以与任意家庭亚系统或个体进行会谈。

治疗师要专注于两个主要任务，一是说明、再加工与依恋相关的情绪和情绪反应，逐渐修正关键的互动模式，创建有效的联结经验，形成更为安全的联结。正如在EFIT和EFT中那样，治疗师关注情绪，将它们视为互动中的组织元素，同时与来访者共同发现并提取他们的体验，而不是充当一个教练的角色。EFFT治疗师依靠新产生的情绪和互动，塑成家庭成员新的行为方式，并改善期望、知觉以及亲子之间的关系模式，而不是通过技巧性的指令、专业性的重构或者对于边界和家庭结构的处理来促成改变。在处理儿童或青少年因为断开联结所带来的挫折和绝望时，识别、确认并表达依恋需求是EFFT的关键部分。明确地表达出孩子的脆弱也容易唤起父母保护性的、关爱性的回应。咨询的进程与EFT夫妻治疗一样，治疗师会与不同的家庭成员在不同的会谈中完成EFT探戈的各个舞步。

EFFT的有效性

关于EFT模型效果的研究几乎全部集中在夫妻治疗模式上。我们可以猜测，在两个人的依恋关系中被证明十分有效的干预形式，同样适用于另一种依恋形式。然而，目前关于EFFT有效性的初步研究仅有一项。这是一项有13位被试参与的小样本研究，她们都是被确诊为神经性贪食症的年轻女性，研究发现EFFT是有效的（Johnson et al., 1998）。她们中的大多数也符合临床抑郁症的诊断标准，其中有几个人自杀未遂。根据关系问卷（Relationship Questionnaire; Bartholomew & Horowitz, 1991）的测量结果，除一名被试外，其他所有被试都是焦虑型或回避型依恋。该研究对比了认知行为疗法与EFFT的效果。两种干预（10次）均在督导监督下进行，并实施检查。研究发现，两种治疗方法都能降低贪食症状的严重程度，降低在贝克抑郁量表上的得分，并减轻一般精神症状。EFFT组暴饮暴食和呕吐的缓解情况明显好于个体治疗。案例研究也验证了EFFT对于一些问题的有效性，例如有行为问题的青少年的家庭（Bloch & Guillory, 2011; Palmer & Efron, 2007）、有适应问题的重组家庭

（Furrow & Palmer, 2007）。未来研究将关注EFFT的治疗效果。

EFFT中的评估

为了快速了解家庭的功能性，EFFT治疗师可能会使用自评量表，例如父母同伴依恋量表（the Inventory of Parent and Peer Attachment, IPPA; Armsden & Greenberg, 1987）。IPPA能够让治疗师初步了解青少年当下对家庭和同伴关系的感知，主要分为信任、沟通和疏离等几个方面。这个问卷中的题项样例如下："我的母亲对我期待过高""当我需要说说心里话时，我可以依靠我的母亲"（五点计分）。研究表明信任和沟通量表主要测量依恋焦虑，而疏离量表主要测量依恋焦虑和依恋回避（Brennen et al., 1998）。另一个量表是家庭功能评定量表（the McMaster Family Assessment Device, FAD; Epstein et al., 1983）。FAD包含七个分量表：情绪回应、情绪卷入、行为控制、沟通、问题解决、家庭角色和一般家庭功能。家庭成员会对如下题项做出判断，比如"因为我们会误解彼此，所以很难计划一项活动"。EFFT治疗师特别感兴趣的是前两个分量表，包含的题项例如："我们之间不会表达对彼此的爱"或者"只有当某些东西对他们是重要的时候，你才能得到他们的关注"。

然而，一般而言，正如在之前章节中所讨论的，随着来访者家庭生活模式在会谈中逐渐呈现，治疗师倾听并参与到家庭互动中，观察他们的互动，评估家庭依恋环境和每个人在这种环境中得到的体验。治疗师关注沟通中的A.R.E.：家庭成员多大程度上是开放可亲近的、敏感有回应的、有情绪卷入的？家庭成员是否能够合作创建一个安全的避风港？对青少年最为重要的是，家庭作为安全基地，他们要从这里由儿童期步入成年早期，在他们冒险探索世界的过程中，家庭能否在他们需要的时候提供资源。正如丹尼尔·西格尔（Seigel, 2013）在《青春期大脑风暴：青少年是如何思考与行动的》（Brainstorm: The Power and Purpose of the Teenage Brain）中指出的，一个健康的青少年要学会相互依赖，而不是孤立地"自己做"。青少年大脑的自然发展趋势就是更喜欢寻求新奇事物、与同伴有更多的互动和依赖、情绪更加强烈、思维更加有创造性，但同时它也要处理令人迷失的、经常令人不安的现实。在生命的这个阶段，探索世界和寻求安全依恋的需求交替出现，因此父母要尽力适应孩子交替变换的需求，提供支持，也要放手。在寻找平衡的过程中，随着青少年观点采择能力的发展，父母也常常忽然发现孩子对于依恋关系新的思考和评价是让他们不舒服且难以接受的。在以依恋理论为基础的治疗中，关注点不是"青少年是否能够在意见分歧中建立自主性，而是将自主性挑战作为一种背景，在这种背景下，关系要么得到积极维护，要么受到严重威胁"（Allen，2008）。持久的联结增强个性化，所以治疗师不仅关注青少年能否向父母寻求帮助并运用关系调节复杂的感受，也关注青少年能否和父母安全分离、有所不同，并在同伴那里满足一些安全需求。

正如约翰逊（Johnson, 2004）指出的那样，EFFT治疗师用以下方式评估家庭问题：

依恋与情绪聚焦治疗

• 治疗师探寻家庭互动或舞蹈模式的结构。例如，谁支持谁，谁与谁结盟，家庭互动多大程度上是可预测的、刻板的或消极的，谁会对痛苦做出回应并提供安慰？在下一章的案例中，主要的家庭舞蹈是这样的：儿子向父亲表达蔑视和愤怒；父亲做出解释并坚持己见；儿子完全退缩，不再发表观点并转移注意力，但表现出焦虑的非语言行为，比如不停地敲腿；母亲责备父亲从不在家，并承认儿子的问题行为完全淹没了她；父亲说明他在工作或家庭中不会做出任何改变的原因，然后退出讨论。母亲哭泣一会儿后这个循环又开始重复。如果我们看看父母之间的互动就会发现，母亲几乎要发狂，在焦虑地"追逐"同时也陷入极度的痛苦，而父亲则是疏远的、情感缺失的，每天工作大约12～14个小时。他们之间的冲突使得愤怒的儿子更为失控。如果我们看看父母一方和儿子之间的互动就会发现，儿子的做法是一种有攻击性的威胁，我们认为这是他对父亲疏远和脱离的抗议。但他能得到的回应只是合理的规则和疏远。母亲试图给儿子回应，但回应中融入了她自己的痛苦和烦躁，儿子对此的反应是发脾气并威胁自杀。

• 治疗师融入家庭的情绪基调——舞蹈的音乐。在第九章描述的家庭中，最强烈的负面情绪存在于父子之间以及父母之间。儿子和母亲似乎处于相当大的悲痛之中，在愤怒和焦虑之间摇摆不定，但父亲相对平静，认为儿子和妻子不讲道理、无法控制。父亲越是看似可控，儿子和妻子就越生气越焦虑。儿子认为他能够向母亲寻求安慰，但事实上他会用一种极其不一致的方式表达这种需求，他不停地挥手也不停地改变话题。通过观察，准确地描绘出每个家庭成员常用的情绪调节策略，以及这些策略对其他家庭成员依恋特征可能产生的影响，是很有用的。［有关家庭环境如何影响儿童情绪调节发展的一般概述，可参考前人文献（e.g. Morris et al., 2007）］。

• 治疗师倾听家庭的故事，包括主要的历史事件、最近的危机事件以及每个家庭成员对这些事件及当前问题的看法。不同的家庭成员对于问题的责任分配是怎么样的？治疗师使用唤起式提问，例如，当儿子暴跳如雷的时候，发生了什么？父母双方会如何处理这件事？

• 治疗师会观察并直接询问关于家庭的可亲近性、回应性和情绪卷入的问题：谁会向谁求助？谁能提供有效的帮助？关键的问题是，父母作为照顾者和依恋对象，在面对孩子的痛苦和需求时，为何会持续地无法做出回应？他们眼中的孩子是什么样的？他们如何理解孩子们的消极行为？父母在原生家庭或亲密关系中是否经历过安全型依恋（或者完全没有这样的经历吗）？迄今为止在亲子关系中有过安全的互动吗？

• 治疗师澄清并探索初始治疗联盟的本质、每个人的咨询目标以及家庭整体的咨询目标。治疗师需要留意家庭成员对于问题和干预的开放程度以及与每个人建立联结的难易程度。

随着这一过程的展开，治疗师能更好地理解互动中存在问题最严重的循环，以及这些循环在家庭系统中是如何触发和维持将家庭带入到咨询中的问题的。依恋理论也清晰地指出了改变哪些互动才能创造出安全联结和更为平静、安全的家庭环境。无论家庭如何混乱或失调，治疗师只要专注于家庭互动，运用依恋的视角和情绪线索，就能心平气和地应对。

对青少年依恋安全程度的研究也有助于评估过程，因为它告诉治疗师在治疗过程中应该关注什么以及应该设定什么样的目标。一项研究发现，安全型依恋的男孩在与母亲失去联结或发生冲突时，较少表达愤怒，能够保持自信，并转向元处理形式的沟通（比如对互动进行评论："我们现在都在试图表达，但是这样没有用。"）。这种能力使得关系的修复和重建成为可能（Kobak et al., 1993）。安全型依恋与父母、同伴之间开放有效的沟通有关；相反，与他人准确交流内心状态存在困难，似乎是不安全型依恋的一个有力标志。

回避型依恋的青少年更有可能出现品行障碍和药物滥用，而焦虑型依恋的青少年对身处的社会环境高度敏感，经常对被拒绝或被遗弃的感觉表现出抗拒，并主动吸引父母的注意力。

在EFFT评估中关注教养联盟

依恋与情绪聚焦治疗

当父母关系有明显问题时，我们就很有可能用到第六章中讲到的夫妻评估。然而需要注意的是，在EFFT中，处理夫妻关系的目的是要在夫妻间形成足够稳定、安全的联结，以增加夫妻共同教养孩子的有效性，使得养育系统能够平稳运行，而不是创建或重建夫妻之间的安全型依恋。评估中的主要内容有，目前的夫妻关系对于他们作为父母为孩子提供帮助、建立一致的照顾策略的影响。依恋焦虑或回避程度越高的夫妻，婚姻适应水平越低，父母共同教养中合作越少，冲突越多。且正是婚姻适应中介了父母不安全型依恋和父母共同教养之间的关系（Young et al., 2017）。家庭治疗师都知道，夫妻冲突对孩子来说是一种内在创伤；然而，他们可能不知道的是，研究人员目前倡议，通过夫妻咨询来减少或预防儿童的行为问题（Zemp et al.,2016）。新的研究也证实了这一点，与孩子和父母间的冲突相比，孩子对于父母冲突的敏感程度、对父母冲突的自责程度以及父母之间的疏离程度能更好地预测儿童的适应不良。儿童不会习惯于父母的冲突，而是会越来越敏感。年幼的孩子会通过外显行为（暴力行为和不服管教）表达他们因父母冲突而感受到的痛苦，而青少年则更多地通过内隐症状来表达，例如抑郁。需要注意的是，父母之间有建设性的冲突沟通可以培养孩子的情绪安全，随着年龄增长，他们的亲社会行为也会增加（McCoy et al., 2009）。当然，依恋类型也会影响夫妻对教养任务的态度，而教养任务是夫妻之间发生冲突的常见原因。依恋类型更安全的夫妻在为人父母时会感知到更少的危险和担心并更多获益（Jones et al.,2015）。研究已经发现，回避型依恋（尤其是男性）会影响新手父母在养育孩子头两年里对育儿和劳动分工的反应。越回避的父母越会将照顾孩子视为限制他们自主性、阻碍他们达成生活目标的事情（Fillo et al., 2015）。

18000名被试参与的儿童期不良经历（the adverse childhood experiences, ACE）研究表明（Felitti et al., 1998），早年的不良经历，例如丧失和虐待，和个体成年后的身心健康水平高度相关，同时也是美国成年人主要的死亡原因。一些类似的研究验证了如下观点，即治疗师应该密切关注并处理父母冲突和疏离对孩子的影响。很多传统家庭治疗经常忽略父母关系，然而研究表明，事实上，想要使儿童有最佳的发展和功能，首要考虑的不是塑造孩子，而是塑造一对投入的、合作的父母。EFFT治疗师通常也为夫妻进行EFT治疗，调节父母之间的联结，进而将父母关系视为一个整体，探索这种关系对整个家庭以及出现问题孩子的影响。在实践中，当EFFT接近尾声时，通常会建议夫妻考虑进行一段夫妻治疗来加强他们的联结和教养联盟。

EFFT中的阶段

在EFFT的第一阶段，即稳定阶段，治疗师关注当下的问题，评估相关家庭成员之间的动力，同时了解每个家庭成员对问题的看法，识别和反映家庭的消极互动模式（或舞蹈）。治疗师探索消极家庭模式对个体和不同家庭亚系统（例如，父母亚系统、兄弟姐妹亚系统，或父母双方分别与青少年的关系）的影响。然后治疗师将家庭问题重新界定为由不良联结模式引发的问题，不良的联结模式阻碍了家庭成员合作解决问题，治疗师专注于创造一个安全的情绪氛围、正常化家庭问题，并不会在这个过程中责怪任何人（Palmer & Efron, 2007）。当互动中主要消极循环的步骤变得清晰后，就可以发现、提炼并展开启动这些步骤的情绪（在探戈舞步1和2中完成这个过程）。大多数情况下，父母和孩子都没有意识到他们对彼此的影响，从而陷入羞愧和指责的怪圈。他们要么从最坏的角度解读对方的行为，认为对方是恶意的，要么陷入为人父为人子失败的无力感和羞耻感中。

这一阶段尤其重要的是要调节并处理父母的情绪，使他们冷静下来，开始

199

有心理能量去共情他们的孩子。从依恋的角度来看，如果不借助父母的力量，就处理童年过渡期或青春期的风暴，这是很可怕的。然而，对父母而言，面对失败和无助是可怕的，无法保护和引导孩子、无法与孩子形成联结也是可怕的。早期对鲍尔比提出的理论的批评之一是，要求母亲不断地对孩子做出回应，这对母亲来说负担太重了。后来的评论家澄清了这一误解。例如，特罗尼克（Tronick, 2007）明确指出，那些育有安全依恋型儿童的母亲，在大部分时间里无法满足孩子对亲密的需求。然而，这些母亲可以更好地注意到孩子的痛苦，并开始修复和重建联结。关系是处于不断适应、犯错误和修复的过程中的。只要总体基调是安全的，那些错误就是关系中的小问题，而不是拒绝的或灾难化的、抛弃的信号。家长和孩子的脆弱都需要被看到并被尊重。从EFFT的角度来看，有一种叫做"缠结（enmeshment）"的回应方式经常作为家庭治疗师评估的一部分，这种回应方式总是发生在母亲身上，当母亲无法给孩子提供保护或无法参与到孩子的生活中，并且因为没有与丈夫形成安全的共同教养联盟而需要独自应对问题时，就会自然地出现这种反应。

在第一阶段的最后，治疗师将个体的、反应性的和表层情绪反应纳入到互动舞蹈中，而这种舞蹈由深层情绪（例如，恐惧、伤害、悲伤、失败或丧失）和未满足的依恋需求推动。接触并分享深层情绪（探戈舞步3）通常会在家庭成员之间产生共鸣和回应，并有助于家庭改善（Johnson et al., 2005）。

EFFT的第二阶段，即重构依恋，和第一阶段一样，运用基本的探戈过程、干预方式和体验式的技术，唯一不同的是家庭氛围现在更安全，并且较少陷入被动的消极循环和归因中。第二阶段的目标是促进父母和儿童或青少年之间积极的联结体验。治疗师唤起年幼来访者对依恋恐惧更明确、更深刻的表达，并帮助孩子与父母进行联结、得到支持。对于孩子，治疗师用共情的方式描述寻求联结中的障碍，例如对被拒绝的恐惧；而对于家长，治疗师则描述表现出开放并邀请孩子回应中的障碍，例如常见的对脆弱的恐惧，或者害怕不能"表现"得像完美的父母一样。治疗师帮助每一位家长学会用让孩子安心的、真实的和关爱的方式理解、参与并回应他们的孩子。（这一过程主要发生在探戈舞步3——编排新舞步）

这种互动构成联结事件，与EFT中形成安全联结的过程是类似的，但是还有两点不同。首先，与EFT相比，EFFT中的这个过程不是互惠的。父母在治疗师的支持下变得更坚强、更明智，以帮助孩子认识并分享深层情绪和依恋需求。我们会鼓励父母相互寻求情绪支持和亲密感。单身的父母可以向其他可提供支持的、想象中或实际存在的客体寻求帮助，也可以在咨询室中接受治疗师的帮助。为了帮助父母成为更聚焦于当下的、更能够理解孩子的养育者，治疗师常常在咨询中与父母共同探索他们的教养行为，发现并承认他们的脆弱。因此，面对那些因女儿的危险行为而疯狂担心的母亲，治疗师可能会帮助女儿去触碰母亲的深层情绪，这些情绪使母亲不停地希望解决问题、提供建议，而孩子对此则不予理会甚至回避。母亲在遭遇挫折之后产生了无助和恐惧的情绪，也正是这些情绪让她不断地唠叨女儿。当母女共同进行咨询时，母亲能够清晰地用一种更规范的方式表达出，当女儿拒绝她的指导和保护时，她是多么的恐惧和无助。在治疗师的引导下，母亲描述出了这样的画面："我看到你站在马路中间，闭着眼睛，一动不动，而大卡车正向你驶来。我在路边对你大喊大叫，我变得疯狂。但你认为那是在贬低你，于是你转身离开了我，还躲了起来。我无能为力，我不想总是生气，总是唠叨。我怎样才能让你知道我有多么担心你呢？我怎样做才能让你愿意向我求助？我想为你做些什么。"在EFFT中，当父母能够有效地调节自己的情绪，变得可亲近、有回应、能够卷入孩子的情绪时，就会发生有效的联结性对话。然后，在治疗师的帮助下，孩子可以分享恐惧和需求，寻求与父母的联结，而父母就可以提供一个避风港和安全基地。

第二，与发生在EFT中成人夫妻之间的联结性对话相比，在EFFT第二阶段的对话中，情绪的强度往往没有那么持久。相比于接纳持续伤害自己多年的伴侣来说，似乎接纳急切地想要回应和保护自己的父母更容易一些。此外，一旦防御减少，青少年更容易接受父母在回应方面的变化。治疗师在评估年幼来访者的情绪强度时需要更加谨慎，尤其是那些年龄较小或脆弱的孩子。正如我之前提到的，治疗师需要谨慎地把握节奏，在与青少年工作时，触碰复杂感受要和认知性的反映或游戏交替进行，这样可以使会谈过程中的情绪强度与来访者容忍和处理情绪的能力更好地匹配起来。

在会谈中构建的积极接触是回应性互动的典型例子，在数百个亲子依恋的研究中，这种有回应性的互动被定义为安全型依恋关系的表现。在EFT会谈中，成人夫妻之间的这种接触能够显著影响回避型和焦虑型依恋个体的依恋安全性（Burgess Moser et al., 2015）。人类的大脑会认为这些事情十分重要，以至于他们对家庭关系的质量产生了极大的影响，就像家庭关系对健康发展的影响极其重要一样。这种有针对性的对核心依恋互动进行的系统塑造或编排，是家庭治疗实践中的一个重要进展。

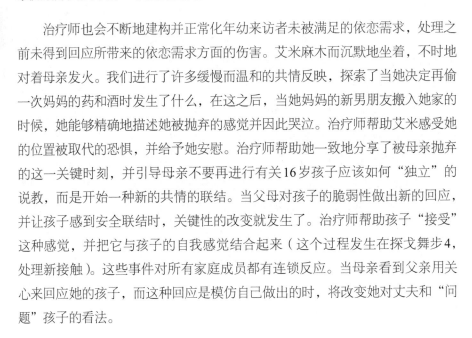

治疗师也会不断地建构并正常化年幼来访者未被满足的依恋需求，处理之前未得到回应所带来的依恋需求方面的伤害。艾米麻木而沉默地坐着，不时地对着母亲发火。我们进行了许多缓慢而温和的共情反映，探索了当她决定再偷一次妈妈的药和酒时发生了什么，在这之后，当她妈妈的新男朋友搬入她家的时候，她能够精确地描述她被抛弃的感觉并因此哭泣。治疗师帮助艾米感受她的位置被取代的恐惧，并给予她安慰。治疗师帮助她一致地分享了被母亲抛弃的这一关键时刻，并引导母亲不要再进行有关16岁孩子应该如何"独立"的说教，而是开始一种新的共情的联结。当父母对孩子的脆弱性做出新的回应，并让孩子感到安全联结时，关键性的改变就发生了。治疗师帮助孩子"接受"这种感觉，并把它与孩子的自我感觉结合起来（这个过程发生在探戈舞步4，处理新接触）。这些事件对所有家庭成员都有连锁反应。当母亲看到父亲用关心来回应她的孩子，而这种回应是模仿自己做出的时，将改变她对丈夫和"问题"孩子的看法。

在EFFT的最后阶段，治疗师的重点是巩固家庭成员在第二阶段所做的改变。在这个阶段，家庭能够将探索困难的新方法结合起来，并能够在所有成员之间开放地、有回应地、卷入地做出家庭决定。家庭可以创造一个关于裂痕和修复的故事，以及关于家庭成员希望他们的家庭在未来如何运作的共同愿景。他们也可以创造新的家庭仪式来支持这一愿景（探戈舞步5）。治疗师基于避风港和安全基地的氛围帮助他们叙述这个故事，以支持孩子的成长和探索，并对父母能够如何建立安全联结提出切合实际的期望，强调并鼓励积极的情绪和循环。家庭中这种新的联结感可以转化为日常合作和问题解决。因此，当母亲不再那么担心自己的教养和儿子的"表现"，而是平静地告诉孩子她不会像以前那样唠叨他，那么当他们开始"舞蹈"或者开车送他上学时，少年就不会再拒绝按时起床了。因为如果他迟到缺课，就不得不自己应对老师。当父母形成合作联盟时，更灵活的权威型教养方式就自然而然地出现了，这种教养方式能够接受孩子的依恋需求，在情绪激烈或者令人沮丧的环境中也能够保持理性、可控。

EFFT探戈实践案例

也许阐释EFFT的最好方法是概述EFT模型中的核心改变过程，即EFT探戈的干预过程，并结合父子之间逐渐软化的、联结的对话实例。这个案例在之前的临床文献中以不同的形式被描述过（Johnson, 2008b）。

詹姆斯，16岁，个子高高的，身材魁梧。他因对老师和学生有攻击性的行为而被学校开除。他对他的父亲蒂姆表现出了明显的对抗和挑衅，并多次霸凌甚至虐待他的四个弟弟妹妹。詹姆斯的母亲莫伊拉被诊断为抑郁症，并患有慢性疼痛，她每天都忙于照顾年幼的孩子。目前，家庭中大多数的消极互动都是在父子之间发生的，这种互动变得越来越危险，充满了敌意，濒临爆发。因为多年前，我帮助他和莫伊拉修复了关系，于是蒂姆设法说服了他的儿子来见我，试图"解决问题"。蒂姆对此充满希望，他期待也许能够借此修复与儿子的关系。但他的儿子可不这么想！蒂姆承认，直到4年前他戒酒之前，他一直对长子"非常严厉"，但现在他正在努力"弥补这一点"。詹姆斯对蒂姆努力提供支持的态度不屑一顾，他挑衅地说，他不需要任何人，他恨他的父亲，反正每个人都"反对"他。詹姆斯很不愿意来接受治疗，在第一次会谈的大部分时间里，他都拒绝说话，对我骂骂咧咧，一直盯着地板。

在前两次会谈中，父子之间破坏联结的僵化且自发的互动循环显现出来。蒂姆不停地和儿子讲道理、哄着他、追着他，而詹姆斯不理他的父亲，轻蔑

203

地撇着嘴，对于蒂姆试着讨论他们的关系或为他们互动设限的做法明确地表现出蔑视。最终，蒂姆生气了，先是指责了几句，然后不再说话了。此时，儿子开始轻蔑地控诉他不关心自己。詹姆斯认为蒂姆总是想办法"指责"自己的失败，父亲的愤怒就是"证据"。这个循环是僵化的，一成不变的。这很难！但是，对于治疗师来说，从依恋信息和行为触发的角度，发现互动循环并进行描述和提炼是相对容易的。在会谈中，我还讨论了另一种模式，并在詹姆斯参与倾听的情况下讲给蒂姆听，即蒂姆在家里仅存的一点积极联结就是跟母亲的联结，但是现在，因为母亲要保护年幼的儿子免受詹姆斯的霸凌，这点联结也被破坏了。所以母亲现在也离开了詹姆斯（拒绝和他一起接受治疗）。尽管他表现得很好斗，但我很清楚，詹姆斯在这个家庭里感到绝望和孤独，他找不到任何方式开始与父亲接触或信任父亲，即使蒂姆试图向他伸出援手也没有用。詹姆斯让我想起了鲍尔比（Bowlby, 1944）对伦敦少年犯的描述："在冷漠的面具背后是无尽的痛苦，麻木的表象下是绝望。"鲍尔比还描述了他是如何看待这些年轻来访者的，即他们被孤立和愤怒所麻痹，坚守着"我再也不会受伤"的想法。

在与詹姆斯的个体咨询中，他有明显的抑郁情绪。他告诉我，他"没有用"，也"没有未来"。他十分怀念那些与母亲有联结、与妹妹一同玩闹的时光，但对父亲只表达了冷漠的敌意。我们一起描述了建立联结和断开联结的模式、他的孤独感，以及家庭问题（而不是詹姆斯的内在缺陷）是如何发生的。我们概述了他面对的选择——"向他们敞开心扉""把他们拒之门外""不在乎"，分析了所有这些回应在一段时间内会起到什么样的作用，以及它们最终都会让他感到孤独和绝望的结局。治疗师与詹姆斯初步形成治疗联盟。然而，这个治疗的转折点发生在与詹姆斯和他父亲的一次会谈中。父亲目前关于依恋的心理框架是其子女外化行为的有力预测因子（Cowan et al., 1996），因此显然，可以通过改变蒂姆对儿子的依恋回应来改变詹姆斯的攻击性行为。

在蒂姆和詹姆斯的EFT探戈中，最紧张的时刻也正是促成了联结对话的时刻，这个过程可以概括成以下几点：

• EFT探戈舞步1：反映当下的过程。蒂姆进行试探性的接触，詹姆斯退缩，导致蒂姆更多的指责和要求。治疗师还发现了詹姆斯在互动中的内在情绪循环，蒂姆的反应让詹姆斯"确认"了他没有归属、无用、不被需要的感觉，从而激发了他回应性的愤怒。这两种循环最终都以气馁、拒绝、应激性的挫败和麻木为结局。在这场舞蹈中，他们都陷入了困境和无助。舞蹈详述了他们的关系和詹姆斯的自我意识。

• EFT探戈舞步2：情绪的组合与深化。我们会重点关注蒂姆是如何陷入对詹姆斯的担忧、对自己戒酒前行为的羞耻以及为人父的失败感之中。在我的帮助下，主要通过反映和唤起式提问，蒂姆将他特有的情绪性回应要素收集起来。他描述了那些重要时刻：当他被詹姆斯的挑衅"扇了一巴掌"的时候，他也在詹姆斯脸上看到了痛苦（触发点）；当他的身体开始发热时，他会告诉自己，"他猛烈抨击的是你的错误。你让他失望了。你是个没用的家长"（身体反应——体验和归因）；之后他感到必须要试着实施控制，或者被无助感压倒而他转身离开（行为倾向）。此时，蒂姆开始啜泣，他为自己"未能成为詹姆斯所需要的父亲"而深感悲伤，他感到自己给儿子造成了无法挽回的伤害，并与儿子失去了联结。

• EFT探戈舞步3：编排新舞步。我把蒂姆的情绪提炼出来，请他分享给儿子。蒂姆真诚而坦率地告诉詹姆斯，自己是不值得信任的，因为作为一个父亲，他让儿子失望了，他还向儿子道歉。我鼓励蒂姆分享他的恐惧，他害怕自己伤害了儿子，这些恐惧让他完全不能信任别人，因为他认为每个人都是危险的。詹姆斯装出若无其事的样子，过了几分钟，惊人的转变出现了，他开始试图安慰蒂姆，并告诉他一切都还好。我温和地反映并确认这种回应，但鼓励詹姆斯让蒂姆说完他要说的话，他的父亲拿出了作为父亲的真诚和关心，詹姆斯不必安慰他。蒂姆继续道歉，为他以前做出的攻击性行为道歉，也为他没能成为一个支持性的父亲道歉，父子两人都哭了。

• EFT探戈舞步4：处理新接触。詹姆斯开始接受父亲的话，并分享了蒂姆的话是如何抚平了他对自己的恐惧。然后，他特意讲了一件事，那个时候他决定放弃，不再对得到蒂姆的肯定抱有希望。与此同时，他也确认了"我可能真的存在问题"。蒂姆保持专注，并做出了共情的回应。

●EFT探戈舞步5：整合与巩固。我反映了所有这些互动，肯定了他们对彼此的关心，以及他们敞开心扉和冒险分享的勇气。我们讨论了这个过程，这个过程让他们充满希望，他们相信彼此之间可以形成不一样的联结。詹姆斯第一次转向我，给了我一个大大的、坦诚的微笑。我们提炼出蒂姆因再次"找到"儿子而感到的积极的"喜悦"，以及詹姆斯因被人看到和接纳而感到的兴奋。我们花了很多时间梳理出父子俩"陷入困境"的过程框架，蒂姆沉浸在自己的问题中，无法"支撑"他的儿子。这个框架对于詹姆斯认为"自己是不可爱的"这个观点来说是一剂解毒剂。

这次会谈结束时，在我的帮助下，詹姆斯也能够感受并提炼自己的情绪，尤其是那种处在家庭之"外"、被父亲抛弃的痛苦感觉。他分享了他的愤怒和绝望是如何"毒害"他，是如何让一切变得"黑暗"的。他第一次准确地感受到被拒绝的恐惧，也能表达出对父亲的接纳和对爱的深深渴望。蒂姆能够给出关心的回应，并描述出为了孩子他想成为的父亲的样子，他请求詹姆斯给他一个机会去学习怎样成为这样的父亲。

这种安全联结的修正性体验构成了一种经典的联结对话，在几个月后的随访会谈中，这种对话的效果明显地显现出来。詹姆斯告诉我他正学着去相信别人，不再表现得那么"硬汉"。他也回到了学校，不再欺凌弟弟而是开始做弟弟的表率，能够开放和积极地与我和家人交流。这个家庭现在可以合作解决实际问题和分歧。在一个更灵活、开放的系统中，家庭成员之间会相互回应，这样的系统会促进问题有效解决。上面描述的过程很好地阐明了探寻、调节和使用依恋情绪来改善家庭关系的巨大力量，以及家庭成员在这种情况下对自己的定位。这个过程也非常有效，只需要几次会谈，就具有持久的效果。这种学习发生在互动的环境中，在这种环境中，未来必将有更多积极的回应。这与指导一个家庭使用"技能"是不同的，因为当家庭成员陷入有问题的互动中而最需要技能的时候，这些技能往往并没有用（错误的层级，错误的方式）。

EFFT中的技术

作为一名EFFT治疗师，我在与蒂姆和詹姆斯的会谈中使用了什么技术呢？在会谈中，我确保所有的改变顺利进行，并且通过不断反映互动过程和情绪过程以加强突出这些改变。在确认和正常化的过程中，共情的回应能抚慰并支撑蒂姆和詹姆斯的体验。我们对蒂姆在养育孩子方面的笨拙尝试进行正常化，比如他因为自己的成长经历，在詹姆斯小时候，为了应对自己的不安感而"迷失"在酗酒中。我问出一些唤起性的问题来激发情绪，并将它们组织起来。我问詹姆斯："当你父亲和你一起来到这里，试图和你谈论他的遗憾时，你感觉怎么样？"当詹姆斯回答说："他不必遗憾。这对我没什么用。"的时候，我就要抓住子弹。我说："是的。感受他的悲伤、他所受到的伤害，尤其是那些伤害也给你带来了伤害，感受他和你失去了联结，这些都很难。很难相信他那么在乎那些东西，在乎他说的东西是否会对你有帮助。你没看到过任何人帮助你，是这样吗？（詹姆斯点点头，耸了耸肩）那一定很艰难。"过了一会儿，我引导新的互动模式，我问："蒂姆，你的儿子说——詹姆斯，如果我说错了请纠正我——他认为你很危险，你会评判他，发现他的不足。你现在能帮帮他吗？"这里的"危险"这个词只是一种猜测，程度比詹姆斯所说的要强，比他所承认的或者表达出来的恐惧更深了一点。通过停留在最有力的依恋情绪中，用陈述的方式，无法回避地直面问题，来完成加强突出。当蒂姆讲述他冗长的故事，在詹姆斯出生时他是如何丢掉工作的经历时，我通过反映他的话转换了会谈的话题，然后说："我想我们可以回到你说'我很担心失去你'那里，你能再说一遍吗？"我们用想象来捕捉并增强情绪经验。我认为，因为詹姆斯是孩子（对于所有孩子都是），所以他的父亲需要"接纳"他，让他感到安全，感到自己是特别的，但是蒂姆自己失去了平衡、没有站稳脚跟，没有办法"接纳"儿子。之后，詹姆斯开始下坠，这太可怕了，因为他只是偌大世界里的一个小男孩；这让他想要尖叫（依恋抗议）、进攻。毕竟，似乎没有人能够听到他，看一看他感觉自己是多么的弱小。

我们停留在情绪过程中，而不是专注于目标或解决方案，尤其是当我们试图塑造新的、更投入的互动的时候。当蒂姆第一次试着向他的儿子敞开心扉时，我询问詹姆斯的感受，他只是翻了翻眼珠，转过身去。我说："你爸爸正伸出手，说'你能帮帮我吗'，但是你好像在对他说'去死吧，爸爸。我不会放下防备，不会真的去听你在说什么。我要保持愤怒，把你拒之门外，门外，门外'。"詹姆斯半笑着向我点点头，说我并没有看上去那么傻！我告诉他这让我感觉有点被安慰到了。我也一直在使用着两种重构：一是家庭问题在于互动中的模式（舞蹈），这段舞蹈将詹姆斯留在一边，让蒂姆感觉自己是个坏爸爸，而不在于詹姆斯的叛逆；二是詹姆斯的行为是他表达绝望的方式，是对孤独感和被拒绝感的自然回应。詹姆斯和蒂姆之间的会谈是一个很好的例子，它接触到了问题的核心——情绪，情绪"主导着社会互动，是交易中的主要货币"（Zajonc, 1980），这个例子也展现了依恋沟通的情景。理解蒂姆和詹姆斯的低功能性行为时，需要理解其中的依恋恐惧、未满足的需求以及在不安全联结下有限的应对策略。

依恋与情绪聚焦治疗

和詹姆斯一样，许多参加家庭治疗的年轻人也表现出抑郁和焦虑的迹象。有些人还会面临创伤和丧失，而他们家庭的回应方式可能在不经意之间就加剧这种体验的负面影响。家庭治疗可以作为家庭干预的一部分来解决这些问题，也可以作为包含其它干预的常规治疗项目的一部分，例如聚焦于抑郁或社交焦虑的治疗。鲍尔比（Bowlby, 1973）首次提出不安全型依恋会引发焦虑障碍。情绪隔离使问题加剧。很明显，无论依恋的安全性被如何测量，依恋类型都与特定的症状有关，尤其是对于那些被编码或报告为焦虑型依恋的人。在回避型依恋中，焦虑症状与恐惧有关，而与回避中的忽视无关（Ein-Dor & Doron, 2015）。明尼苏达大学的一项研究（Sroufe et al., 2005）追踪了早期依恋发展从出生到成年、老年的轨迹方向，研究结果显示，与安全型依恋的个体相比，在婴儿期被归为焦虑型依恋的个体在17岁时更有可能被认为患有焦虑障碍（Warren et al., 1997）。就抑郁症而言，情况甚至更为明显。超过100项研究描述了依恋倾向与抑郁症状总体严重程度之间的关系。明尼苏达大学的一项前瞻性研究发现，回避型依恋和焦虑型依恋都与青少年时期的抑郁有关（Duggal et al., 2001）。

将不安全型依恋与功能失调联系在一起的机制是人格中的暗黑三角（dark

triad）。三种要素是：

1. 情绪调节困难。

2. 对威胁更为警觉。

3. 对他人的回应感知水平低。

所有这些因素都很容易在家庭治疗中看到（Ein-Dor & Doron, 2015）。家庭因素也可以预测对青少年抑郁的治疗效果（Asarnow et al., 1993; Birmaher et al., 2000）。正如詹姆斯在后续咨询中告诉蒂姆的那样，"表现得很生气、好像除了'生气'之外什么都感受不到，相对来说是容易的。但是我的内心一片漆黑。太孤单了，好像没有人在乎我。反正我都搞砸了，我为什么还要努力。但是你来了，爸爸，你说了些什么，让一切都不一样了。你会这样做，那么我一定对你很重要"。暗黑三角的破解之法也是由三种元素组成：依恋对象的可亲近性、回应性和情绪卷入。

结论

品萨夫和魏恩（Pinsof & Wynne, 2000）认为，尽管研究结果可以为心理治疗的实践提供广泛的指导，但它对大多数夫妻和家庭治疗师的影响似乎很小，因此未能为家庭治疗学科提供实质性的整合基础。他们认为，更多的定性研究将解决这一需求。也许问题在于，治疗师要与一群陷入恐惧和无助的痛苦的家庭成员共同工作，而研究结果的语言和模式尚未很好地适应治疗师的工作舞步。然而，依恋研究提供了丰富的实证和理论基础，可以很好地转化到家庭的日常实践中。这里给治疗师提供的解决方案是，关注发展心理学和社会学研究的进展，这些研究提供了一幅关于家庭关系的真实路线图，以及一幅关于家庭健康和韧性的清晰图景，这为咨询提供了方向。在家庭治疗的全盛时期，家庭视角和家庭干预领域的创新浪潮曾激励了很多临床医生，而如今似乎已消退为涓涓细流。显然，在任何心理健康学科中都有家长培训和教育的空间，依恋科学为幼儿父母提供了很棒的育儿项目，比如安全圈（Circle of Security）

（Powell et al., 2014; Hoffman et al., 2017），以及最近我的同事为有青少年的家庭开发的抱紧我®：让我走项目（Hold Me Tight®: Let Me Go program）（Aikin & Aikin, 2017）。此外，通过使用依恋视角解释当前的互动过程，并塑造情绪信号来改变关键的互动模式，为家庭治疗提供一种有效的多维度干预方式。通过塑造核心修正性情绪体验，自我和系统中改变的层次和要素得以产生并相互强化。家庭中"病人"的问题是安全型依恋关系联结或断开的反映，这种观点也更容易被家庭成员接受。一直支持着我的一个研究发现（Lutkenhaus et al., 1985），被评估为安全型依恋的三岁孩子在面对潜在的失败时会更加努力，而不安全型依恋的孩子则恰好相反。正如鲍尔比（Bowlby, 1988）所指出的，在这项研究中，儿童表现出的对成功的"信心和希望"正是安全型依恋的典型表现，不那么安全的儿童表现出来的是"无助和悲观主义"。

一个家庭中发生战争会引起所有家庭成员的痛苦，就像是一场生死攸关的争斗，牵连甚广。以依恋为导向的治疗师能够利用这种紧迫感来提供安全感，帮助家庭重新恢复平衡，再次获得掌控感。

练习

个人角度

你能想象这样一个典型的困难时刻吗？当你还是个青少年的时候，你的家人失去了情绪平衡。在这种互动中，对你来说，谁是最"危险"的人？此时，你通常是如何处理你的情绪的？你会发出什么样的信号？如果一个治疗师在那个时候走进房间，他会如何运用依恋框架总结你的感受，并为你提供支持，让你可以与这个潜在的威胁者分享呢？看看你能否写下这位治疗师可能会说的话。

专业角度

一位父亲告诉你：

"所以，他在学校过得很艰难。那又怎样呢？我曾经也过得很艰难。我去

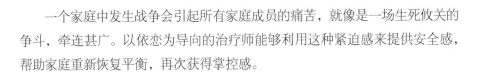

依
恋
与
情
绪
聚
焦
治
疗

给他拿那些练习册，而他都不看！他一次又一次对我说谎。我知道他在吸毒。他认为我有多蠢？他让我想起了我哥哥，他把我父母给他的一切都扔掉了。他毁了我母亲。他以为他是谁？解决办法是不要'说话'。我们已经做得太多了。解决办法就是让他搬出去，然后消失，我们要接受这个事实，我们的孩子就是个该死的瘾君子。他永远不可能完成学业。我们做什么都没有用。"

你会如何用简单的语言，反映这位父亲的想法，确认他的体验，同时又能帮助他开始调节他愤怒的情绪，然后帮他从脆弱无助和依恋的角度，看到他孩子的回应和需求？试着把你要说的话写下来。（提示：当他看到儿子似乎将他的关心抛诸脑后时，他十分沮丧，可以从他的沮丧开始反映。）

本章要点

· EFFT的目标是在父母和孩子之间形成安全的避风港和牢固的纽带，使得关系中的问题可以从系统的角度被解决，父母也能对孩子的依恋需求做出回应。

· 家庭成员都参与到依恋戏剧中，并且互相反映，因此我们必须考虑多重关系，以及他们是如何使孩子变得功能失调的。

· 系统理论帮助治疗师掌握整个关系系统，以及这个系统是如何阻止积极联结出现的。这一观点认为，重大的变化需要改变互动舞蹈的组织方式，在依恋关系中，这包括改变情绪交流的本质并开启舞步，不只需要维持稳态，还要形成安全联结。

· 在EFFT中，鼓励父母重新定义关系，并为孩子提供安全联结。治疗师帮助父母找到情绪平衡点，克服他们自己的伤痛、对失败的恐惧、对失去孩子的恐惧和愤怒，"看到"孩子的脆弱，成为有回应的依恋对象，为孩子提供安慰，设置明确的、关爱的界限。帮助孩子调整依恋需求，能够寻求并且感受到父母提供的关爱。孩子的自我模型出现，并在这个过程中得到再定义。

• 依恋科学提供了清晰的路线图，帮助治疗师找到复杂家庭舞蹈中的决定性因素，也为形成更好的家庭和儿童功能提供清晰的道路。安全型依恋的儿童会更加健康，也更有韧性。当他们知道如何与父母建立爱的关系，能够更好地处理抑郁、焦虑问题之后，他们就踏上了不同的发展之路。

• 寻求家庭治疗的绝大多数父母都有强烈的保护和照顾孩子的愿望，这种生物本能在治疗师的指导和磨炼下，将会成为一种强有力的改变动力。就这一点而言，治疗师需要控制和调节父母对于失败的恐惧，并将之转化为新的自信心和效能感。

依恋与情绪聚焦治疗

第九章

情绪聚焦家庭治疗个案实践

本章包含两次家庭会谈，刻画了情绪聚焦家庭治疗的过程，并概述了干预措施。

个案背景信息

乔希今年11岁，他的老师、当地儿童医院的工作人员以及他的家人都对他的攻击行为感到苦恼。今天，乔希来到我这里，进行情绪聚焦家庭治疗的第二次会谈。乔希的父亲塞姆、母亲艾玛以及哥哥约翰参加了第一次会谈。在第一次会谈中，我和家庭成员一起总结了家庭互动模式以及乔希在此互动模式中所扮演的角色。会谈过程中，乔希焦虑不安、难以专注，他不停地打断交流、转变话题以及开玩笑。在这个痛苦且压抑的家庭中，父亲塞姆为承担起家庭的开销而每天工作12～14个小时，但塞姆也承认，他也会因逃避家庭生活压力以及与妻子艾玛的婚姻冲突而选择忙于工作。长子约翰与家人的关系较为疏远，他表示自己大部分时间都待在外面，参加体育运动。母亲艾玛则感到压力很大，极度焦虑，她用音调高、语速快以及偶尔带着哭腔的声音讲述其如何独自抚养孩子们、照顾一个小婴儿以及应对她的工作。通过我的共情，艾玛泪如雨下，表达了更多的担忧和害怕。

乔希的家人向我描述了乔希的情况。乔希在学校里受到欺负；晚上难以入睡；由于高度焦虑导致全身出疹子；情绪会突然爆发，如砸坏家具、拿刀威胁要杀父亲、告诉母亲他跑出去撞车自杀。乔希曾有两次情绪爆发惊动了警察，警察将乔希带离家庭看守了几天。尽管乔希的智商很高，但他的学业成绩却不及格。在第一次会谈中，我通过一些有趣的短暂交流尝试与乔希建立联结。乔希告诉我说："我不打算来到这里，我要成为小飞侠彼得·潘"。当我表示，在这样一个阳光午后我更喜欢待在花园里，但如果他允许我成为小叮当，我也可以陪他待在医院里时，他展露出笑容并坐在我旁边。我能感受到身旁的乔希有些激动。乔希家庭的互动模式是这样的：乔希和父亲塞姆经常发生冲突，面对塞姆的要求，乔希会采取反抗的态度和行为，而当塞姆重复要求时，乔希就会情绪爆发；乔希会向母亲艾玛表达但很少回应艾玛的表达，当艾玛尝试讨论家庭问题时，乔希就会以自伤威胁她；艾玛与塞姆的婚姻不太幸福，夫妻之间一直存在着一方抱怨、追逐，另一方拒绝、逃避的循环互动模式；约翰也偶尔与乔希打架，但对于家人的担忧和家庭内发生的冲突，他大多置身事外。

在乔希的家庭中，建立有效家庭互动的主要阻碍，即引起家庭恐慌、加剧混乱的导火索，来自艾玛和塞姆夫妻之间，以及艾玛和乔希母子之间，但更多的是来自塞姆与乔希父子之间。在初次会谈后不久，塞姆打电话告诉我乔希拒绝再参加任何会谈。

接下来，我与塞姆和艾玛进行了两次会谈，我们总结出夫妻之间消极的互动模式，探讨了该模式是如何不断加剧艾玛的担忧，导致塞姆对夫妻关系和家庭感到"绝望"，并选择疏离家庭的。同时，我们还讨论了该互动模式是如何降低他们作为父母保持平衡以及互相支持的能力，从而使艾玛转而将儿子作为依恋对象的。缺失安全和信任基础的夫妻关系也明显导致塞姆困于与儿子的互动中并逐渐变得专制，父亲的专制又进而引发乔希更多的反抗。我与他们共同设置了一个每日时间，即每天的这个时候，不管塞姆和艾玛是否陷入消极的夫妻互动循环中，他们都需要相互分享各自当天与乔希之间发生的任何冲突，并帮助对方唤起面对这些困难时的感受（他们都觉得自己作为父母是失败的）。我和他们商定接下来与乔希和塞姆进行会谈。乔希表现出了较高的敏感性和高度焦虑，这与其紧张的家庭氛围有关，而根源在于父母的婚姻问题以及塞姆因工作时间过长而长期疏离家庭。同时，乔希即将进入青春期，他特别需要来自家庭的安全感和归属感。我们回顾了第一次会谈中谈及的心酸时刻，当我询问乔希希望从塞姆那里得到什么时（他在当时只表达了愤怒），他突然转过身去默默地向父亲张开双臂。塞姆僵住了，沉默了几分钟。我询问塞姆"这样的沉默是因为什么"，他茫然的表示："我不知道该做什么。"我能感受到塞姆的情绪状态。塞姆在第一次会谈时，不经意地提到在他的原生家庭中必须按照别人说的做，如果因为任何事情感到不安或者"多愁善感（soppy）"，就会被关进房间。我将此描述为塞姆的孤独成长，当他感到害怕或者需要支持时，没有来自他人的安慰或帮助，长此以往，他将自己的感受压抑起来，而其他孩子却选择大喊大叫和抗议。塞姆认同了我的观点。

塞姆和艾玛都很难保持情绪稳定，也很难以一致和敏感的方式回应乔希，其中一部分原因是他们都感到自己作为父母的失败和不足。这是一个关键问题，同时也是在家庭治疗中经常容易被忽视的问题。EFFT治疗师会积极帮助父母调节和处理这些负面情绪，正常化"人们都在学习成为父母的路上"这一事实，让他们确信学习发生在生活的进程中，发生在不断被激怒时，发生在被"想要成为完美父母"的责任所消耗时，也发生在当我们意识到父母和孩子之间没有事先绘制好相处路线图时。

与乔希和塞姆的会谈

我发给乔希一封电子邮件，在邮件中，我提到乔希对他的残疾朋友很友好（这是艾玛告诉我的），这给我留下了深刻的印象，这样看起来，乔希似乎善于观察到他人的情况，并且我认为乔希能够通过提出家庭存在的问题来帮助到自己的家庭。

因此，乔希身着一件自制T恤走进会谈室，T恤上面写着"我是个拥抱经销商"（I am a hug dealer）。我尝试延续和乔希在第一次会谈中建立的积极且有趣的联盟。他看起来较为平静，与我也有较多的眼神交流，注意力也较之前更加集中，但我仍提醒自己要注意持续观察乔希对情绪波动的耐受能力。他的情绪耐受能力较差，注意力大约可以持续10秒。我们就他和家庭的暑期计划进行交流，塞姆感叹自己必须努力工作，因此很少有时间陪伴家庭。他也知道这对妻子和乔希来说很艰难，乔希点头表示认同。

这次会谈中，父子之间的氛围似乎比第一次会谈时稍微稳定一些。

苏：最近你们之间的关系怎么样？你们之间的紧张感现在看起来似乎有所减少？

塞姆：是的，现在我们之间的关系有所好转，但是仍有相互大喊大叫或者讲不出话的时候。也有些时候，乔希看起来有点难过，我尝试和他交谈，但是被拒绝了，当他表现得好像我不存在的时候（*长时间沉默*），我感觉自己正在失去他，无法感受到他，不能帮助他。

苏：所以你们之间的争吵还是因为之前的问题吗，即你要求乔希去做某些事情而乔希拒绝你？（*塞姆点头*）也有其他的时候，你尝试与他沟通但他却将你拒之门外了，是吗？（塞姆再次点头）（反映/描述目前存在于乔希和塞姆沟通中的困境——探戈舞步1。）

塞姆：我想到一件事情，我对乔希说，"请关掉电视，现在是写作业的时间。我们之间的争吵就随之而来"。

苏：首先，你和乔希之间的沟通困境发生在，当你试图履行作为家长的责任并给予乔希指示时，乔希会生气、拒绝甚至反抗。然后，你想帮助乔希平静下来，但看起来乔希也拒绝你的帮助。所以，你觉得自己作为家长就非常被动。那之后会发生什么？你会提出更多的要求或者减少与孩子的接触吗？（塞姆点头）（反映循环和模式——从之前的会谈中了解到乔希未感受到来自父亲的关心和帮助。）

乔希：我只是需要冷静下来……嗯。（他拍打双手，然后望向窗外）

塞姆：（对乔希说）嗯，我的责任是帮助你成长，比如，我认为你今晚应该打扫你的房间。但是，我不能命令你去做任何事，我尽可能温和地提出要求，这比我们第一次来这里的时候好很多。（乔希开始剧烈地摇头）

苏：你感受到的不是这样吗？

乔希：（对塞姆说但看向其他方向）你就只说"去做"，就像命令一个士兵四处巡逻，并且你会说一百遍，一百遍！（他举起双臂抱着头表示强调）

塞姆：我没有。

乔希：我就像一条狗一样，一条狗，所以，我变得……

苏：气愤——挑衅？或许是这样，"我会让他知道，我会说不，你不能命令我"，是吗？（解释/推测来访者的表达——澄清回应性的表层情绪。）

乔希：是的，对，对。

塞姆：嗯，我们正在改变这一点，我确实有所让步，你也确实能多听一些我的表达……但是……

乔希：你让了一点步吗……？

塞姆：我尽力。

乔希：如果你说"你今天可以这样做吗"，我会做，比如"你今天可以清理草坪吗？"请平等地对待我。

苏：嗯，这可能有点棘手，乔希，因为他是你的父亲，并且你现在才11岁，所以他有责任抚养你，给你指点迷津是他抚养工作的一部分，所以"平等"可能并不完全恰当，因为有时他需要完全负责。

乔希：那，请把我当作一个人来对待。

苏："尊重"地对待你？（乔希点头）

塞姆：我正尝试这样做，但是我是家长，我要对事情的完成负责任。

乔希：你忘记一点，你已经年老，你的脑细胞正在逐渐死亡，而我有更多的脑细胞，我从书上看到的。

塞姆：（脸上涨红）乔希，你这样说很没礼貌，而且我有丰富的人生经验。

苏：乔希，我也老了，并且比你父亲年老。猜猜我还有多少脑细胞？我猜大约还有10个。（我笑了，乔希也笑了）即使他的脑细胞比你的少，但是你父亲多年来也学到很多本领，并且他的任务是负责并要求你做些事情。你现在还在生父亲的气吗？（乔希平静地摇头）当父亲告诉你该做什么，以及你听到他的命令时，你的感受是什么？（幽默地升级，询问唤起性的问题，以诱发更温柔的情绪感受——探戈舞步2。）

乔希：（声音柔和，低下头）我感到自己像只狗。

苏：（同样声音柔和）像一只狗？好像你的感受并不重要，好像你很糟糕，是吗？

乔希：那种声音——听到那种声音，我就会觉得他认为我没有能力完成任务，很像一只狗，他不重视我。

苏：这会让你感到受伤是吗？（乔希点头）这真的会让你受伤，所以你会非常生气（他点头），因为这会伤害到你。

乔希：我去趟洗手间。（他跳起来，塞姆跟他一起并带他去洗手间。我知道这是乔希调节自己情绪的方式。塞姆和乔希重新回到会谈中。）

苏：你还好吗？我们刚刚讨论的是你父亲和我的脑细胞是如何减少的（乔希笑了），以及父亲告知你该做什么的方式让你感到受伤。你觉得被指责，有点被贬低，是吗？（乔希坐着不动，但他与我保持眼神交流。）塞姆，你能帮助乔希处理这种感受吗？（我认为在我的帮助下，塞姆可以看到并回应乔希的受伤感）（探戈舞步3——编排新舞步，但重点是父亲帮助儿子而非相互承担风险。）

塞姆：其实，我认为你非常有能力，看看你是如何帮助我修剪草坪的，是如何帮助我处理其他事情的。（乔希转向塞姆）我为你感到骄傲，骄傲于你做的所有事、你参加的所有运动。（乔希低头并沉默）

苏：怎么了，乔希？你可以听到父亲说的话吗？或许你还沉浸在被"贬低"的感觉中，是吗？（探戈舞步4——处理新接触）

乔希：他认为我做不到，但是如果他只是询问我——我会做到。

苏：你可以告诉父亲吗？

乔希：（转向塞姆）如果你能信任我并与我沟通，我会做这些事情。

苏：是的，就像你对你父亲说的，"我真的希望你把我当成一个好孩子"。

塞姆：（倾向乔希）我会尽我所能，乔希，我可以将你视为一个好孩子，但如果你不做这些事情，那我应该怎么做呢？（治疗师不会急迫地去解决问题，不会"简洁而冷静地给出结果"，这是我与塞姆和艾玛在会谈中谈过的，因为艾玛可以这样做，并且可能帮助塞姆也这样做。）

乔希：我会尝试，爸爸，是的，我会尽力去做。

苏：好的，有时你们会陷入这场看起来像是权利斗争的拉扯中，因为这是常发生于父子之间的事情。为你指明方向是你父亲的任务，但你是一个敏感的孩子，父亲的要求会让你觉得被贬低，你会选择拒绝，然后你们会共同受困于这种消极的互动中，这会让你感到自己像一个坏孩子，而你的父亲会感到自己像一个坏爸爸（塞姆点头），一个只能依靠大发雷霆而让孩子去做事情的父亲。但是现在，你们可以帮助对方倾听——如何交流可以使对方感受到尊重，所以你们可以合作，你们可以做到。（总结主要问题，正常化并明确驱动消极互动模式和当下积极例外情况的情绪伤害/需求——探戈舞步5。）

乔希和塞姆向彼此点头微笑。此时，我重新提出塞姆在会谈开始时提出的第二个问题——他不能和乔希建立联结，并给予安慰，也不能走进乔希的内心。一旦施加指令和生气拒绝的消极循环开始运转，父子之间就难以建立安全联结的积极循环。

苏：塞姆，我想回到你最开始提出的问题，其中一个是能够让乔希做事情并且乔希也会对此有回应，另一个问题就是当你走近儿子时，特别是最近，你觉得你不能与他建立联结。我感到这对你来说是痛苦的，是吗？（回到探戈舞步3——聚集情绪感受并鼓励塞姆将这样的感受呈现给儿子。）

塞姆：是的。（塞姆撅起嘴巴，看起来伤感地转向乔希）像前几天一样，我主动靠近你但是你不让我走近，我好像面对着一堵墙。

乔希：（低头看并保持距离）我对一些话题感到不舒服。

塞姆：（较急迫的声音）我可以理解，有时我们的确难以找到话题，但你说的"闭嘴"和"出去"等也很伤人，乔希。

苏：嗯，我可以猜一下发生了什么吗？（乔希向我点头）乔希，我感到你好像有些被感受所淹没，它们似乎令人困惑，难以处理。（乔希向我微笑并用力点头）对某人感到愤怒，但又需要知道他们认为你是一个好孩子，你担心他们没有这样的感受，这很困难，而且这一切又都是同时发生的。（乔希再次点

依恋与情绪聚焦治疗

头）你也许仍在生气，或者需要与父亲保持距离——建立自己的围墙，所以这难以转换，很难真正感受到他什么时候是在真正向你靠近。（乔希看向塞姆）他在尝试与你建立联结，我认为这是你想要的。在那些时候，他正是在向你伸出手并试图表明他已经看到你的受伤、他想要在你身边，试图告诉你他在乎你、你对他来说很特别，对吗，塞姆？（解释/推测，正常化乔希调节情绪的困难并突出父亲的积极信号。探戈舞步4——通过处理新接触推进情绪感受。）

塞姆：是的，对，对。我知道我以前并不擅长这些。

苏：你会感到被拒绝，被拒之门外，你感到自己是一个失败的爸爸。就像你在会谈开始时说的"我要失去他了"，在那一刻，你觉得自己好像失去了儿子。（塞姆泪流满面）这对你伤害很深——失去与乔希的联结感——被乔希拒之门外。（塞姆点头，我转向乔希）乔希，当你拒绝让父亲走近时，他所有的这些感受，如伤害、拒绝、像要失去你，听到这些时你有什么感觉？（唤起性的问题）

乔希：感觉很奇怪，爸爸会有这些感受吗？他很坚强——他是一个男人。

苏：哦，会的。你的父亲也会有这些柔软的感受——他不想失去你——不想失去他的乔希——他珍惜的儿子，所以当他无法靠近你时或无法与你建立联结时，你可以告诉他吗，塞姆？（我示意塞姆对乔希说）（通过深化情绪线索引发结构性的互动——探戈舞步3。）

塞姆：（轻轻地前倾身体）乔希，我们之间的关系对我来说很珍贵，当你推开我时，我真的感到恼火，我不想失去与你的情绪联结。

苏：乔希，你可以听到他说的吗？听到父亲这样说，你感觉怎么样？

乔希：哦，这对我来说有些意外，这让我感到惊讶，原来他是在乎的！（他笑了，虽然他的感动很明显，但他羞于表达自己的感受。）

苏：你能理解他的这种在乎吗？这不是你之前见到的爸爸的样子。你能让自己感受一下吗？（转向塞姆）塞姆，你可以再告诉他一次吗？

塞姆：我不想让你将我拒之门外，乔希，我很抱歉让你认为我不在乎你。
（乔希开始把他的纸巾都攒成小球）

苏：（对塞姆说）是啊，我记得在医院的第一次会谈中，乔希告诉你他不会听你的话，因为他认为你不在乎他。接受这一切是困难的，因为在他看来，如此严厉的父亲是很难有这些柔软的感受的。乔希，不必担心他不重视你，所有的父亲和儿子都会为生活琐事或安排等争吵，但是如果你们能够在争吵过后相互联结彼此帮助，你们就可以再次和好。我想这就是你想要的，是吗，乔希？

乔希：是的，但这很奇怪。（转向塞姆，柔声说道）因为你总是在工作，而不在我身边，不和我聊天或者和我玩，你不在那里。（他正将更多的纸巾攒成球——这是一个迹象，表明他对这段充满情绪的谈话的容忍度已经达到上限，通常情况下，被遗弃感是孩子愤怒背后的本质。）

塞姆：是的，我知道，我很难过，我们都因此而受伤。我已经和老板谈过，并且情况有所好转，但我的工作似乎就是这样，我不能委托给其他人。我尽我所能，尽可能多回家，但是这份工作对我的要求很多，你妈妈也同样难过，我想和你们在一起，我想陪伴你们，但我总是不知道如何做才是正确的。
（乔希抬起头向塞姆微笑）

苏：（做出决定就足够了，这是乔希所能容忍的极限，我们已经很好地完成了工作的一部分，并且可以在下一次会谈中进行整合。）塞姆，我想让你知道的是，你能如此开放且坦诚地与儿子分享这些，真的是不可思议。并且乔希是一个如此聪明且真诚的孩子，因为他很敏感，参加会谈对他来说需要很多勇气，而且这些会谈可能对他来说是困难的——很多难以处理的感受会出现。但是在这里，只要一点点的帮助，他就能打开心扉并且让你进入，因为他想和你建立情绪联结。塞姆，你在这里做出的尝试非常棒。乔希，你知道这有多特别吗，有一个能做到这一点的父亲是多么的难得和奇妙吗？你觉得有多少爸爸能够做到如此？（探戈舞步5——整合与巩固）

乔希：（开怀大笑）哦，我不知道，大概75%。

苏：不，不，你有一个非常特别的爸爸，他非常努力地工作是为了保护和

依恋与情绪聚焦治疗

支撑家庭，并且他正在学着向家人伸出双手——或许他小时候从未见过他的爸爸这样做！

乔希：（大喊）他是家庭支柱，爸爸应该这样做。

苏：是的，你爸爸是一个坚强的男人。他通过努力工作照顾家庭，他在家庭中尽力为你提供一切，他为了你和你的哥哥，努力成为一个好爸爸，他为了你妈妈，努力成为一个好丈夫，他很坚强。这真的很难，因为这意味着他必须在很长的时间中离开他所爱的家人。但是你爸爸做的又不止这些。你知道有多少父亲可以用能想到的一切实际行动去照顾家庭，并且来到这里敞开心扉地表达对孩子的温柔和关爱吗？他需要真正地坚强起来，要能向他所爱的人展示温柔情绪——可以邀请他们进入内心——在情绪上照顾他们，这很特别。（塞姆低声说谢谢，然后哭了起来。）他一定很爱你，乔希，一定。（我意识到要给乔希树立一个男子汉的榜样，同时也要认可塞姆和他做出的改变，我也在和乔希的杏仁核交谈，他渴望联结和支持，扩展他对父亲的看法。）

乔希：（向我咧嘴笑）好吧，大概25%的人可以做到。

苏：一个父亲要想做到这些，需要真正地爱他的儿子，看到儿子对与自己保持亲密的需求，即使事情出错或者家庭气氛紧张时，他也会这样做。特别的爸爸会向孩子伸出援手——像你爸爸在这次会谈中做的那样，他不想失去孩子。（乔希微笑并看向窗外）

塞姆：（对我说）谢谢你。

苏：不客气。我想我们现在可以停下来。乔希，你来参加会谈并且有所分享，你做得非常好，并且你的确擅长于此。就像你向朋友敞开心扉一样——那个残疾的孩子——是你妈妈告诉我的。一定是你拥有的另外的脑细胞让你做的——一定是。（他又咧嘴一笑）

苏：我想我们这次会谈结束了，我们现在应该停下来。塞姆，如果可以的话，下次会谈我想与你和艾玛见面。（他点头）所以，我们今天就先到这里，你们真的太棒了，我很喜欢和你们一起交谈。我们探讨了你们是如何处理这些僵化的需求的——开始是被拒绝，之后产生愤怒；我们也探讨了你们如何才能够相互联结和亲近，这样你们就不会失去彼此，做得好！（基于断开和建立联结的时刻来总结会谈过程。）

在这次会谈之后，我觉得塞姆现在能够对家庭更加投入和开放。他虽然是一个退缩者，但他正在试图重新投入家庭，因此他可以对儿子有更多的关注和回应。不过，他需要和妻子一起努力，以真正改变他们之间的消极互动模式，之后需要他和妻子一起参与夫妻治疗。至于乔希，我认为有必要控制会谈的情绪感受强度，以避免让他过度卷入。部分时间我会采取玩笑的方式以使乔希感到放松（在文中我也省略了一些）。他相比同龄人较为早熟，同时也很敏感。

与塞姆和艾玛的会谈

此次与塞姆和艾玛的会谈是夫妻会谈，但主要聚焦于家庭情境。

会谈开始后，我们首先回顾了之前会谈中出现过的，弥漫在他们家庭中的消极互动，我根据我的理解进行描绘并请他们指正：乔希感到自己对塞姆来说是不重要的，他用发脾气和拒绝的形式来反抗；艾玛也感到塞姆将自己拒之门外，她在孤独且焦虑地承担着母亲的责任，她发现自己对乔希很生气，并且与塞姆也不断发生冲突；塞姆作为父亲和丈夫感到迷茫和"无能"（他的话），他试图与艾玛讲道理并告诉乔希去做什么——当这些不起作用时，他重新回到工作中，麻木地工作。塞姆的指示和退缩越多，艾玛和乔希就越感到失望，他们就越会有更多的喊叫和抱怨，塞姆就越想用工作逃避家庭。这样的模式重复循环。艾玛惊慌地补充道，她只是不能"独自"抚养孩子，她无法维持工作和生活的平衡，她长期处于惊吓的状态中。塞姆同意我的总结并补充道，他们所面临的困难已经达到他只想"逃跑"的程度。

我注意到乔希是一个非常聪明且敏感的孩子，在家庭的消极互动中，他找不到一处安全的地方，感受不到被接纳、平静和安心。他与父亲并没有很好地联结，也不能真正从母亲那里得到支持（尽管她真的已经尽力了），母亲也在忙于应对自己的焦虑和压力。我确信，当我们无法维持自己的情绪稳定时，对孩子保持敏感、一致的回应是十分困难的。乔希也对家庭安全感到不确定，因为他看到了父母的争吵、母亲的惊慌和父亲明显的疏离且不可亲近。

艾玛告诉我，她把乔希看作一个"伤心的小男孩"，她感到自己迷失于婚姻的情绪挣扎中——被抛弃的感受以及对儿子的恐惧感。她对塞姆说："你只会教训乔希，但你不会给我或他，我们所需要的情绪联结。"我关注到的事实是，他们都认为彼此对乔希的教养是失败的，并且感到在教养过程中无法得到支持。

塞姆：（对艾玛说）你和乔希站在一起，并且孤立我——这是真实发生的！你讨厌我的工作和……

艾玛：我只是想要安慰他。

苏：我可以打断一下吗？你们在如何抚养乔希方面陷入了困境，当你们挣扎于彼此之间的关系时，组成教养联盟是很难的，对吗？艾玛，我相信你说你感受到乔希需要你和塞姆的安慰，因为你也感到自己需要来自塞姆的安慰，是吗？（艾玛点头）我们在之前的一次会谈中讨论过你们之间的关系，以及需要如何修复，让我们继续讨论是什么阻碍了你们作为父母为彼此提供帮助和支持。我认为你们在这方面有共同的目标，你们都希望乔希变得更加稳定和平静，更少感到痛苦，更容易交流和相处。（他们都点头）艾玛，你刚才试图告诉你的丈夫，你观察到他与孩子交流的方式是没有效果的，他那不是在满足乔希的需求，而塞姆，你在自我防卫。我想，如果这是在家里，结果会是你生气地离开，是吗，塞姆？（反映当下的互动过程——探戈舞步1）

塞姆：是的，我会回到办公室，她和孩子的情绪就像过山车，我从来没有做对的时候，她也很生乔希的气，不仅仅是我。前几天她还狠狠地打了他一顿。（对艾玛说）你也很生气。

艾玛：是的，我的确生气。我感到很糟糕（哭泣，艾玛之前说过这件事，并且治疗师很清楚这是一时的情绪失控），但是我一个人做不到好好管教乔希，我只能打他。

苏：（探戈舞步1——反映内在的情绪循环）是的，你们都在与乔希的互动中失去平衡，都感到不知所措，似乎都无法伸出手来支持彼此。塞姆，当你听到艾玛说你在教训孩子，并且与孩子保持距离时，你的感受是什么？你说像"过山车"，你从来没"正确"过，所以你选择逃开？

塞姆：是的，我不知道该如何教养乔希，我尝试了，但是他听不进去，并且他的愤怒真的让我感到害怕。我知道这可能听起来很傻，艾玛居然因为我努力工作而感到生气，乔希也生我的气，所以我选择回避。

苏：这让人难以承受，你没有足够的安全感来支撑自己去和艾玛讨论自己为人父母的胜任力，因为你觉得她会认为这都是你的错。（塞姆点头且流泪）艾玛，这时候，你是在试图戳中塞姆，让他听自己说话，倾听你的担忧，并更多地参与其中，更多地从情绪上回应乔希，是吗？

艾玛：是的，我知道他感到我指责他，但我不知道如何才能让他知道我们需要他，我感到自己正在失去乔希和他。（从依恋角度来说，这种回应是有意义的。在回避或无回应的情况下，分离的痛苦转变为愤怒的绝望。）

苏：所以你也会不知所措，沉溺其中。然后你陷入绝望，并试图解释，呼唤塞姆靠近和帮助，但却不起作用……

艾玛：就好像，我们都要进地铁了但是塞姆却刚出家门！

苏：嗯，所以你在愤怒、被遗弃感以及恐惧之间挣扎，就像塞姆的感受一样。你很孤独。但是塞姆看到的只有你的愤怒，甚至有时塞姆会和乔希一起发泄，你对此感到很糟糕。

塞姆：我看到我们都在独自挣扎，我明白了，但她的愤怒令我感到恐惧，她也不讲道理！我的家人都是很冷静的。这让我感到恐惧。

苏：（探戈舞步2——情绪的组合与深化）让我们继续探讨。这样听起来，当这种恐惧来袭时，你的"逃跑"似乎是唯一的选择，并且你真的无法看到她愤怒背后的"原因"，是吗？乔希和艾玛都很生气会让你觉得很危险。

塞姆：是的，对。曾经有一次，乔希用小刀威胁我，还有一次艾玛曾试图

打我，她总是生我的气。所以……如果我试图解释我必须工作到深夜，她就不再理我。（他茫然地盯着地板）

　　苏：塞姆，当你谈论这些时，你现在的感受是什么？你的脸色看起来很苍白，你很安静，你在哪里？

　　塞姆：我……我……迷路了。

　　苏：迷路，这里没有路。如果你停下来，你会听到人们想要伤害你，你……？

　　塞姆：我什么都不擅长，我感到自己是没用的，没用的。

　　苏：如果你逃跑，那么每个人都会对你生气……这里没有出路并且希望渺茫，你感到无助吗？（塞姆点点头）有没有能够带给你安慰或稳定的事物？

　　塞姆：我遵守我的时间表——我坚持使用任务清单，但她说我只关心自己的日程安排。

　　艾玛：这是你的优先事项……

　　苏：（对塞姆说）但这是你保持理智的方式，你想通过时间表避免无助感。你可以告诉她……（探戈舞步3——我可以通过提炼信息来帮助他）

　　塞姆：（安静地说）我确实跑掉了，我能做的一件事就是赚钱养家。我确实很依赖我的时间表，这些情绪化的东西对我来说过于困难。但当你如此生气时……我只是……我不知道怎么说——巨大恐惧……感到绝望。

　　苏：可能是恐慌？（塞姆点头然后流泪）

　　苏：（探戈舞步4——处理冲突）现在跟她说这个，你感觉如何？

　　塞姆：感到奇怪，我担心她会生气，（抬头看向艾玛）你生气吗？

　　艾玛：（温和地说）不，不，我没有生气。塞姆，我知道我有些极端，我不喜欢自己这样。听到你的感受，我感到轻松，我从来没想过我会对一切有什么影响。好像你不会在乎，然后我感到被你抛弃。我猜我们都觉得自己一无是处，这很伤人。

苏：是的，你的愤怒使你不停地打电话，想要让他做出回应。（艾玛边哭边同意）你不想总是生气，现在，他冒着风险来和你站在一起，这让人感到安心。（探戈舞步5——整合与巩固）看看你们刚才在这里做的，塞姆，你没有教训、解释或逃跑，而是找到了其他的方法。你告诉艾玛你对任务的承诺以及遵循日程表的安排是因为你想要摆脱内心的无用感和绝望感。艾玛，你从恐慌中走出来，你没有愤怒，并且你对他做出了回应，也看到了他的痛苦。这太棒了。（他们朝我笑，即使也在流泪）你们彼此被对方绊住，有时将对方看作敌人，但你们作为父母都与乔希在同一条船上。

艾玛：是的。（对塞姆说）如果我告诉你，我与乔希相处的一天以及我的恐惧后，可以从你那得到一些安慰，我认为事情会有所不同。但是，（现在她真的哭了）我想，如果我不能让乔希举止得体并维持平静，那么你就会离开我们，离开我。我现在找不到你，如果那些不好的事情再次发生的话……

依恋与情绪聚焦治疗

苏：嗯，你正承受着所有的压力，如试图应对危机、面对乔希以及寻找阻止塞姆走得更远的方式。难怪你会在如此大的压力之下崩溃，你必须为恐慌找到出路。但你告诉塞姆"如果你可以与我分享，让我看到你的恐惧，而不是远离我，如果我能告诉你我的恐惧和操持家务带来的压力，我们就会得到安慰，这真的会有不同"。

艾玛：（对我说，但我提议她告诉塞姆）这会使我平静下来，感受我们在同一条船上。我知道我一激动就会生气，我发出了混乱的情绪信号。

苏：艾玛，在那些时候塞姆可以为你做些什么？我记得在之前的会谈中，我们提到当我们害怕时会传递愤怒的信号，我注意到有些夫妻之间可以使用暗语来表达"我快要被淹死了……我需要知道你在我身边，即使你没有任何解决方法"。在某种程度上，在身边本就是一种解决方法，因为当压力来临时，感受到两个人在一起会让夫妻形成联盟。当你们都失去平衡且倍感压力时，乔希会失去控制，是吗？没有比强大、聪明的父母更适合用来作试金石的了，他不能控制自己的情绪，他也不能依靠你们帮助他控制情绪。（EFT 自下而上地指

导父母提高养育技能）

塞姆：是的，对，对。（对艾玛说）前几天乔希跃跃欲试，将要失去控制，你转过身对我说"这是风暴"，然后就发生了一些不同的事情。

艾玛：对，你没有转身离开。你来到并站在我旁边，你很平静，即使我与乔希失去平衡，你碰触我的胳膊说"我们现在都可以平静下来，我们都很困惑"。然后乔希和你一起去车库寻找他的渔具……这让一切都平静下来了。

苏：嗯，所以你们都会感到不知所措和绝望，觉得"没用"和害怕，但是你们可以寻找其他的方式来表达。你们可以运用代码"风暴"来告诉彼此海啸何时来袭以及何时落地。没有人会受到指责。只是暴风雨要来临了而已。所有事情都会因为彼此的存在而发生改变。只要帮助彼此保持平衡就够了。对于乔希也适用的一点是，对于一个孩子来说，没有什么比在濒临崩溃时，他的父母不能给他支持更可怕。这个孩子会因此认为自己一定是坏孩子，而不是看到他"强大"的父母有多么不平衡。这太棒了，只需要用这些柔软的情绪互相帮助，就会有很大的不同，你明白吗，塞姆？

塞姆：是的，是有些不同，我明白了，我想和她在一起。

艾玛：塞姆，我不想这么生气或者威胁你，这种感觉很不好。乔希告诉我，前些天我对他说是他的"可恶"摧毁了家庭，这感觉很糟糕，也让我觉得自己很糟糕，因为我增加了家庭的紧张气氛。我知道我的愤怒让你感到害怕，但我一个人做不好，塞姆。

塞姆：好的，听我说，也许我们可以使用"风暴"这个词语来帮助减轻恐惧，我感到迷路的时候，特别是被乔希逼到角落时，我也可以用这个词暗示你。我认为这会有帮助。其实只要感知到你在听我说话就会对我有帮助。（艾玛伸出手轻轻地摸了摸塞姆的胳膊）

我并不提供教养建议或者技巧，但会注重为这对夫妻的养育过程塑造一种新的修正性情绪体验，并帮助他们在困境中调节彼此的复杂情绪，从而为他们的儿子提供一个更加安全的家庭环境。当家庭会谈结束后，他们采纳了我的建议，即他们接受夫妻治疗并进一步处理夫妻关系。

在随访调查中，家人报告乔希现在总体来说较以前更加平静，也没有更多的"风暴"、暴力或自杀的威胁。乔希在学校的表现也越来越好，并且塞姆和艾玛作为父母，更善于合作，他们也在努力改善彼此之间的关系。艾玛表示她很欣慰的是，塞姆现在似乎能理解，纪律和规则本身对乔希并不起作用，除非他向儿子伸出手并与他形成联结。这对夫妻认为，由于乔希的焦虑程度以及被诊断出的其他问题（如ADHD），在将来还会出现其他危机，但是他们觉得自己能够更好地处理那些危机。艾玛表示"联结的纽带确实有用，这是很关键的，没有它，我们哪儿也不能去"。乔希和塞姆开始一起做一些运动，比如打台球，而当乔希做出一些"创造性"的事情，如决定重新粉刷房间的墙壁或者占据厨房两天来给他哥哥做一个巨大的生日蛋糕时，塞姆能够更加包容。

这是一场完美的"风暴"，一个高度敏感的、对安全联结有特别需求的孩子，在父母婚姻陷入低谷时，开始向青春期过渡。作为父母的夫妻双方都会面临被拒绝、被抛弃以及失去控制的挑战。治疗包括最初的家庭整体会谈、与父母的会谈、与塞姆和乔希的会谈、与艾玛和乔希的会谈，最后是与父母和乔希三人的会谈。

依恋与情绪聚焦治疗

练习

1.在转录稿中找出至少两处，你在干预时倾向于做一些不同处理的地方，并向我那样解释选择干预方式的原因。

2.在总体结构和具体干预方面，上述治疗过程与传统的系统性家庭治疗模式有何不同？

3.你觉得，在我所讨论的两次会谈中，每次会谈对每个人以及家庭系统有什么具体的积极影响吗？

4.如果你在咨询中遇到这个家庭，你觉得和他们一起工作最困难的地方在哪里？

第十章

依恋与心理治疗的未来

算法是用以做决定的一系列有序步骤。即便是诺贝尔经济学奖得主，也很少通过笔、纸和计算器来做出决定。我们99%的决定，包括最重要的人生抉择，都是在对感觉、情绪和渴望的高度加工的基础上做出的。而所有哺乳动物显然都共享一种核心的情感：母婴联结。

——尤瓦尔·诺亚·哈拉里（Harari，2017）

理解心理疾病时不考虑社会关系，就像研究行星运动时不考虑万有引力。

——大卫·多布斯（Dobbs，2017）

这本书所论述的观点聚焦于人类这一物种的核心通用要素，即社会联结的本能和情绪在生理、心理和人际互动模式中的关键作用，这些观点为心理治疗领域提供了一条便捷、实用而统一的前进道路。这是一条从碎片走向整合、从部分走向整体的道路。用依恋的术语来说，这条道路给临床实践者提供了一个安全基地，使他们能够在复杂的心理治疗领域中安身立命。

从最广义的角度来看，依恋理论认为，人与人"之间"的关系始终都是心理治疗需要特别关注的部分。自我和系统的融合与独立是一枚硬币的两面，单独去理解或处理它们中的任何一个都是没有意义的，分割它们是对现实的歪曲。了解个体的依恋历史，在依恋的背景下定义个体，不仅会对个体有更加准确和全面的认识，还可以帮助治疗师*利用*依恋系统的内在力量，增加改变发生的可能性。例如，通过激发依恋的联结力量，可以让一个患有创伤后应激障碍的来访者摆脱存在了数十年的羞耻感。这位来访者告诉我，他在许多次个体治疗中都"失败"了，所以不可能发生真正的改变。然而，在夫妻治疗中，当丈夫对妻子说出自己的羞耻，妻子告诉他，她不仅接受他、认同他，而且需要他时，巨大的变化就会发生。他对自己的感觉、他与妻子之间的关系，甚至对如何面对人性中脆弱黑暗的部分，都发生了转变。在治疗中进行一场想象中的会面，与依恋对象进行对话并表达自己的主张，会产生一种强大的效力，这种效力在一般的自信技能训练中是缺失的。如果一个治疗师能认识到关系破裂常常涉及个体自我概念的重构，他就能更有效地帮助来访者处理关系破裂所引发的情绪困扰（Slotter et al, 2010）。

依恋理论与咨询实践的统一

当依恋视角和与之相关的众多综合理论被整合到体验式治疗模型中时，我们就得到了一种有效的干预措施，它尊重并优先考虑以下几点：

• 心理治疗本质上是一种关系的、依恋取向的尝试，这决定了最佳治疗联盟的特殊性。与治疗师的情绪联结不仅仅是诱发特定新行为的基础，而且是一次真实的互动，治疗师在其中作为依恋对象的替身，为来访者提供安全的避风

依恋与情绪聚焦治疗

港和安全基地。这种安全的联结拓展了来访者的内心世界和人际视野。人们与能够帮助自己调节脆弱感的人在一起会感到安全，能敏感地协调适应并与之形成安全联结，安全感是人类获得成长的本能需求。

• 情绪和情绪体验在心理治疗中非常重要，它们既是治疗关注的焦点，也是促进改变发生的重要因素。依恋既是关于人格发展的理论，也是关于情绪调节的理论。情绪的稳定性和灵活性是建设性依恋的一部分，情绪是改变过程中最有力的推动者。情绪唤起所产生的独特动力和修正性情绪体验所带来的不可磨灭的影响，是心理治疗方法有效性的试金石，但这一点似乎仍被严重低估。要真正成为变革的推动者，情绪必须被概括为一个过程，明确地加以确认，并将其纳入一个具有启发性的解释框架中，唤醒其推动力，进而推动改变的发生。

• 自我和人际的整合。治疗必须关注自我和环境（来访者的重要关系系统）是如何互相影响和定义彼此的。将因果关系理解为一个循环的、模式化的过程是至关重要的。自我以坦率或隐晦的方式被表达，并塑造了他人的回应模式；这些模式反过来又影响个体对自我的感觉和对他人的回应。持久的变化总是伴随着个体内在心理和人际关系的改变。本质上，个体是处于关系中的，因此，心理健康问题和解决这些问题的办法必须放在人际关系的背景下。据此，如果不积极解决来访者无法信任他人并寻求帮助的问题，那么，仅仅教来访者在恐慌时刻使用自我安慰方法或应对技能，作用会非常有限。正如鲍尔比指出的，在寻求关爱和照顾他人的角色中培养亲密联结的能力是"人格功能和心理健康的主要特征"（Bowlby, 1988）。

• 关注核心存在的现实和意义。当治疗师在治疗中唤起来访者深层的恐惧和渴望时，这些现实自然会出现。最理想的是，治疗是与生活核心困境作斗争的最佳机会，这些困境包括如何应对普遍存在的威胁（如情绪孤立、情绪和生理上的脆弱性、不可避免的丧失和生命的有限性）以及个人意义的问题（即在人生旅途和人际关系中寻找意义）。依恋的观点表明，最终，正是与他人的联结使我们能够直面生活中难以解决的困境。所以，孤独是终极的存在性创伤。

• 干预不是仅仅局限于症状或问题的缓解，而是在人际关系背景中看到整个人，以及在每个人和每段关系互动之后潜藏的可能性。功能障碍是从僵化模式的角度来看的，这种模式曾起到一定的积极作用，但现在限制了来访者的最佳功能。治疗师的工作是确认来访者如何用所谓的防御机制和自我限制性的回应来进行自我保护，并在尊重来访者的前提下引导其摆脱自我限制的牢笼，就像一个好父母对待自己的孩子那样。

• 经验主义的基本取向。在治疗的微观方面，需要对当前过程进行协调观察、对导致模式变化的核心变量持续确认，并对框架进行清晰的解释。这种取向为治疗师和来访者提供了一个安全基地，有助于他们去理解生活中的困境和困难。在更宏观的层面上，治疗必须以明确的人格理论和人格随时间推移而发展和变化的规律为基础。

从另一个角度来看，将依恋理论作为心理治疗的基础，可以帮助我们避免潜在陷阱。我们更加关注治疗师的人际真实性，即其聚焦当下和与来访者保持协调一致的能力，这可能与心理咨询领域似乎越来越普遍的还原论和机械干预趋势相对应。这些干预基于对治疗效果的研究，将认知行为疗法（CBT）视为心理治疗的黄金标准。这一点已经被有力地挑战（Leichsenring & Steinert，2017），用欧文·亚隆（Yalom, 2002）的话来说，这种标准使得心理治疗变得越来越"贫瘠（impoverished）"。应对技巧和心理健康贴士之类的指导可能有自己的一席之地，它们还可以在网上普及，几乎不需要咨询师的卷入和参与。但如果想要帮助来访者在解决症状问题之余获得更好的发展，没有疗法比在场（in-person）的治疗更好了。在这样的治疗中，有协调一致、全身心聚焦于当下的治疗师，他们对人有深层全面的了解，知晓人是如何被建构的。在个体深层需要被满足和人类与生俱来的困境被识别之前，症状管理将是一项永无止境的任务。

依恋取向强调当今世界人与人之间日益丧失情绪联结所带来的危险，也重视被称作"现代鼠疫"的情绪孤立对个体身心健康所造成的威胁（Hawkley & Cacioppo, 2010）。心理治疗原本是为了帮助个体减少人际孤立带来的不利影响，如果连心理治疗都少有人际关系的成分，如果人际联结从心理治疗的"必需品变为一件附加品"（Cacioppo & Patrick, 2008），那将会非常讽刺。依恋使我们能够重新回到治疗的根本，即理解人何以为人，并引导我们进入最佳的生存和成长状态。

重视情绪

在心理治疗领域，依恋不是唯一曾被忽视的原则。基于经验的治疗也常常回避和低估情绪，没有把情绪看作推动改变产生的关键因素。在过去的二十年里，治疗领域风行的观点是"改变认知即可以改变情绪和行为"，所以治疗主要关注于纠正错误认知。很多文献也确实提出了更偏认知性的、内省取向的干预措施，以此作为依恋理论的自然表达（Wallin, 2007）。我们的研究领域最近似乎也迷恋于将大脑作为一个器官，常谈到"基于大脑的"治疗。美国《精神疾病诊断与统计手册》第4版（DSM-IV）的编著者之一艾伦·弗朗西斯（Allen Frances）批判了将精神问题视为大脑功能紊乱的观点，这一观点导致了日益增加的药物滥用（从1988年到2008年，抗抑郁药物的使用量几乎翻了两番）和对正常情况下的痛苦施用药物治疗的现象。他认为神经科学的进步并没有以任何方式提升干预的有效性（Frances, 2013）。美国国家心理健康研究所（National Institute of Mental Health, NIMH）前所长汤姆·英赛尔（Tom Insel）似乎也认同弗朗西斯的观点，英赛尔也曾将资金投入到关注生理因素或"神经"取向的研究中（Dobbs, 2017）。药物的作用通常被夸大，有证据表明，治疗的效果更依赖于人际因素（例如遇到一位能够共情、关心他人的开药者）而非药物本身（Greenberg, 2016）。即使在精神分裂症等疾病中，针对社会变量的干预措施（如表达敌意和指责）也往往比新药物的效果更好（Hooley, 2007）。人类是一个有很强的自愈能力的物种，这种自愈能力主要与他人的支持性联结有关。然而，还原论的生物模型忽略了许多重要的发现，即社会隔离和感知到被排斥等因素启动和加重了压力和心理健康问题，而社会支持则可以改善这些问题并塑造心理韧性。

这本书展示了体验式和系统性干预的整合，聚焦于情绪并将其视为依恋视角的自然产物。然而，如前所述，虽然鲍尔比总是强调情绪的首要地位，但他从未找到一种独特或具体的方式来利用情绪引发改变。尽管如此，他在文章中提到的所有临床案例都表现出了对追踪、验证和扩展正在经历的情绪体验的关注，这一点正是卡尔·罗杰斯所推崇的。将情绪的淡化看作是一种积极的改变因素，是现代心理治疗的一个核心陷阱。即使更偏行为取向的疗法试图在名义上将情绪纳入考量，但它们还是倾向于简单地从解决问题的角度来处理情绪，例如，认知重评、接纳和压抑被作为控制情绪的替代性策略被提供给来访者（Hoffman et al, 2009），其中认知重评总是赢得实践派的喜爱，它主要指检验不合理的功能失调的想法，或试图对情绪采取"超然的态度"以削弱它们（Gross, 1998）。替代性的策略还包括情绪暴露，这种策略背后的假设是消极情绪终将被习惯，而忽略了情绪是可以通过他人来调节和维持的，也忽略了情绪的逻辑和适应性的本质和积极的加工过程，如逐渐提高的情绪粒度。我们需要强化的观念是，在心理治疗的过程中，情绪既是目的地，又是旅程的必经之路，情绪被用以指引和推动改变的发生。

低估情绪的影响、忽略对情绪的积极探索与处理、依赖于药物和显效快的行为干预，或者不把人际关系作为疗愈的关键资源，都极大地限制了21世纪有效心理治疗策略的发展。

心理咨询中采用聚焦于人类共同因素的依恋框架，并不意味着没有必要将治疗师与来访者相匹配，而是同样需要为不同的来访者提供不同的治疗方案。任何一个好的治疗师都会考虑来访者的特点，调整干预的范围、焦点、速度和强度以满足来访者的特定需求。在强调尊重来访者、与每位来访者保持协调的体验式治疗中尤其如此。正如克尔凯郭尔（Kierkegaard, 1948）所说，所有助人关系的总原则是"一个人需要先确认他找出了对方所在并从那里启程"。

实际上，依恋理论和体验式治疗都强调，有效的心理治疗需要从头至尾保持与来访者的协调。不可思议的是，在如今的心理治疗培训中，通常完全忽略培养协调能力这一项。随着来访者障碍种类和干预技术的多样化，人们的注意力聚焦于摄取过量知识。过去的观点似乎已经过时，因为这种观点认为治疗师只有通过积极培养自我意识，才能灵活地回应不同类型的来访者，而这种自我意识往往需要将某种个体治疗作为训练的一部分。真诚地共情，能站在来访者

依恋与情绪聚焦治疗

的角度去理解他们，需要开放的好奇心和跳跃性的想象力。如果一个人受限于自己的反应性回应，这种跳跃就会很难发生。缺乏自我意识会关闭与来访者联结的主要通路，即对自身情绪信号和直觉的开放与信任。处理情绪，尤其是内心深处的渴望和对他人的恐惧，需要咨询师可以在自己身上看到这些。对于治疗师的培训和督导，需要提供一个安全基地和安全的避风港，以提高咨询师的开放性和协调能力。

重视关系

依恋取向也将我们带入一个充满了对价值观的困惑和冲突的领域。心理治疗蕴含了价值取向，即使干预措施背后的价值观念往往不被提及。我们不断地做出判断，如果人们是这样或那样的话，他们的生活会更好。正如亚里士多德所说，"推崇什么就会培养出什么"。依恋理论和依恋科学中隐含的价值观与体验式模型中的价值观是相呼应的。在我看来，最重要的价值观是关系的神圣性，即关系是人类生活中意义和成长的主要来源。有很多方法可以将人际联结作为一种价值观来优先考虑。有些人可能将人际联结视为一种精神产物，并在宗教教义和对伟大宇宙的信仰中找到相关支持。其他人则简单地认为，与他人的联结是人类进化、生存和幸福的首要条件。伟大的人文主义奠基人之一，让·雅克·卢梭在他的小说《爱弥儿》（Emile）中指出，行为准则可以"通过追随不可被抹去的人性本质，在我内心深处被找到"。依恋理论和对共情内在本质等领域的补充研究（de Waal, 2009）都是以此为基础的，这个准则可能被误解为是基于感性的，但它具有经验主义的基础。在21世纪，我们的工作是建立一门学科，这门学科基于人类最基本的需要，基于剥夺和人类痛苦的本质，基于实现最佳自我的方式。我们是人类的联结体，我们是需要互相有联结的人，也就是说，只有在与重要他人之间存在感到安全的联结时，我们才真正感到安全、完整和健康。

随着许多新的大型社会实验的开展，我们的理论导向也可能发生变化，这就给依恋的发展造成了相当大的挑战，可能会把我们带往不同的方向。例如，现在有更多的人独居、无所依从（近40%的美国人自认为是孤独的，20世纪70年代时这一人群只有现在的十分之一）。更多的人花更多的时间盯着屏幕看，而不是去看一张面孔。持续几秒钟以上集中注意力越来越难。所有的东西都在被出售，不管是让人摆脱现实生活的毒品，还是让人不必与真正的性伴侣接触的性玩偶。在这种背景下，抑郁泛滥。2011年，美国有350万儿童正在服用治疗注意力缺陷多动障碍（ADHD）的药物。显然，人类的痛苦并没有减弱，事实上，人类痛苦通过我们构建社会的方式而不断产生。心理健康专业工作者的工作不应局限在尽可能治疗个体、夫妻、家庭的痛苦，还应学习、提倡、培养、引导健康社会的形成，使人类可以更加繁荣昌盛。要做到这一点，我们需要统一心理治疗的愿景，并使这一学科成为世界上一股始终如一的力量。如果我们仍然是各种各样的狂热团体，各自争抢领地，在心理治疗竞争中相互打击攀比，我们就无法做到这一点。

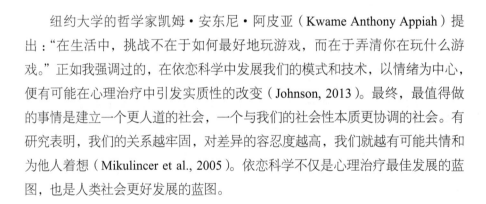

纽约大学的哲学家凯姆·安东尼·阿皮亚（Kwame Anthony Appiah）提出："在生活中，挑战不在于如何最好地玩游戏，而在于弄清你在玩什么游戏。"正如我强调过的，在依恋科学中发展我们的模式和技术，以情绪为中心，便有可能在心理治疗中引发实质性的改变（Johnson, 2013）。最终，最值得做的事情是建立一个更人道的社会，一个与我们的社会性本质更协调的社会。有研究表明，我们的关系越牢固，对差异的容忍度越高，我们就越有可能共情和为他人着想（Mikulincer et al., 2005）。依恋科学不仅是心理治疗最佳发展的蓝图，也是人类社会更好发展的蓝图。

附录一

依恋的测量

在开始正式对依恋进行测量之前，治疗师能通过在会话中简单地观察来访者以评估其安全感水平和相关的回应能力是很必要的。发展这种技能有助于临床工作者关注来访者的情绪现实，也有助于了解来访者会在何时通过何种方式取得进展，了解来访者何时会形成更安全的联结。值得记住的是，安全型依恋和不安全型依恋回应之间是一个连续体。重点不是给来访者贴上依恋风格类型的标签，而是关注来访者当前的回应模式和过程。

观察

在治疗开始的时候，哈里承认他确实在几个月前给曾经的情人发过一封邮件，那时他已经正式结束了这段短暂的关系以修复与妻子的关系。他解释这是他与前情人的唯一一次联系，他对自己的婚外情感到内疚，但需要给她发邮件，以确保她能应付这件事。他的妻子佐伊告诉治疗师，她相信哈里，而且他们在治疗上取得了很大的进步。然后她情绪爆发了。让我们看看佐伊用以暗示治疗师的一些反应，她并不仅仅是因为人际关系而苦恼，而是因为在人际关系中无法建立安全的联结，同时她也苦恼于与哈里的关系，这种关系状态是经过多年的演变而形成的。

1. 她仍在因这封邮件而心烦意乱，而且她的情绪反应似乎很混乱。她在强烈的愤怒、极度的悲哀和表达伤心之间翻来覆去。她很难组织自己的想法，并扬言要结束会谈和关系。她的强烈反应表明她正体验着非常严重的威胁。

2. 她传达给哈里的信息既表现出自己的混乱也让哈里感到混乱。她要求每晚查看哈里的电子邮件，又让哈里再给前任情人写信说他对这段关系感到后悔。当他同意了第一项要求，但不愿写这封信时，她开始大发雷霆，说他们的关系从来就不存在，并且永远都不可能愈合。她泪流满面地告诉他，她需要他

239

来证明他的爱，并给他一个具体的行动清单来实现这一点。

3. 当哈里出于责任心而发了这封邮件但没有告诉她时，她似乎并没有真正在倾听哈里的解释。哈里试图感同身受、伸出援手并给予安慰，但他的努力似乎丝毫没有减轻佐伊的痛苦。她无法感受到他的保证和表达中包含的爱意。她忽略了很多他所说的话，转而抱怨他在消极互动循环中的表现，而这种互动模式早在婚外情之前就存在了。

4. 即使婚外情这件事在会谈中被处理好了，情绪也更加平静了，佐伊似乎仍然过度警惕，不愿意相信哈里，甚至对哈里提出的两人共处一段时间的积极建议不屑一顾，她说不会相信哈里真的能做到。

这是焦虑型依恋者在面对压力和不确定时，从追逐者的角色出发所表现出来的。佐伊被一种威胁感（焦虑的依恋）所包围，她看待信任的矛盾心理以及在调节情绪中面临的困难都是显而易见的。

十周后，治疗师如何知道在与哈里的关系中，佐伊的依恋类型已经开始向安全的方向转变了呢？并且这种转变还可能泛化到与其他人的关系中。

佐伊在哈里的书桌中发现了一张他与之前朋友（其中有他的前任情人）的照片，她曾经让哈里扔掉这张照片。她将照片带到咨询中。哈里非常惊讶并且道歉说，他确实扔掉了照片，但没想到还有一张在桌子里。她让他将照片扔到咨询室的垃圾桶里，哈里同意了。佐伊和第一次会谈时的表现究竟有何不同呢？

1. 佐伊面对哈里时很生气，但相比之前，她的愤怒是可控的，而且是协调的。她接着表示，她担心这种伤害会继续出现，困扰他们的关系，哈里仍然依恋着他的旧情人。她是痛苦的，但她的情绪是清晰的，强度也降低了。她可以去探索外遇究竟带来了什么，使她之前会表现得如此"神经质"，因为种种原因，她更加信任哈里，对哈里感到安全，也与哈里更亲近。

2. 从佐伊对哈里的反应看，她的情绪调节能力明显提高了。她可以聚焦于这件事情引发了她怎样的想象和恐惧，并且将这种痛苦与早期生活中的其他背叛事件联系起来。她的叙述变得更加有条理。她可以探究自己的反应，而不是纠结于哈里的动机，并能够将这件事本身与他们关系中本就存在的消极互动循环联系起来。她不再陷入灾难化的思维中，能够传递清晰的信息，告诉哈里她受到的伤害，以及哈里可以怎么做以减少她的痛苦。

3. 当哈里表示理解、后悔和关心时，她可以接受并且回应他的安慰。她重申她需要得到安抚，要求他进行某种具体的身体接触，并告诉哈里她觉得最令人欣慰的话是什么。

4. 佐伊之后可以和哈里探索，在某些时候，他是如何被她的语气所激怒并且想要回避的，以及她可以如何帮助他变得不那么敏感并与她保持联结。

前文描述了如何培养安全的联结，以及如何在面对脆弱感时保持情绪稳定。佐伊不可能一直保持这种安全感，但即使她表现出不安全的回应，其强度也没有那么剧烈，而且她可以更容易地进行调整。

在个体治疗中，来访者的依恋类型体现在他对自己生活和关系的叙述和他与咨询师的互动中。意识到我们作为治疗师创造了什么期待、引发了什么回应是很重要的。不管是何种类型依恋的来访者，当他遇到一个冷漠、妄下判断、缺乏共情的治疗师时，都会倾向于表现出回避行为。

测量

这里提供了两份成人依恋问卷。问卷的选择出于以下三个方面的原因。首先，这些问卷被应用于研究，回顾它们可以使研究对临床工作者更具有指导意义；其次，了解一种现象的测量方式，可以使现象回归生活并更加具体化；第三，读者可以使用第一份问卷来评估在当前的生活中，自己的依恋风格和主要策略是什么。

在使用关系量表问卷（Relation Scale Questionnaire, RSQ）时，要注意这份问卷测量的是个体的一般依恋，而不是对特定伴侣的依恋。第二份问卷，即亲密关系体验量表修订版（Experiences in Close Relationships Scale—Revised, ECR-R），则专门测量对当前伴侣的依恋情况。

所有的依恋风格都在特定的时间和情况下有积极的作用与功能。虽然一般

241

来说依恋风格是稳定的，但它是可以被新体验所改变的。大多数个体都有一种主要的和一种次要的依恋风格。基于这些量表，在通常情况下我本人属于安全型依恋，但在压力大的时候，我可能属于焦虑型依恋。

关系量表问卷

请阅读下列句子，选择最符合你对于亲密关系感受的描述。1表示"完全不符合"，2表示"比较不符合"，3表示"有点符合"，4表示"比较符合"，5表示"完全符合"。

1. 我发现自己很难依赖其他人。

2. 对于我来说，独立是非常重要的。

3. 我发现自己很容易在情感上亲近别人。

4. 我希望可以和别人完全融为一体。

5. 我担心，如果与他人关系太亲近，我会受到伤害。

6. 在没有亲密情感的关系中，我感到舒适。

7. 我不确定，在我需要时，我是否总是可以依赖他人。

8. 我希望和他人在情感上非常亲密。

9. 我不愿一个人独处。

10. 依赖他人让我感到舒适。

11. 我经常担心我的伴侣不是真的爱我。

12. 我发现要完全信任别人是困难的。

13. 我担心别人和我太过亲近。

14. 我渴望情感上的亲密关系。

15. 当有人很依赖我时，我感觉舒适。

16. 我担心别人不像我看重他们那样看重我。

17. 当我需要时，从来没有人在。

18.我渴望与对方融合的想法有时候会吓跑对方。

19.自给自足对于我来说是非常重要的。

20.有人亲近我时，我会感到焦虑。

21.我常常担心我的伴侣不想和我在一起。

22.我不愿别人依赖我。

23.我担心被抛弃。

24.与其他人关系太亲近，会让我感觉不舒服。

25.我发现别人不愿意接近我。

26.我不愿依赖他人。

27.我知道当我需要时，别人会在那里。

28.我担心别人不会接纳我。

29.伴侣希望我与其更亲密，但这会让我不舒服。

30.我发现与人亲近对于我来说比较容易。

注意：第6、第9、第28项需要在评估以下4种依恋风格之前被反向计分。

1.安全型依恋：计算第3、第9、第10、第15、第28项的平均分，得分越高，依恋风格越安全。

2.焦虑型依恋：计算第6、第8、第16、第25项的平均分，得分越高，依恋风格越焦虑。

3. 回避型依恋：计算第2、第6、第19、第22、第26项的平均分，得分越高，依恋风格越回避。

4.*恐惧回避/矛盾型依恋*：计算第1、第5、第12、第24项的平均分，得分越高，依恋风格越恐惧回避。

恐惧回避型依恋较少被健康工作者熟知。这种依恋风格综合了焦虑和回避的倾向：孩子对与父母的联结有着强烈的需要，又因为联结显得很危险而必须回避，即当孩子与父母产生联结时，也会给孩子带来威胁。他人既是恐惧的来源，又是恐惧的解药。

亲密关系体验量表修订版

以下描述的是关于你在亲密关系（指与伴侣、密友或家人的关系）中的体验。根据描述与你的符合程度进行选择，1表示"非常不同意"，2表示"不同意"，3表示"有点儿不同意"，4表示"中性"，5表示"有点儿同意"，6表示"同意"，7表示"非常同意"。

如果在回避和焦虑维度上分数较低，则表示依恋较为安全。这一版本主要针对与伴侣的关系。

回避条目

1. 当我感到低落时，我倾向于不在伴侣面前表露。

2. 与伴侣分享我的想法和感受，让我感觉舒服。*

3. 我发现自己很难依赖伴侣。

4. 与伴侣的亲密让我感觉很舒服。*

5. 对伴侣保持开放让我感觉不舒服。

6. 我不愿与伴侣太过亲密。

7. 当我的伴侣想要与我非常亲密时，我会感到不舒服。

8. 我发现与伴侣变得亲密比较容易。*

9. 与伴侣变得亲密对我来说并不困难。*

10. 我常常与我的伴侣讨论我的问题与担忧。*

11. 在需要时，求助我的伴侣是有帮助的。*

12. 我会把所有事情都告诉我的伴侣。*

13. 我和伴侣谈论所有事情。*

14. 伴侣与我变得太亲密，会让我不安。

15.依赖我的伴侣让我感觉舒服。*

16.依赖伴侣是容易的。*

17.和我的伴侣有情感联结是容易的。*

18.我的伴侣真正懂我和我的需要。*

焦虑条目

1.我担心我会失去伴侣的爱。

2.我经常担心伴侣不愿意和我在一起。

3.我经常担心伴侣不是真的爱我。

4.我担心伴侣不会像我在意他那样在意我。

5.我常常希望伴侣对我的感情就像我对他的感情那样强烈。

6.我常常担心我的亲密关系。

7.当我的伴侣不在眼前,我会担心他/她喜欢上别人。

8.当我对我的伴侣表达情感时,我担心她对我没有同样的感情。

9.我很少担心伴侣会离开我。*

10.伴侣让我对自己产生怀疑。

11.我没有常常担心被抛弃。*

12.我发现伴侣不想像我亲近他那样来亲近我。

13.有时候伴侣会没有明显原因地改变对我的感情。

14.我对于极度亲密的渴望有时会吓退对方。

15.我害怕当伴侣真正了解我之后,他就不会喜欢我的真实面目。

16.当我无法从伴侣那里得到我需要的情感和支持时,我会抓狂。

17.我担心我配不上别人。

18.我的伴侣似乎只有在我生气时才会注意到我。

注意事项:标注*的条目是反向计分题。

附录二

心理治疗的一般要素和原则

许多一般要素带来治疗的改变。毫无疑问，来访者因素、关系因素、治疗师和技术因素都起着重要的作用。

美国心理学会第12分会专题组针对心理治疗程序的发展和传播确定了以下因素（Chambless et al., 1998）。

- 来访者因素：如性别、依恋风格、动机和卷入水平，以及对于改变的预期和准备程度。

- 治疗中的关系因素：如治疗联盟的质量和共情，以及治疗师的因素，如温暖、积极关注、真诚。

- 通用技术因素：包括治疗师提供指导的程度、对症状改变或个体成长和发展的关注、治疗的强度、对人际或者心理内部进行干预的偏向、对情绪在治疗中地位重要性的看法、对集中或短程干预程序的选择。

来访者因素

对这些因素的关注引出了将来访者与干预措施相匹配的问题。我们认为，最明智的匹配是为过度情绪化的来访者提供更多的情绪干预，而对脱离联结的来访者提供有助于其情绪卷入和表达的技术（Stiles et al., 1998）。试图将所有这一领域的研究综合起来，或者将所有要素都应用于日常的干预实践中会造成混乱。将主要发现牢记在心是一个很好的开始。以下是与来访者因素最相关的临床发现。

1. 人格障碍共病似乎使抑郁症等心理障碍的治疗更加困难。

2. 如果病人和治疗师来自于相同的种族背景，中止咨询的病人会更少。

3.一些研究表明，倾向于冲动和责备外部世界的抑郁来访者（通常被称为外化者），更可能受益于侧重症状减轻、技能培养和管理冲动的干预，而不是对自我意识的干预；更内省的来访者则恰恰相反（Beutler et al., 2006）。

4.来访者的依恋风格似乎可以预测治疗联盟和治疗效果：更多表现出回避型依恋风格的来访者似乎更难与他们的治疗师建立积极的联盟，而且治疗效果往往会差一些（Byrd et al., 2010; Marmarosh et al., 2009; Bachelor et al., 2010）。

5.在治疗焦虑症时，症状的严重程度和持续时间似乎与治疗效果呈负相关。而且，已有研究发现来访者的社会支持水平可以预测治疗效果（Newman et al., 2006）。

6.正如许多其他指标一样，已婚被发现可以预测焦虑症的持续改善，但不幸的婚姻似乎会减少积极的变化（Durham et al., 1997）。人际关系质量是健康水平强有力的预测因素，如果人际关系是消极的，则会提高问题的易感性。在关于创伤后应激障碍的研究中，关系痛苦预测症状的严重程度（Riggs et al., 2005）。事实上，人们普遍发现，来自重要他人的敌意会导致焦虑和抑郁的复发（Hooley & Teasdale, 1989）。

7.单一的症状和良好的人际交往似乎最有助于来访者从焦虑治疗中受益；儿童时期消极的教养方式和依恋关系加剧了焦虑治疗的困难程度（Beutler et al., 2002）。

治疗师因素

在治疗联盟和治疗师因素方面，人们普遍认为，来访者与治疗师的关系，特别是这种关系中提供的共情和真诚，会影响治疗结果，并在积极的情况下促进来访者在治疗中的合作性和卷入度。例如，祖罗夫和布拉特（Zuroff & Blatt, 2006）发现，美国国家心理健康研究所的抑郁症研究中，不论治疗模型、患者特征和症状严重性是怎样的，来访者对治疗联盟的早期评价会影响治疗和随访的结果（Elkin et al., 1989）。然而值得注意的是，总的来说，联盟质量

247

和治疗结果的关联相对较小。研究表明，联盟对结果差异的影响大约占10%（Castonguay et al., 2006; Beutler, 2002）。这一发现证实了EFT中的观点，即联盟是创造积极变化的必要但不充分因素。然而，在一项EFT夫妻治疗的研究中（Johnson & Talitman, 1996），治疗联盟对治疗效果的影响高达20%。

同样重要的是要注意到，联盟可能不是我们所认为的那样，是一个"一般"因素。治疗联盟在不同治疗模式中的性质、质量和影响似乎有很大的不同，而且在不同的治疗中也扮演着不同的角色。同时，技术和联盟很难分离，因为它们经常相互影响。

治疗联盟的概念可以分为三个要素：联结、目标一致和任务（Bordin, 1994）。也许是EFT领域最有趣的一项研究结果表明（Johnson & Talitman, 1986），正是联盟的任务要素，而不是与治疗师的联系或目标一致，预测了更好的结果。任务元素捕捉到来访者的体验，治疗师据此采取适合来访者的干预手段，这对改变的产生至关重要。这项EFT研究的结果让我们感到惊讶，因为EFT强调治疗师对当下的关注及其可亲近性、回应性和情绪卷入。理解这一发现的一种视角是，任务要素使来访者感觉到治疗师与他协调一致、支持他，并关注他所在意的事情和目标。

就治疗师的特点而言，一些证据表明有焦虑型依恋的治疗师往往对来访者的共情回应较少，安全型依恋的治疗师似乎有助于咨询的深度开展并获得更好的治疗结果（Rubino et al., 2000; Levy et al., 2011）。治疗师的灵活性、说服力、情绪调节和表达能力、热情和接受度以及传达希望的能力等，也会影响治疗联盟和治疗结果。

一般技术

正如已经讨论过的，对于临床工作者来说学习所有的干预措施是不可能的，因为它们是如此之多（Follette & Greenberg, 2006）。具体技术的影响也非常难以单独进行研究，因为它们往往是一系列综合干预措施的一部分。还有一个问题是，即使在手册化和实证验证过的治疗中，也很难确定引发改变的有效成分到底是什么。CBT的效果是否真的来自于对来访者负面信念的挑战？越来越多的证据表明，在CBT中，以负面思维为目标并不一定能取得积极的结果（Tang & DeRubeis, 1999; Dimidjian et al., 2006）。事实上，正如第三章所述，在CBT中，治疗联盟的质量和情绪体验的深度似乎预示着抑郁症患者的治疗效果（Castonguay et al., 1996）。

干预和技术的名称也会使区分它们变得困难。如"正念"一词来自于巴利语sati，意思是"意识或注意力"，这个词可以用来指代许多不同的元素。杰默等（Germer et al., 2003）指出，正念即个体不带评判地专注于其当前体验，"时刻专注于体验的展开"，与人本主义体验式治疗［如聚焦疗法（Gendln, 1996）］"惊人的相似"。事实上，正念与EFT也很相似，EFT和佛教思想之间的联系已经被文献列出（Furrow et al., 2011）。然而，正念也可以作为一种脱离体验的方式，甚至可以作为压力管理或放松训练的方式。现在，许多临床工作者将正念视为CBT治疗的一部分，却没有意识到即使没有让来访者双腿交叉、保持沉默，体验式的疗法也已经以正念的经典形式被使用了几十年。在杰默描述的经典正念中，如EFT中那样，当体验发生时，"有意识"地专注于它，也会改变人们与体验的关系，因为他们认识到自己正在积极地构建体验，而不是让体验简单地发生在他们身上。正如佛教（Olendzki, 2005）的观点，正念包括一种新的自我意识在特定环境中被积极地、不断地重构，这种新的意识是在不断变化的，无论我们称之为正念，还是体验展开中的协调。有研究（Pinniger et al., 2012）比较了阿根廷探戈和正念练习对抑郁症的影响，研究发现，这两种干预措施在减轻症状方面都比等待控制更有效，但只有探戈能减轻压力，使人们的注意力更集中！

要比较具体技术和干预的有效性是困难的。考虑到治疗模型中的诸多变量，对不同来访者采用不同干预的不同影响，以及我们直白的测量项目，没有发现不同技术在疗效上的差异性反而是正常的，尤其当许多研究缺乏发现这些差异的统计检验力时（Kazdin & Bass, 1989）。我们也依赖心理治疗研究中的元分析，这种分析整合了各种质量的研究以及对非常特殊现象的研究，并且可想而知这样的结果容易被扭曲。当考虑到方法问题时，元分析的效应量大小会显著下降。

对抑郁症研究的回顾发现，未经调整的效应大小为0.74，但在控制方法质量后，该值降至0.22（Cuijpers et al., 2010）。美国国家心理健康研究所的一项抑郁症研究（Elkin et al., 1989）比较了人际和认知行为干预，经常被用来论证所谓的渡渡鸟（Dodo-Bird）假说，即在任何心理治疗模式中，结果确实没有差异。由于各种研究在元分析中被合在一起，因此标签往往掩盖了治疗中实际所做的工作（因此每次CBT干预都可能是不同的）。与这些分析一样，平均值的做法必然掩盖了相当大的结果变异。我们（e.g., Tolin, 2014）建议不要使用这种误导性的隐喻。

比较性的研究也面临着混淆问题，例如许多患者过早终止治疗或复发，或者在不同的治疗模式中，一些治疗师的工作似乎异常有效，而另一些则不是（Wampold, 2006）。也许对于执业治疗师来说，最相关的问题是，是否存在一些治疗焦虑和抑郁的通用技术，能以某种方式运用到几乎任何模式中呢？

治疗目标

福利特等（Follette & Greenberg, 2006; Woody & Ollendick, 2006）认为，任何有效的治疗方法都应该包括一些技术，以专注于几个关键性的一般目标。

- 用新体验挑战认知评价。

- 正强化的增加。

- 积极应对回避行为。

- 逐步暴露于恐惧或困难情境。

- 改善来访者的人际功能。

- 改善婚姻状况和家庭环境。

- 提高对情绪的觉察和调节能力。

尤其是对焦虑症的治疗，似乎随具体问题的不同而有所差异，例如，将多少重点放在技能训练或直接指导情绪加工上。在CBT中，情绪唤起被视为挑战认知的副产品（Woody & Ollendick, 2006），关注的焦点仅仅是内在心理，而不是人际关系。然而，戴维·巴洛等人对这两种趋势都提出了挑战，他们（Barlow et al., 1984）发现，86%的在伴侣陪同下接受广场恐惧症暴露治疗的女性获得好转，而在没有伴侣陪同的情况下，完成治疗的女性只有43%；在随访中，疗效的差距持续扩大。巴洛（Barlow, 2002）在其影响巨大的著作《焦虑及其障碍》（Anxiety and Its Disorders）中，也主张关注情绪和情绪理论。他指出，情绪是行为，是认知，也是生物学问题。正如伍迪和奥勒迪克所指出的，"许多来访者谈到焦虑和恐惧的体验：那种恐惧、危险和戏剧性的感觉，导致了战斗和逃避的反应。正如来访者描述的那样，这种体验不单单是认知，更不单单是回避，也不单单是生理唤醒。在我们目前对这些核心情绪及其治疗的描述中，似乎都缺乏对这种感受的体验"（Woody & Ollendick, 2006）。

对于实践治疗师来说，这种对共同因素的关注、变化的相关性和干预的一般原则意味着什么？了解这些知识，可以帮助我们调整与特定来访者的治疗关系和干预措施，以完善治疗并提高疗效。它可以帮助我们批判性地看待任何治疗模型，并确认模型的核心内容是否包括有效治疗的关键要素、干预措施是否被清晰合理的使用，以及干预措施在特定模型中是否具有独特性。但共同因素的视角并不能提供一种干预的模式。成功治疗的预测因素和治疗原则可以概括为一般性的术语，但治疗并不是在相同的水平上进行的。治疗师想知道在特定的时刻需要关注哪些要素以及要使用哪种特定的干预措施，这样他使用的模型就可以成为其自信和能力的来源。可以说，关于一般因素的文献在许多方面支持了体验式依恋治疗模型的假设。例如，EFT强调治疗联盟在治疗效果中的重要性，并且EFT的观点似乎与之前概述的有效治疗的一般目标相一致。然而，关于一般因素的文献也可能非常混乱，有时会忽略干预模式的连贯性，或者暗示干预的性质并不重要，因为一种干预和另一种干预一样有效。显然，本书并不赞同这种观点，事实上，我们的观点正好相反，许多治疗模式缺乏从发展和个性的角度对人类进行切实深入的认识，而这种认识对于心理治疗领域的发展和未来治疗效果的改善是必要的。

附录三

情绪聚焦个体治疗和其它依恋视角的治疗模型

首先值得注意的是，心理动力（体验式治疗从中产生并且与之同属于一个大家族）治疗焦虑和抑郁的方法已被证明是有效的（Shedler, 2010; Abbass et al., 2006; Leichenring et al., 2004）。此外，一致的趋势表明，这些干预措施的效果在后续随访中更明显，且在创造持续变化的方面也是成功的（通常比行为疗法长一些）。因为共病很常见，许多研究都包括共病患者的参与，这比在检验CBT疗效的众多研究中通常只关注单一障碍患者更能代表现实中的治疗实践。在考虑疗效时，要注意CBT干预往往更注重说教和技能，而非行为性干预的本质是帮助来访者获得对先前隐含情绪和想法的认识。这种改变并不总是适用于随机对照研究的框架，随机对照研究几乎是心理治疗实证研究的晴雨表。这些研究倾向于强调缓解急性症状（行为方法的重点），而不是更多以个体发展为导向，而"在动力和体验式疗法中，关注人的内在能力和资源，使人们能够以更大的自由和可能性生活"（Shedler, 2010）。由此可见，以症状为导向的结果测量标准，实际上并没有对心理治疗可能产生的变化做出公正的解释。

人际关系疗法

一种被实证支持的依恋视角的疗法是人际关系疗法（interpersonal psychotherapy, IPT）模型，这一疗法由于对抑郁的良好干预效果而为人所知（Klerman et al., 1984; Cuijpers et al., 2010）。最近的一个大样本（237名来访者）研究得出了严谨的结论，表明IPT在治疗抑郁症方面与认知治疗一样有效（Connolly Gibbons et al., 2016）。然而，尽管有所改善，大约80%的来访者在治疗结束时仍有一些抑郁症状。有趣的是，研究者还注意到，在心理治疗研究中，决定结果分析效力的样本量，往往不足以证明治疗间的等效性。

依恋与情绪聚焦治疗

IPT和本书所提到的EFIT（情绪聚焦个体治疗）模型之间有相似之处。IPT模型将社交压力和失去伴侣作为抑郁的诱因，并将依恋理论作为其理论基础的一部分，讨论人际交往，分析沟通模式，找出相关的问题模式，并安排未来的互动。丧失、悲伤、冲突和角色转换尤其受到关注。一个来访者的历史，尤其是创伤，造成了个体对当前问题的易感性，而心理健康教育则使抑郁情绪正常化。共情的提问和反映被用来探索与症状相关的人际关系。新的沟通方式在角色扮演中被演练，这种方法在某种程度上类似于在EFIT中使用的想象中的对峙和表达。情绪的正常化和框架化是有效而不危险的，专注于当下，并相信来访者能够处理困难、获得成长的乐观态度，似乎与EFIT尤为一致。

IPT和EFIT也有一些明显的不同。例如，IPT强调在角色冲突中重新协商，这更偏向是行为化的干预。"宣泄"也被作为干预的手段，也就是说情绪宣泄是有用的，但EFT或EFIT不支持这一观点。虽然在IPT和EFIT中都识别情绪，但IPT中没有任何积极处理或深化情绪的具体方法，也不利用处理后的情绪引导更具适应性的行为。事实上，约翰·马科维茨（John Markowitz）建议将IPT看作是一种非暴露性治疗，因此在处理创伤时，治疗师应首先使用CBT或EMDR。依恋更像是IPT的背景，而不是一个活跃于当下的治疗框架，IPT在依恋关系的背景下提炼出认知和意义感。从这个角度来看，比起EFIT，IPT似乎更接近旨在发展人际交往技能的行为训练模式。由于对IPT模型引发改变的过程的研究也很少，所以这一疗法的疗效尚不明确。

过程体验式疗法或聚焦情绪的治疗

过程体验式疗法（process experiential, PE），现在通常被称为聚焦情绪的治疗（emotion-focused therapy, EF），由艾略特等人（Elliotl et al., 2004）提出。它们与EFIT一起被格林伯格（Greenberg, 2011）归为一种以情绪为中心的治疗方法。这个术语现在似乎指意广泛，无论是认知行为的、系统的，或人文的，只要他们试图以任何方式囊括情绪因素，都可以被称为"以情绪为中心

253

的疗法"。但是，涉及简单识别情绪在内的行为疗法和EFIT之间存在着巨大的差异。因此使用这个通用术语似乎会造成混乱。PE/EF也认同依恋理论，至少在一般的理论层面上是这样的，并且与EFIT模型一样，都起源于罗格里安的体验式心理治疗。这种个体心理治疗模型具有良好的实证效果（Elliott et al., 2013），有较强的效应量（Cohen, 1988），尤其对于抑郁症相当有效。PE/EF的疗效与更偏行为导向的疗法相当，特别是当研究者的偏好被考虑在内时。尽管在大多数研究中发现PE/EF有显著的前后测差异，但它对焦虑症尤其是广泛性焦虑障碍（GAD）的影响并不是那么明显，相比之下CBT的效果更好，而PE/EF更适用于针对特定的治疗任务，例如解决过去未完成的事件或解决自我冲突（在自我的某些部分发生冲突的情况下）。一项小型研究发现，这种专注于解决冲突的方法会导致更多的自我同情和更少的自我批评、抑郁和焦虑（Shara et al., 2011）。研究发现，咨询过程中的体验水平越高，预期结果越好（Elliott & Watson, 2004）。华生和贝达德（Watson & Bedard, 2006）发现，对抑郁取得良好治疗效果的PE/EF和CBT，都使患者在治疗过程有较多的深度体验。在这两种治疗模式中，取得良好效果的来访者更频繁地提到他们的情绪，更注重内心心理，更能反思体验，也更愿意创造新的意义。情绪唤起对于实现CBT的主要目标——认知重组来说是必要的（Goldfried, 2003）。然而，正如预期的那样，CBT来访者与PE/EF来访者相比，在治疗过程中通常更有可能疏远和脱离情绪。对PE/EF治疗模型的研究一致表明，治疗师对体验的深度聚焦会使来访者也有更深的体验，能够预测良好的治疗结果。

　　EFIT和PE/EF有很多相似性。如来访者与治疗师的关系都是合作和真诚的，而不是被角色所约束的，事实上，真诚的治疗联盟是改变过程中不可或缺的要素。在这两种模型中，来访者被全面地看待，治疗师不仅关注他们表现出的症状，还关注来访者构建即时的、持续的体验的方式。治疗师通过共情反映和唤起性提问等干预手段，引导来访者的体验，使来访者朝着整合和积极自主的方向发展。EFT和PE/EF都是体验式的模型，因此，可以认为这样的研究结果是有意义的，即在会谈中深化体验、以更为联结的方式对他人开放，能够预测积极治疗效果。这些模型的相似之处可以概括为，EFT和PE/EF的目标都是进入封闭的、未分化的情绪，并改变这种情绪的处理和调节方式，从而产生新的意义和新的作用。

EFIT和PE/EF之间也存在很多差异。

• EFIT与依恋理论和依恋科学更紧密地交织在一起，EFIT中浸透着依恋，依恋指导个体在内在心理和人际关系中的活动。EFIT最初是作为一种人际取向的夫妻治疗模式，目的在于形成建设性依恋和安全型依恋。依恋理论在EFIT中的描述也更为准确。例如，由于自我内部工作模式是依恋理论的核心特征，在PE/EFT中，把额外关注的身份认同作为依恋的必要补充条件是错误的。EFIT模型和依恋理论认为，与他人的互动模式塑造了关键的习惯性的反馈回路，并积极地塑造自我的工作模式（Mikulincer, 1995）。在EFIT中，依恋也被贯彻始终，指导治疗的方方面面，在这种情况下，与他人的联结和隔离被看作是一个生与死的问题。与PE/EF相同的是，EFIT治疗师常常描述功能失调行为，但它也会被确认为是一种绝望的尝试，目的是维持某种归属感或消除被隔离的痛苦。所以我可以对一个来访者说："当你想到你的父亲如何对待你时，与真正感到孤独、被抛弃和无助相比，保持自我批评似乎更舒适、更熟悉，也更容易"。

• 不同于PE/EF的内在心理框架，EFIT在本质上是更重视人际和系统的，强调个体内部情绪加工、与重要他人互动中的因果环路，以及相互制约的反馈循环模式。例如，PE/EF家庭治疗侧重于单独与父母会面，并指导他们成为更好的父母；而EFFT则关注于家庭成员在治疗中出现的隔离，之后引导家庭成员进入安全的对话，扩展个人的自我概念和互动本质。EFFT的目标是引导青少年参与建立有效的建设性依恋关系，并反过来促进个体化和自主性。

• EFIT和PE/EF发展了关于情绪的不同理论构想。例如，在EFIT中，情绪并非像PE/EF中那样被描述为不适应。EFIT治疗师专注于僵化和自我挫败的情绪调节。所有的原始情绪如愤怒、恐惧、羞愧、悲伤、快乐和惊讶在特定的情境下，以平衡和灵活的方式出现时，都是适应性的。我们也不谈论"情绪图式"，而是倾向于更清晰、更确切的依恋概念，即自我和其他被注入情绪的工作模式,从而产生一种"体验"来指导感知、归因和行动。

● EFIT治疗师很少关注PE/EF强调的特定任务,例如解决冲突或未完成的事件。在一个被设定的任务中通过被设定的步骤来指导人们行动并不是EFIT 的过程,在EFIT中,治疗师倾向于集中精力关注人们如何处理威胁和痛苦,以及在与他人实现情绪平衡和安全型依恋方面产生的问题。与PE/EF的观点不同,EFIT治疗师并没有将情绪的转变作为改变的核心,而是重视情绪的聚焦、提炼和表达,从而与其他人建立建设性的协调关系,并形成新的行为倾向。例如,当玛丽意识到她的愤怒背后是绝望时,情绪也就被调节了,但当她能够允许这种绝望推动她向依恋对象表达渴望时,改变才真的发生。

● 在许多方面,EFIT 过程似乎要简约得多:EFIT干预可以分为三个阶段、一个核心过程(EFT探戈)和一组通用的体验式的微观干预。PE/EF提供了大量复杂的分类,例如,四种类型的情绪处理困难为四种类型的治疗任务提供了11个不同的标记。在技术方面,EFIT治疗师倾向于使用基本的格式塔技术,例如与情绪现实、自我的一部分以及依恋对象进行想象中的接触,其频率和方式比PE/EF更流畅、更自然。当使用这些技术时,我们更喜欢让来访者闭上眼睛,专注于他们的特定体验,而不是像传统格式塔疗法那样,真正地变换椅子来代表自我的不同部分或代表他人。当PE/EF用于夫妻治疗时,还增加了一些教人们在与他人交往之前调节自己情绪的步骤。对EFT的研究表明,这些步骤是不必要的;鉴于自我调节过程的局限性,EFIT治疗师倾向于首先促进有效的共同调节(见第二章)。

简而言之,EFIT似乎比IPT或PE/EF模型更直接地反映了依恋理论科学的优雅和简便。

参考文献

Abbass, A. A., Hancock, J. T., Henderson, J., & Kisley, S. (2006). Short term psychodynamic therapies for common mental disorders. *Cochrane Database of Systematic Reviews, 4*, Art. No. CD004687.

Acevedo, B., & Aron, A. (2009). Does a long term relationship kill romantic love? *Review of General Psychology, 13*, 59–65.

Aikin, N., & Aikin, P. (2017). *The Hold Me Tight®—Let Me Go program: Conversations for connection: A relationship education and enhancement program for families with teens*. Ottawa, Ontario, Canada: International Centre for Excellence in Emotionally Focused Therapy.

Ainsworth, M. D., Blehar, M. C., Waters, E., & Wall, S. (1978). *Patterns of attachment: A study of the Strange Situation*. Hillsdale, NJ: Erlbaum.

Aldao, A., Nolen Hoeksema, S., & Schweiser, S. (2010). Emotion regulation across psychopathology: A meta-analytic review. *Clinical Psychology Review, 30*, 217–237.

Alexander, F., & French, T. (1946). *Psychoanalytic therapy: Principles and application*. New York: Ronald Press.

Alexander, P. C. (1993). Application of attachment theory to the study of sexual abuse. *Journal of Consulting and Clinical Psychology, 60*, 185–195.

Allan, R., & Johnson, S. M. (2016). Conceptual and application issues: Emotionally focused therapy with gay male couples. *Journal of Couple and Relationship Therapy: Innovations in Clinical and Educational Interventions, 16*, 286–305.

Allen, J. P. (2008). The attachment system in adolescence. In J. Cassidy & P. Shaver (Eds.), *Handbook of attachment: Theory, research, and clinical applications* (2nd ed., pp. 419–435). New York: Guilford Press.

Allen, J. P., & Land, D. J. (1999). Attachment in adolescence. In J. Cassidy & P. R. Shaver (Eds.), *Handbook of attachment: Theory, research, and clinical applications* (pp. 319–335). New York: Guilford Press.

Anders, S. L., & Tucker, J. S. (2000). Adult attachment style, interpersonal communication competence and social support. *Personal Relationships, 7*, 379–389.

Armsden, G. C., & Greenberg, M. T. (1987). The inventory of parent and peer attachment: Relationships to well-being in adolescence. *Journal of Youth and Adolescence, 16*, 427–454.

Arnold, M. B. (1960). *Emotion and personality*. New York: Columbia University Press.

Asarnow, J. R., Goldstein, M. J., Tompson, M., & Guthrie, D. (1993). One year outcomes of depressive disorders in child psychiatric in-patients: Evaluation of the prognostic power of a brief measure of expressed emotion. *Journal of Child Psychology and Psychiatry, 34,* 129–137.

Bachelor, A., Meunier, G., Lavadiere, O., & Gamache, D. (2010). Client attachment to therapist: Relation to client personality and symptomatology, and their contributions to the therapeutic alliance. *Psychotherapy, Theory, Research, Practice and Training, 47,* 454–468.

Barlow, D. H. (2002). *Anxiety and its disorders: The nature and treatment of anxiety and panic* (2nd ed.). New York: Guilford Press.

Barlow, D. H., Allen, L. B., & Choate, M. L. (2004). Toward a unified treatment for emotional disorders. *Behavioral Therapy, 35,* 205–230.

Barlow, D. H., Farshione, T., Fairholme, C., Ellard, K., Boisseau, C., Allen, L., et al. (2011). *Unified protocol for transdiagnostic treatment of emotional disorders.* New York: Oxford University Press.

Barlow, D. H., O'Brien, G., & Last, C. (1984). Couples treatment of agoraphobia. *Behavior Therapy, 15,* 41–58.

Barlow, D. H., Sauer-Zavala, C. J., Bullis, J., & Ellard, K. (2014). The nature, diagnosis and treatment of neuroticism: Back to the future. *Clinical Psychological Science, 2,* 344–365.

Barrett, L. F. (2004). Feelings or words?: Understanding the content in self-reported ratings of experienced emotion. *Journal of Personality and Social Psychology, 87,* 266–281.

Bartholomew, K., & Horowitz, L. (1991). Attachment styles among young adults: A test of a four category model. *Journal of Personality and Social Psychology, 61,* 226–244.

Basson, R. (2000). The female sexual response: A different model. *Journal of Sex and Marital Therapy, 26,* 51–65.

Baucom, D. H., Porter, L. S., Kirby, J. S., & Hudepohl, J. (2012). Couple-based interventions for medical problems. *Behavior Therapy, 43,* 61–76.

Baum, K. M., & Nowicki, S. (1998). Perception of emotion: Measuring decoding accuracy of adult prosaic cues varying in intensity. *Journal of Nonverbal Behavior, 22,* 89–107.

Beck, A. T., & Steer, R. A. (1993). *Beck Anxiety Inventory Manual.* San Antonio, TX: Psychological Corp.

Beck, A. T., Steer, R. A., & Brown, G. K. (1996). *Manual for the Beck Depression Inventory–II.* San Antonio, TX: Psychological Corp.

Beckes, L., Coan, J., & Hasselmo, K. (2013). Familiarity promotes the blurring of self and other in the neural representation of threat. *Social Cognitive and Affective Neuroscience, 8,* 670–677.

Benjamin, L. (1974). The structural analysis of social behavior. *Psychological Review, 81,* 392–425.

Bertalanffy, L. von. (1968). *General system theory.* New York: George Braziller.

Beutler, L. E. (2002). The dodo bird is extinct. *Clinical Psychology: Science and Practice, 9,* 30–34.

Beutler, L. E., Blatt, S. J., Alimohamed, S., Levy, K., & Antuaco, L. (2006). Participant factors in treating dysphoric disorders. In L. Castonguay & L. Beutler

依恋与情绪聚焦治疗

(Eds.), *Principles of therapeutic change that work* (pp. 13–63). New York: Oxford University Press.

Beutler, L. E., Harwood, T. M., Alimohamed, S., & Malik, M. (2002). Functional impairment and coping style. In J. Norcross (Ed.), *Psychotherapy relationships that work* (pp. 145–170). New York: Oxford University Press.

Bhatia, V., & Davila, J. (2017). Mental health disorders in couple relationships. In J. Fitzgerald (Ed.), *Foundations for couples therapy: Research for the real world* (pp. 268–278). New York: Brunner-Routledge.

Birmaher, B., Brent, D. A., Kolko, D., Baugher, M., Bridge, J., Holder, D., et al. (2000). Clinical outcome after short-term psychotherapy for adolescents with major depressive disorder. *Archives of General Psychiatry, 57,* 29–36.

Birnbaum, G. E. (2007). Attachment orientations, sexual functioning, and relationship satisfaction in a community sample of women. *Journal of Social and Personal Relationships, 24,* 21–35.

Birnbaum, G. E., Reis, H. T., Mikulincer, M., Gillath, O., & Orpaz, A. (2006). When sex is more than just sex: Attachment orientations, sexual experience, and relationship quality. *Journal of Personality and Social Psychology, 91,* 929–943.

Bloch, L., & Guillory, P. T. (2011). The attachment frame is the thing: Emotion-focused family therapy in adolescence. *Journal of Couple and Relationship Therapy, 10,* 229–245.

Bograd, M., & Mederos, F. (1999). Battering and couples therapy: Universal screening and selection of treatment modality. *Journal of Marital and Family Therapy, 25,* 291–312.

Bordin, E. (1994). Theory and research on the therapeutic working alliance. In A. O. Horvath & L. S. Greenberg (Eds.), *The working alliance: Theory research and practice* (pp. 13–37). New York: Wiley.

Bouaziz, A. R., Lafontaine, M. F., Gabbay, N., & Caron, A. (2013). Investigating the validity and reliability of the caregiving questionnaire with individuals in same-sex relationships. *Journal of Relationships Research, 4(e2),* 1–11.

Bowen, M. (1978). *Family therapy in clinical practice.* New York: Jason Aronson

Bowlby, J. (1944). Forty-four juvenile thieves: Their characters and home life. *International Journal of Psychoanalysis, 25,* 19–52.

Bowlby, J. (1969). *Attachment and loss: Vol. 1. Attachment.* New York: Basic Books.

Bowlby, J. (1973). *Attachment and loss: Vol. 2. Separation: Anxiety and anger.* New York: Basic Books.

Bowlby, J. (1979). *The making and breaking of affectional bonds.* London: Tavistock.

Bowlby, J. (1980). *Attachment and Loss: Vol. 3. Loss.* New York: Penguin Books.

Bowlby, J. (1988). *A secure base.* New York: Basic Books.

Bowlby, J. (1991). *Postscript.* In C. M. Parkes, J. Stevenson-Hinde, & P. Marris (Eds.), *Attachment across the lifespan* (pp. 293–297). New York: Routledge.

Brennen, K. A., Clark, C. L., & Shaver, P. R. (1998). Self-report measurement of adult attachment: An integrative overview. In J. A. Simpson & W. S. Rholes (Eds.), *Attachment theory and close relationships* (pp. 46–76). New York: Guilford Press.

Brown, T. A., Campbell, L. A., Lehman, C. L., Grisham, J. R., & Mancill, R. B. (2001). Current and lifetime comorbidity of the DSM-IV anxiety and mood

259

disorders in a large clinical sample. *Journal of Abnormal Psychology, 110,* 49–58.

Budd, R., & Hughes, I. (2009). The Dodo bird verdict—Controversial, inevitable and important: A commentary on 30 years of meta-analyses. *Clinical Psychology and Psychotherapy, 16,* 510–522.

Burgess Moser, M., Johnson, S. M., Dalgleish, T., Lafontaine, M. F., Wiebe, S. A., & Tasca, G. A. (2015). Changes in relationship-specific romantic attachment in emotionally focused couple therapy. *Journal of Marital and Family Therapy, 42,* 231–245.

Burgess Moser, M., Johnson, S. M., Tasca, G., & Wiebe, S. (2015). Changes in relationship specific romantic attachment in emotionally focused couple therapy. *Journal of Marital and Family Therapy, 42,* 231–245.

Byrd, K., & Bea, A. (2001). The correspondence between attachment dimensions and prayer in college students. *International Journal for the Psychology of Religion, 11,* 9–24.

Byrd, K. R., Patterson, C. L., & Turchik, J. A. (2010). Working alliance as a mediator of client attachment dimensions and psychotherapy outcome. *Psychotherapy: Theory, Research, Practice, Training, 47,* 631–636.

Cacioppo, J. T., & Patrick, W. (2008). *Loneliness: Human nature and the need for social connection.* New York: Norton.

Cano, A., & O'Leary, D. K. (2000). Infidelity and separations precipitate major depressive episodes and symptoms of nonspecific depression and anxiety. *Journal of Consulting and Clinical Psychology, 68,* 774–781.

Cassidy, J., & Shaver, P. R. (Eds.). (2008). *Handbook of attachment: Theory, research, and clinical applications* (2nd ed.). New York: Guilford Press.

Castonguay, L. G., Goldfried, M. R., Wiser, S., Raue, P., & Hayes, A. (1996). Predicting the effect of cognitive therapy for depression: A study of unique and common factors. *Journal of Consulting and Clinical Psychology, 64,* 497–504.

Castonguay, L. G., Grosse Holtforth, M., Coombs, M., Beberman, R., Kakouros, A., Boswell, J., et al. (2006). Relationship factors in treating dysphoric disorders. In L. Castonguay & L. Beutler (Eds.), *Principles of therapeutic change that work* (pp. 65–81). New York: Oxford University Press.

Chambless, D. L., Baker, M. J., Baucom, D. H., Beutler, L. E. Calhoun, K. S., Crits-Christoph, P., et al. (1998). Update on empirically validated therapies: II. *Clinical Psychologist, 51,* 3–16.

Chambless, D. L., & Ollendick, T. H. (2001). Empirically supported psychological interventions: Controversy and evidence. *Annual Review of Psychology, 52,* 685–716.

Chango, J., McElhaney, K., Allen, J., Schad, M., & Marston, E. (2012). Relational stressors and depressive symptoms in late adolescence: Rejection sensitivity as a vulnerability. *Journal of Abnormal Child Psychology, 40,* 369–379.

Coan, J. A. (2016). Towards a neuroscience of attachment. In J. Cassidy & P. Shaver (Eds.), *Handbook of attachment: Theory, research, and clinical applications* (3rd ed., pp. 242–269). New York: Guilford Press.

Coan, J. A., & Sbarra, D. A. (2015). Social baseline theory: The social regulation of risk and effort. *Current Opinion in Psychology, 1,* 87–91.

Coan, J. A., Schaefer, H. S., & Davidson, R. J. (2006). Lending a hand: Social regulation of the neural response to threat. *Psychological Science, 17,* 1032–1039.

Cobb, R., & Bradbury, T. (2003). Implications of adult attachment for preventing adverse marital outcomes. In S. M. Johnson & V. Whiffen (Eds.), *Attachment processes in couple and family therapy* (pp. 258–280). New York: Guilford Press.

Cohen, D. A., Silver, D. H., Cowan, C. P., Cowan, P. A., & Pearson, J. (1992). Working models of childhood attachment and couple relationships. *Journal of Family Issues, 13,* 432–449.

Cohen, J. (1988). *Statistical power analyses for the behavioral sciences* (2nd ed.). Hillsdale, NJ: Erlbaum.

Cohen, S., O'Leary, K., & Foran, H. (2010). A randomized trial of a brief, problem-focused couple for depression. *Behavior Therapy, 41,* 433–446.

Collins, N. L., & Read, S. J. (1994). Cognitive representations of attachment: The structure and functioning of working models. In K. Bartholomew & D. Perlman (Eds.), *Advances in personal relationships: Vol. 5. Attachment processes in adulthood* (pp. 53–92). London: Jessica Kingsley.

Connolly Gibbons, M. B., Gallop, R., Thompson, D., Luther, D., Crits-Christoph, K., Jacobs, J., et al. (2016). Comparative effectiveness of cognitive therapy and dynamic psychotherapy for major depressive disorders in community mental health settings: A randomized clinical non-inferiority trial. *JAMA Psychiatry, 73,* 904–912.

Conradi, H. J., Dingemanse, P., Noordhof, A., Finkenauer, C., & Kamphuis, J. H. (2017, September 4). Effectiveness of the "Hold Me Tight" relationship enhancement program in a self-referred and a clinician referred sample: An emotionally focused couples therapy-based approach. *Family Process.* [Epub ahead of print]

Coombs, M., Coleman, D., & Jones, E. (2002). Working with feelings: The importance of emotion in both cognitive-behavioral and interpersonal therapy in the NIMH treatment of depression collaborative research program. *Psychotherapy, Theory, Research, Practice, Training, 39,* 233–244.

Corsini, R. J., & Wedding, D. (2008). *Current psychotherapies* (8th ed.). Belmont, CA: Thomson/Brooks Cole.

Costello, P. C. (2013). *Attachment-based psychotherapy: Helping clients develop adaptive capacities.* Washington, DC: American Psychological Association.

Cowan, P. A., Cowan, C. P., Cohn D. A., & Pearson, J. L. (1996). Parents attachment histories and childrens' externalizing and internalizing behaviors: Exploring family systems models of linkage. *Journal of Consulting and Clinical Psychology, 64,* 53–63.

Cozolino, L., & Davis, V. (2017). How people change. In M. Solomon & D. J. Siegel (Eds.), *How people change: Relationship and neuroplasticity in psychotherapy* (pp. 53–72). New York: Norton.

Creasey, G., & Ladd, A. (2005). Generalized and specific attachment representations: Unique and interactive roles in predicting conflict behaviors in close relationships. *Personality and Social Psychology Bulletin, 31,* 1026–1038.

Crowell, J. A., Treboux, D., Gao, Y., Fyffe, C., Pan, H., & Waters, E. (2002). Assessing secure base behavior in adulthood: Development of a measure, links to adult attachment relations and relations to couples communication and reports of relationships. *Developmental Psychology, 38,* 679–693.

Csikszentmihalyi, M. (1990). *Flow: The psychology of optimal experience.* New York: Harper & Row.

Cuijpers, P., van Straten, A., Bohlmeijer, E., Hollon, S., & Andersson, G. (2010). The effects of psychotherapy for depression are overestimated: A meta-analysis of study quality and effect size. *Psychological Medicine: A Journal of Research in Psychiatry and the Allied Sciences, 40,* 211–223.

Dalton, J., Greenman, P., Classen, C., & Johnson, S. M. (2013). Nurturing connections in the aftermath of childhood trauma: A randomized control trial of emotionally focused couple therapy for female survivors of childhood abuse. *Couple and Family Psychology, Research and Practice, 2*(3), 209–221.

Damasio, A. R. (1994). *Decartes' error: Emotion, reason and the human brain.* New York: Putnam.

Daniel, S. I. F. (2006). Adult attachment patterns and individual psychotherapy: A review. *Clinical Psychological Review, 26,* 968–984.

De Oliveira, C., Moran, G., & Pederson, D. (2005). Understanding the link between maternal adult attachment classifications and thoughts and feelings about emotions. *Attachment and Human Development, 7,* 153–170.

De Waal, F. (2009). *The age of empathy.* New York: McClelland Stewart.

Dekel, R., Solomon, Z., Ginzburg, K., & Neria, Y. (2004). Long-term adjustment among Israeli war veterans: The role of attachment style. *Journal of Stress, Anxiety and Coping, 17,* 141–152.

Denton, W., Wittenborn, A. K., & Golden, R. N. (2000). A randomized trial of emotionally focused therapy for couples. *Journal of Marital and Family Therapy, 26,* 65–78.

Diamond, D., Stovall-McCloush, C., Clarkin, J., & Levy, K. (2003). Patient therapist attachment in the treatment of borderline personality disorder. *Bulletin of the Menninger Clinic, 67,* 227–260.

Diamond, G. (2005). Attachment-based family therapy for depressed an anxious adolescents. In J. Lebow (Ed.), *Handbook of clinical family therapy* (pp. 17–41). Hoboken, NJ: Wiley.

Diamond, G., Russon, J., & Levy, S. (2016). Attachment-based family therapy: A review of empirical support. *Family Process, 55,* 595–610.

Dimidjian, S., Hollon, S. D., Dobson, K. S., Schmaling, K. B., Kohlenberg, R. J., Addis, M. E., et al. (2006). Randomized trial of behavior activation, cognitive therapy, and antidepressant medication in the acute treatment of adults with major depression. *Journal of Consulting and Clinical Psychology, 74,* 658–670.

Dobbs, D. (2017, July/August). The smartphone psychiatrist. *The Atlantic.*

Dozier, M., Stovall-McClough, C., & Albus, K. (2008). Attachment and psychopathology in adulthood. In J. Cassidy & P. R. Shaver (Eds.), *Handbook of attachment: Theory, research, and clinical applications* (2nd ed., pp. 718–744). New York: Guilford Press.

Drach-Zahavy, A. (2004). Toward a multidimensional construct of social support: Implications of providers self-reliance and request characteristics. *Journal of Applied Social Psychology, 34,* 1395–1420.

Duggal, S., Carlson, E. A., Sroufe, L. A., & Egland, B. (2001). Depressive symptomatology in childhood and adolescence. *Development and Psychopathology, 13,* 143–164.

Durham, R. C., Allan, T., & Hackett, C. (1997). On predicting improvement and relapse in generalized anxiety disorder following psychotherapy. *British Journal of Clinical Psychology, 36,* 101–119.

Ein-Dor, T., & Doron, G. (2015). Psychopathology and attachment. In J. Simpson & S. Rholes (Eds.), *Attachment theory and research: New directions and emerging themes* (pp. 346–373). New York: Guilford Press.

依恋与情绪聚焦治疗

Ekman, P. (2003). *Emotions revealed*. New York: Henry Holt.

Elkin, I., Shea, M. T., Watkins, J. T., Imber, S. T., Sotsky, S. M., Collins, J. F., et al. (1989). National Institute of Mental Health Treatment of Depression Collaborative Research Program: General effectiveness of treatments. *Archives of General Psychiatry, 46,* 971–982.

Elliott, R., Greenberg, L. S., & Lietaer, G. (2004). Research on experiential therapies. In M. J. Lambert (Ed.), *Bergin and Garfield's handbook of psychotherapy and behavior change* (5th ed., pp. 493–540). Hoboken, NJ: Wiley.

Elliott, R., Greenberg, L. S., Watson, J., Timulak, L., & Friere, E. (2013). Research on humanistic–experiential psychotherapies. In M. J. Lambert (Ed.), *Bergin and Garfield's handbook of psychotherapy and behavioral change* (6th ed., pp. 495–538). Hoboken, NJ: Wiley.

Elliott, R., Watson, J., Goldman, R., & Greenberg, L. (2004). *Learning emotion-focused therapy: The process experiential approach to change*. Washington, DC: American Psychological Association.

Epstein, N. B., Baldwin, L., & Bishop, D. (1983). The McMaster Family Assessment Device. *Journal of Martial and Family Therapy, 9,* 171–180.

Erickson, E. H. (1968). *Identity: Youth and crisis*. New York: Norton.

Fairbairn, W. R. D. (1952). *An object relations theory of the personality*. New York: Basic Books.

Feeney, B. C. (2007). The dependency paradox in close relationships: Accepting dependence promotes independence. *Journal of Personality and Social Psychology, 92,* 268–285.

Feeney, B. C., & Collins, N. L. (2001). Predictors of caregiving in adult intimate relationships: An attachment theoretical perspective. *Journal of Personality and Social Psychology, 80,* 972–994.

Feeney, J. (2005). Hurt feelings in couple relationships. *Personal Relationships, 12,* 253–271.

Felitti, V. J., Anda, R. F., Nordenberg, D., Willianson, D. F., Sptiz, A. M., Edwards, V., et al. (1998). The relationship of adult health status to childhood abuse and household dysfunction. *American Journal of Preventative Medicine, 14,* 245–258.

Fillo, J., Simpson, J. A., Rholes, W. S., & Kohn, J. L. (2015). Dads doing diapers: Individual and relational outcomes associated with the division of childcare across the transition to parenthood. *Journal of Personality and Social Psycholgy, 108,* 298–316.

Finzi-Dottan, R., Cohen, O., Iwaniec, D., Sapir, Y., & Weisman, A. (2003). The drug-user husband and his wife: Attachment styles, family cohesion and adaptability. *Substance Use and Misuse, 38,* 271–292.

Follette, W., & Greenberg, L. (2006). Technique factors in treating dysphoric disorders. In L. Castonguay & L. Beutler (Eds.), *Principles of therapeutic change that work* (pp. 83–109). New York: Oxford University Press.

Fonagy, P., Steele, M., Steele, H., Leigh, T., Kennedy, R., Matton, G., et al. (1995). Attachment, the reflective self and borderline states. In S. Goldberg, R. Muir, & J. Kerr (Eds.), *Attachment theory: Social, developmental and clinical perspectives* (pp. 233–279). Hillsdale, NJ: Analytic Press.

Fonagy, P., Steele, M., Steele, H., Moran, G. S., & Higgit, M. (1991). The capacity for understanding mental states: The reflective self in parent and child and its significance for security of attachment. *Infant Mental Health Journal, 12,* 201–218.

Fosha, D. (2000). *The transforming power of affect: A model for accelerated change.* New York: Basic Books.

Fraley, R. C., Fazzari, D. A., Bonanno G. A., & Dekel, S. (2006). Attachment and psychological adaptation in high exposure survivors of the 9/11 attack on the World Trade Center. *Journal of Personality and Social Psychology, 32,* 538–551.

Fraley, R. C., & Shaver, P. R. (1998). Airport separations: A naturalistic study of adult attachment dynamics in separating couples. *Journal of Personality and Social Psychology, 75,* 1198–1212.

Fraley, R. C., Waller, N. G., & Brennan, K. A. (2000). An item response theory analysis of self report measures of adult attachment. *Journal of Personality and Social Psychology, 78,* 350–365.

Frances, A. (2013). *Saving normal.* New York: William Morrow.

Frederickson, B. L., & Branigan, C. (2005). Positive emotions broaden the scope of attention and thought-action repertoires. *Cognition and Emotion, 19,* 315–322.

Frijda, N. H. (1986). *The emotions.* Cambridge, UK: Cambridge University Press.

Funk, J. L., & Rogge, R. D. (2007). Testing the ruler with item response theory: Increasing precision of measurement for relationship satisfaction with the Couples Satisfaction Index. *Journal of Family Psychology, 21,* 572–583.

Furrow, J., Johnson, S. M., Bradley, B., & Amodeo, J. (2011). Spirituality and emotionally focused therapy: Exploring common ground. In J. Furrow, S. M. Johnson, & B. Bradley (Eds.), *The emotionally focused casebook: New directions in treating couples* (pp. 343–372). New York: Routledge.

Furrow, J., & Palmer, G. (2007). EFFT and blended families: Building bonds from the inside out. *Journal of Systemic Therapies, 26,* 44–58.

Furrow, J., Palmer, G., Johnson, S. M., Faller, G., & Palmer-Olsen, L. (in press). *Emotionally focused family therapy: Restoring connection and promoting resilience.* New York: Routledge.

Garfield, S. (2006). The therapist as a neglected variable in psychotherapy research. *Clinical Psychology: Science and Practice.*

Gendlin, E. T. (1996). *Focusing oriented psychotherapy: A manual of the experiential method.* New York: Guilford Press.

Germer, C. K. (2005). Mindfulness: What is it and what does it matter? In C. Germer, R. Siegel, & P. Fulton (Eds.), *Mindfulness and psychotherapy* (pp. 3–27). New York: Guilford Press.

Germer, C. K., Siegel, R. D., & Fulton, P. R. (2003). *Mindfulness and psychotherapy.* New York: Guilford Press.

Gillath, O., & Canterbury, M. (2012). Neural correlates of exposure to subliminal and supraliminal sex cues. *Social Cognitive and Affective Neuroscience, 7,* 924–936.

Gillath, O., Mikulincer, M., Birnbaum, G., & Shaver, P. R. (2008). When sex primes love: Subliminal sexual priming motivates relationship goal pursuit. *Personality and Social Psychology Bulletin, 34,* 1057–1069.

Goldfried, M. R. (2003). Cognitive-behavioral therapy: Reflections on the evolution of a therapeutic orientation. *Cognitive Therapy and Research, 27,* 53–69.

Goleman, D. (1995). *Emotional intelligence.* New York: Bantam Books.

Gordon, K. M., & Toukmanian, S. G. (2002). Is how it is said important?: The association between quality of therapist interventions and client processing. *Counselling and Psychotherapy Research, 2,* 88–98.

依恋与情绪聚焦治疗

Gotta, G., Green, R. J., Rothblum, E., Solomon, S., Balsam, K., & Schwartz, P. (2011). Heterosexual, lesbian and gay male relationships: A comparison of couples in 1975 and 2000. *Family Process, 50,* 354–376.

Gottman, J. M. (1999). *The seven principles for making marriage work.* New York: Crown Publishing Group.

Gottman, J. M., Coan, J., Carrier, S., & Swanson, C. (1998). Predicting marital happiness and stability from newly-wed interactions. *Journal of Marriage and the Family, 60,* 5–22.

Gottman, J. M., Katz, L., & Hooven, C. (1997). *Meta-emotion: How families communicate emotionally.* Hillsdale, NJ: Erlbaum.

Granquist, P., Mikulincer, M., Gewirtz, V., & Shaver, P. R. (2012). Experimental findings on God as an attachment figure: Normative processes and moderating effects of internal working models. *Journal of Personality and Social Psychology, 103,* 804–818.

Greenberg, R. P. (2016). The rebirth of psychosocial importance in a drug-filled world. *American Psychologist, 71,* 781–791.

Greenman, P. S., & Johnson, S. M. (2012). United we stand: Emotionally focused therapy (EFT) for couples in the treatment of post-traumatic stress disorder. *Journal of Clinical Psychology: In Session, 68,* 561–569.

Greenman, P. S., & Johnson, S. M. (2013). Process research on emotionally focused therapy (EFT) for couples: Linking theory to practice. *Family Process, 52,* 46–61.

Greenman, P. S., Wiebe, S., & Johnson, S. M. (2017). Neurophysiological processes in couple relationships: Emotions, attachment bonds and the brain. In J. Fitzgerald (Ed.), *Foundations for couples therapy: Research for the real world* (pp. 291–301). New York: Routledge.

Gross, J. J. (1998a). Antecedent and response-focused emotion regulation: Divergent consequences for experience, expression and physiology. *Journal of Personality and Social Psychology, 74,* 224–237.

Gross, J. J. (1998b). The emerging field of emotion regulation: An integrative review. *Review of General Psychology, 2,* 271–299.

Gross, J. J., & Profitt, D. (2013). The economy of social resources and its influence on spatial perceptions. *Frontiers in Human Neurosience, 7,* 772.

Gump, B. B., Polk, D. E., Karmarck, T. W., & Shiffman, S. M. (2001). Partner interactions are associated with reduced blood pressure in the natural environment: Ambulatory monitoring evidence from a healthy multiethnic adult sample. *Psychsomatic Medicine, 63,* 423–433.

Hammen, C. (1995). The social context of risk for depression. In K. Craig & K. Dobson (Eds.), *Anxiety and depression in adults and children* (pp. 82–96). Los Angeles: SAGE.

Harari, Y. N. (2017). *Homo deus: A brief history of tomorrow.* New York: Harper.

Hawkley, L. C., & Cacioppo, J. T. (2010). Loneliness matters: A theoretical and empirical review of consequences and mechanisms. *Annals of Behavioral Medicine, 40,* 218–227.

Hawton, K., Catalan, J., & Fagg, J. (1991). Sex therapy for erectile dysfunction: Characteristics of couples, treatment outcome and prognostic factors. *Archives of Sexual Behavior, 21,* 161–175.

Hayes, S. C., Levin, M. E., Plumb-Vilardaga, J., Villstte, J., & Pistorello, J. (2013). Acceptance and commitment therapy: Examining the progress of a distinctive model of behavioral and cognitive therapy. *Behavior Therapy, 44,* 180–198.

Hazan, C., & Zeifman, D. (1994). Sex and the psychological tether. In K. Bartholomew & D. Perlman (Eds.), *Advances in personal relationships: Attachment relationships in adulthood* (Vol. 5, pp. 151–177). London: Jessica Kingsley.

Herman, J. L. (1992). *Trauma and recovery*. New York: Basic Books.

Hesse, E. (2008). The Adult Attachment Interview. In J. Cassidy & P. R. Shaver (Eds.), *Handbook of attachment: Theory, research, and clinical applications* (2nd ed., pp. 552–598). New York: Guilford Press.

Hoffman, K., Cooper, G., & Powell, B. (2017). *Raising a secure child*. New York: Guilford Press.

Hofmann, S. G., Heering, S., Sawyer, A. T., & Asnaani, A. (2009). How to handle anxiety: The effects of reappraisal, acceptance, and suppression strategies on anxious arousal. *Behaviour Research and Therapy, 47*, 389–394.

Holmes, J. (1996). *Attachment, intimacy and autonomy: Using attachment theory in adult psychotherapy*. Northdale, NJ: Jason Aronson.

Holmes, J. (2001). *The search for the secure base: Attachment theory and psychotherapy*. New York: Brunner/Routledge.

Holt-Lunstad, J., Uchino, B. N., Smith, T. W., Olson-Cerny, C., & Nealey-Moore, J. B. (2003). Social relationships and ambulatory blood pressure: Structural and qualitative predictors of cardiovascular function during everyday social interactions. *Health Psychology, 22*, 388–397.

Hooley, J. M. (2007). Expressed emotion and relapse of psychopathology. *Annual Review of Clinical Psychology, 3*, 329–352.

Hooley, J. M., & Teasdale, J. D. (1989). Predictors of relapse in unipolar depressives: Expressed emotion, marital distress and perceived criticism. *Journal of Abnormal Psychology, 98*, 229–235.

Horvath, A. O., & Bedi, R. P. (2002). The alliance. In J. Norcross (Ed.), *Psychotherapy relationships that work* (pp. 37–69). New York: Oxford University Press.

Horvath, A. O., & Symonds, B. D. (1991). Relationship between working alliance and outcome in psychotherapy: A meta-analysis. *Journal of Counselling Psychology, 38*, 139–149.

House, J. S., Landis, K. R., & Umberson, D. (1988). Social relationships and health. *Science, 241*, 540–545.

Hughes, D. (2004). An attachment-based treatment of maltreated children and young people. *Attachment and Human Development, 6*, 263–278.

Hughes, D. (2006). *Building the bonds of attachment* (2nd ed.). New York: Jason Aronson.

Hughes, D. (2007). *Attachment focused family therapy*. New York: Norton.

Huston, T. L., Caughlin, J. P., Houts, R. M., Smith, S., & George, L. J. (2001). The connubial crucible: Newlywed years as predictors of marital delight, distress and divorce. *Journal of Personality and Social Psychology, 80*, 237–252.

Iacoboni, M. (2008). *Mirroring people: The new science of how we connect with others*. New York: Farrar, Straus & Giroux.

Immardino Yeng, M. H. (2016). *Emotions, learning and the brain: Exploring the educational implications of affective neuroscience*. New York: Norton.

Izard, C. E. (1990). Facial expressions and the regulation of emotion. *Journal of Personality and Social Psychology, 58*, 487–498.

Izard, C. E. (1992). Basic emotions, relations among emotions and emotion cognition relations. *Psychological Review, 99*, 561–564.

James, P. (1991). Effects of a communication training component added to an

依恋与情绪聚焦治疗

emotionally focused couples therapy. *Journal of Marital and Family Therapy,* *17,* 263–276.

Johnson, S. M. (2002). *Emotionally focused couple therapy with trauma survivors: Strengthening attachment bonds.* New York: Guilford Press.

Johnson, S. M. (2003a). Couple therapy research: Status and directions. In G. Sholevar (Ed.), *Textbook of family and couple therapy: Clinical applications* (pp. 797–814). Washington, DC: American Psychological Association.

Johnson, S. M. (2003b). Emotionally focused couples therapy: Empiricism and art. In T. Sexton, G. Weeks, & M. Robbins (Eds.), *Handbook of family therapy* (pp. 263–280). New York: Brunner-Routledge.

Johnson, S. M. (2004). *The practice of emotionally focused couple therapy: Creating connection* (2nd ed.). New York: Brunner-Routledge.

Johnson, S. M. (2005). Broken bonds: An emotionally focused approach to infidelity. *Journal of Couple and Relationship Therapy, 4,* 17–29.

Johnson, S. M. (2008a). *Hold Me Tight: Seven conversations for a lifetime of love.* New York: Little, Brown.

Johnson, S. M. (2008b). Couple and family therapy: An attachment perspective. In J. Cassidy & P. R. Shaver (Eds.), *Handbook of attachment: Theory, research, and clinical applications* (2nd ed., pp. 811–829). New York: Guilford Press.

Johnson, S. M. (2009). Extravagant emotion: Understanding and transforming love relationships in emotionally focused therapy. In D. Fosha, D. Siegel, & M. Solomon (Eds.), *The healing power of emotion: Affective neuroscience, development and clinical practice* (pp. 257–279). New York: Norton.

Johnson, S. M. (2010). *The Hold Me Tight program: Conversations for connection* (Facilitator's guide). Ottawa, Ontario, Canada: International Centre for Excellence in Emotionally Focused Therapy.

Johnson, S. M. (2011). The attachment perspective on the bonds of love: A prototype for relationship change. In J. Furrow, S. M. Johnson, & B. Bradley (Eds.), *The emotionally focused casebook: New directions in treating couples* (pp. 31–58). New York: Routledge.

Johnson, S. M. (2013). *Love sense: The revolutionary new science of romantic relationships.* New York: Little, Brown.

Johnson, S. M. (2017). An emotionally focused approach to sex therapy. In Z. Peterson (Ed.), *The Wiley handbook of sex therapy* (pp. 250–266). New York: Wiley.

Johnson, S. M., & Best, M. (2003). A systematic approach to restructuring adult attachment: The EFT model of couples therapy. In P. Erdman & T. Caffery (Eds.), *Attachment and family systems: Conceptual, empirical and therapeutic relatedness* (pp. 165–192). New York: Brunner-Routledge.

Johnson, S. M., Bradley, B., Furrow, J., Lee, A., Palmer, G., Tilley, D., et al. (2005). *Becoming an emotionally focused couple therapist: The workbook.* New York: Brunner-Routledge.

Johnson, S. M., Burgess Moser, M., Beckes, L., Smith, A., Dalgleish, T., Halchuk, R., et al. (2013). Soothing the threatened brain: Leveraging contact comfort with emotionally focused therapy. *PLOS ONE, 8*(11), e79314.

Johnson, S. M., & Greenberg, L. S. (1985). The differential effects of experiential and problem solving interventions in resolving marital conflict. *Journal of Consulting and Clinical Psychology, 53,* 175–184.

Johnson, S. M., Lafontaine, M., & Dalgleish, T. (2015). Attachment: A guide to a new era of couple interventions. In J. Simpson & W. S. Rholes (Eds.),

Attachment theory and research: New directions and emerging themes (pp. 393–421). New York: Guilford Press.

Johnson, S. M., & Lee, A. (2000). Emotionally focused family therapy: Restructuring attachment. In C. E. Bailey (Ed.), *Children in therapy: Using the family as a resource* (pp. 112–136). New York: Norton.

Johnson, S. M., Maddeaux, C., & Blouin, J. (1998). Emotionally focused family therapy for bulimia: Changing attachment patterns. *Psychotherapy, 35,* 238–247.

Johnson, S. M., & Sanderfer, K. (2016). *Created for connection: The "Hold Me Tight" guide for Christian couples.* New York: Little, Brown.

Johnson, S. M., & Sanderfer, K. (2017). *Created for connection: The "Hold Me Tight" program for Christian couples: Facilitator's guide for small groups.* Ottawa, Ontario, Canada: International Centre for Excellence in Emotionally Focused Therapy.

Johnson, S. M., & Talitman, E. (1987). Predictors of success in couple and family therapy. *Journal of Marital and Family Therapy, 23,* 135–152.

Johnson, S. M., & Whiffen, V. (Eds.). (2003). *Attachment processes in couple and family therapy.* New York: Guilford Press.

Johnson, S. M., & Williams-Keeler, L. (1998). Creating healing relationships for couples dealing with trauma: The use of emotionally focused marital therapy. *Journal of Marital and Family Therapy, 24,* 25–40.

Johnson, S. M., & Zuccarini, D. (2010). Integrating sex and attachment in emotionally focused couple therapy. *Journal of Marital and Family Therapy, 36,* 431–445.

Jones, E. E., & Pulos, S. M. (1993). Comparing the process in psychodynamic and cognitive-behavioral therapies. *Journal of Consulting and Clinical Psychology, 16,* 306–316.

Jones, J. D., Cassidy, J., & Shaver, P. R. (2015). Parents self-reported attachment styles: A review of the link with parenting behaviors, emotions and cognitions. *Personality and Social Psychological Review, 19,* 44–76.

Jurist, E. L., & Meehan, K. B. (2009). Attachment, mentalizing and reflective functioning. In J. H. Obegi & E. Berant (Eds.), *Attachment theory and research in clinical work with adults* (pp. 71–73). New York: Guilford Press.

Kashdan, T. B., Feldman Barrett, L., & McKnight, P. E. (2015). Unpacking emotion differentiaton: Transforming unpleasant experience by perceiving distinctions in negativity. *Current Directions in Psychological Science, 24,* 10–19.

Kazdin, A., & Bass, D. (1989). Power to detect differences between alternative treatments in comparative psychotherapy outcome research. *Journal of Consulting and Clinical Psychology, 57,* 138–147.

Kennedy, N., Johnson, S. M., Wiebe, S., & Tasca, G. (in press). Conversations for connection: An outcome assessment of the Hold Me Tight relationship education program for couples. *Journal of Marital and Family Therapy.*

Kirkpatrick, L. A. (2005). *Attachment, evolution and the psychology of religion.* New York: Guilford Press.

Klein, M. H., Mathieu, P. L., Gendlin, E. T., & Kiesler, D. J. (1969). *The Experiencing Scale: A research and training manual* (Vol. 1). Madison: Wisconsin Psychiatric Institute.

Klerman, G., Weissman, M. M., Rounsaville, B. J., & Chevron, E. S. (1984). *Interpersonal psychotherapy for depression.* New York: Jason Aronson.

Kobak, R. (1999). The emotional dynamics of disruptions in attachment

依恋与情绪聚焦治疗

relationships: Implications for theory, research and clinical intervention. In J. Cassidy & P. R. Shaver (Eds.), *Handbook of attachment: Theory, research, and applications* (pp. 21–43). New York: Guilford Press.

Kobak, R. R., Cole, H. E., Ferenz-Gilles, R., Fleming, W., & Gamble, W. (1993). Attachment and emotion regulation during mother–teen problem solving: A control theory analysis. *Child Development, 64,* 231–245.

Krueger, R. F., & Markon, K. E. (2011). A dimensional-spectrum model of psycho-pathology: Progress and opportunities. *Archives of General Psychiatry, 68,* 10–11.

Landau-North, M., Johnson, S. M., & Dalgleish, T. (2011). Emotionally focused couple therapy and addiction. In J. Furrow, S. M. Johnson, & B. Bradley (Eds.), *The emotionally focused casebook: New directions in treating couples* (pp. 193–218). New York: Routledge.

Leichsenring, F., Rabung, S., & Leibing, E. (2004). The efficacy of short-term psy-chodynamic psychotherapy in specific psychiatric disorders: A meta-analysis. *Archives of General Psychiatry, 61,* 1208–1216.

Leichsenring, F., & Steinert, C. (2017). Is cognitive behavioral therapy the gold standard for psychotherapy?: The need for plurality in treatment and research. *Journal of the American Medical Association.*

Levy, K. N., Ellison, W. D., Scott, L. N., & Bernecker, S. L. (2011). Attachment style. *Journal of Clinical Psychology: In Session, 67,* 193–203.

Luhrmann, T. M., Nusbaum, H., & Thisted, R. (2012). Lord, teach us to pray: Prayer practice affects cognitive processing. *Journal of Cognition and Culture, 13,* 159–177.

Lutkenhaus, P., Grossman, K. E., & Grossman, K. (1985). Infant mother attach-ment at twelve months and style of interaction with a stranger at the age of three years. *Child Development, 56,* 1538–1542.

MacIntosh, H. B., Hall, J., & Johnson, S. M. (2007). Forgive and forget: A compari-son of emotionally focused and cognitive-behavioral models of forgiveness and intervention in the context of couples infidelity. In P. R. Peluso (Ed.), *Infidelity: A practitioners guide to working with couples in crisis* (pp. 127–147). New York: Routledge.

MacIntosh, H. B., & Johnson, S. M. (2008). Emotionally focused therapy for cou-ples and childhood sexual abuse survivors. *Journal of Marital and Family Therapy, 34,* 298–315.

Magnavita, J., & Anchin, J. (2014). *Unifying psychotherapy: Principles, methods and evidence from clinical science.* New York: Springer.

Main, M., Kaplan, N., & Cassidy, J. (1985). Security, in infancy, childhood and adulthood. A move to the level of representation. In I. Bretherton & E. Waters (Eds.), Growing points in attachment theory and research. *Monographs of the Society for Research in Child Development, 50*(1–2, Serial No. 209), 66–104.

Makinen, J., & Johnson, S. M. (2006). Resolving attachment injuries in couples using EFT: Steps towards forgiveness and reconciliation. *Journal of Consulting and Clinical Psychology, 74,* 1055–1064.

Manos, R. C., Kanter, J. W., & Busch, A. M. (2010). A critical review of assessment strategies to measure the behavioral activation model of depression. *Clinical Psychology Review, 30,* 547–561.

Marcus, D. K., O'Connell, D., Norris, A. L., & Sawaqdeh, A. (2014). Is the Dodo bird endangered in the 21st century?: A meta-analysis of treatment comparison studies. *Clinical Psychology Review, 34,* 519–530.

Marmarosh, C. L., Gelso, C., Markin, R., Majors, R., Mallery, C., & Choi, J. (2009). The real relationship in psychotherapy: Relationships to adult attachments, working alliance, transference and therapy outcome. *Journal of Counselling Psychology, 53,* 337–350.

McBride, C., & Atkinson, L. (2009). Attachment theory and cognitive behavioral therapy. In J. Obegi & E. Berant (Eds.), *Attachment theory and research in clinical work with adults* (pp. 434–458). New York: Guilford Press.

McCoy, K. P., Cummings, E. M., & Davis, P. T. (2009). Constructive and destructive marital conflict, emotional security and childrens' prosocial behavior. *Journal of Child Psychology and Psychiatry, 50,* 270–279.

McEwen, B., & Morrison, J. (2013). Brain on stress: Vulnerability and plasticity of the prefrontal cortex over the life course. *Neuron, 79,* 16–29.

McWilliams, L., & Bailey, S. J. (2010). Associations between adult attachment ratings and health conditions: Evidence from the National Comorbidity Survey Replication. *Health Psychology, 29,* 446–453.

Mennin, D. S., & Farach, F. (2007). Emotion and evolving treatments for adult psychopathology. *Clinical Psychology: Science and Practice, 14,* 329–352.

Merkel, W. T., & Searight, H. R. (1992). Why families are not like swamps, solar systems or thermostats: Some limits of systems theory as applied to family therapy. *Contemporary Family Therapy, 14,* 33–50.

Mikulincer, M. (1995). Attachment style and the mental representation of the self. *Journal of Personality and Social Psychology, 69,* 1203–1215.

Mikulincer, M. (1998). Adult attachment style and individual differences in functional versus dysfunctional experiences of anger. *Journal of Personality and Social Psychology, 74,* 513–524.

Mikulincer, M., Birnbaum, G., Woodis, D., & Nachmias, O. (2000). Stress and accessibility of proximity-related thoughts: Exploring normative and intraindividual components of attachment theory. *Journal of Personality and Social Psychology, 78,* 509–523.

Mikulincer, M., Ein-Dor, T., Solomon, Z., & Shaver, P. R. (2011). Trajectory of attachment insecurities over a 17-year period: A latent curve analysis of war captivity and posttraumatic stress disorder. *Journal of Social and Clinical Psychology, 30,* 960–984.

Mikulincer, M., & Florian, V. (2000). Exploring individual differences in reactions to mortality salience: Does attachment style regulate terror management mechanisms? *Journal of Personality and Social Psychology, 79,* 260–273.

Mikulincer, M., Florian, V., & Weller, A. (1993). Attachment styles, coping strategies and posttraumatic psychological stress: The impact of the Gulf War in Israel. *Journal of Personality and Social Psychology, 64,* 817–826.

Mikulincer, M., Gillath, O., Halvey, V., Avihou, N., Avidan, S., & Eshkoli, N. (2001). Attachment theory and reaction to other's needs: Evidence that the activation of the sense of attachment security promotes empathic responses. *Journal of Personality and Social Psychology, 81,* 1205–1224.

Mikulincer, M., & Shaver, P. R. (2016). *Attachment in adulthood: Structure, dynamics, and change* (2nd ed.). New York: Guilford Press.

Mikulincer, M., Shaver, P. R., Gillath, O., & Nitzberg, R. A. (2005). Attachment, caregiving and altruism: Boosting attachment security increases compassion and helping. *Journal of Personality and Social Psychology, 89,* 817–839.

Mikulincer, M., Shaver, P. R., & Horesh, N. (2006). Attachment bases of emotion regulation and posttraumatic adjustment. In D. K. Snyder, J. A. Simpson, &

依恋与情绪聚焦治疗

J. N. Hughes (Eds.), *Emotion regulation in families: Pathways to dysfunction and health* (pp. 77–99). Washington, DC: American Psychological Association.

Mikulincer, M., Shaver, P. R., & Pereg, D. (2003). Attachment theory and affect regulation: The dynamics, development and cognitive consequences of attachment strategies. *Motivation and Emotion, 27,* 77–102.

Mikulincer, M., & Sheffi, E. (2000). Adult attachment style and reactions to positive affect: A test of mental categorization and creative problem solving. *Motivation and Emotion, 24,* 149–174.

Minka, S., & Vrshek-Schallhorn, S. (2014). Co-morbidity of unipolar depressive and anxiety disorders. In I. Gotlieb & C. Hammen (Eds.), *Handbook of depression* (3rd ed., pp. 84–102). New York: Guilford Press.

Minuchin, S., & Fishman, H. C. (1981). *Techniques of family therapy.* Cambridge, MA: Harvard University Press.

Mitchell, S. (2000). *Relationality: From attachment to intersubjectivity.* New York: Analytic Press.

Montagno, M., Svatovic, M., & Levenson, H. (2014). Short-term and long-term effects of training in emotionally focused couple therapy: Professional and personal aspects. *Journal of Marital and Family Therapy, 37,* 380–392.

Moretti, M. M., & Holland, R. (2003). The journey of adolescence: Transitions in self within the context of attachment relationships. In S. M. Johnson & V. Whiffen (Eds.), *Attachment processes in couple and family therapy* (pp. 234–257). New York: Guilford Press.

Morris, A., Steinberg, L., & Silk, J. (2007). The role of family context in the development of emotion regulation. *Social Development, 16,* 361–388.

Morris, C., Miklowitz, D. J., & Waxmonsky, J. A. (2007). Family-focused treatment for bipolar disorder in adults and youth. *Journal of Clinical Psychology, 63,* 433–445.

Naaman, S. (2008). *Evaluation of the clinical efficacy of emotionally focused couples therapy on psychological adjustment and natural killer cell cytotoxity in early breast cancer.* Doctoral dissertation, University of Ottawa, Ottawa, Ontario, Canada.

Newman, M. G., Crits-Christoph, L. P., Connelly Gibbons, M. B., & Erikson, T. M. (2006). Participant factors in treating anxiety disorders. In L. G. Castonguay & L. E. Beutler (Eds.), *Principles of therapeutic change that work* (pp. 121–154). New York: Oxford University Press.

Niedenthal, P., Halberstadt, J. B., & Setterlund, M. B. (1999). Emotional response categorization. *Psychological Review, 106,* 337–361.

Nolen-Hoeksema, S., & Watkins, E. R. (2011). A heuristic for developing transdiagnostic models of psychpathology: Explaining multifinality and divergent trajectories. *Perspectives on Psychological Science, 6,* 589–609.

Norwicki, S., & Duke, M. (1994). Individual differences in the non-verbal communication of affect. *Journal of Nonverbal Behavior, 18,* 9–35.

O'Leary, D., Acevedo, B., Aron, A., Huddy, L., & Mashek, D. (2012). Is long-term love more than a rare phenomenon?: If so, what are its correlates? *Social Psychology and Personality Science, 3,* 241–249.

Olendzki, A. (2005). The roots of mindfulness. In C. Germer, R. Siegel, & P. Fulton (Eds.), *Mindfulness and psychotherapy* (pp. 241–261). New York: Guilford Press.

Ortigo, K., Westen, D., DeFife, J., & Bradley, B. (2013). Attachment, social cognition and posttraumatic stress symptoms in a traumatized urban population:

Evidence for the mediating role of object relations. *Journal of Traumatic Stress, 26*, 361–368.

Paivio, S. C., & Pascual-Leone, A. (2010). *Emotion-focused therapy for complex trauma*. Washington, DC: American Psychological Association.

Palmer, G., & Efron, D. (2007). Emotionally focused family therapy: Developing the model. *Journal of Systemic Therapies, 26*, 17–24.

Panksepp, J. (1998). *Affective neuroscience: The foundations of human and animal emotions*. New York: Oxford University Press.

Panksepp, J. (2009). Brain emotional systems and qualities of mental life: From animal models of affect to implications for psychotherapeutics. In D. Fosha, D. J. Siegel, & M. Solomon (Eds.), *The healing power of emotion: Affective neuroscience, development and clinical practice* (pp. 1–26). New York: Norton.

Parmigiani, G., Tarsitami, L., De Santis, V., Mistretta, M., Zampetti, G., Roselli, V., et al. (2013). Attachment style and posttraumatic stress disorder after cardiac surgery. *European Psychiatry, 28*(Suppl. 1), 1.

Pasual-Leone, A., & Yeryomenko, N. (2016). The client "experiencing" scale as a predictor of treatment outcomes: A meta-analysis on psychotherapy process. *Journal of Psychotherapy Research, 27*, 653–665.

Peloquin, K., Brassard, A., Delisle, G., & Bedard, M. (2013). Integrating the attachment, caregiving and sexual systems into the understanding of sexual satisfaction. *Canadian Journal of Behavioral Science, 45*, 185–195.

Peloquin, K., Brassard, A., Lafontaine, M., & Shaver, P. R. (2014). Sexuality examined through the lens of attachment theory: Attachment, caregiving and sexual satisfaction. *Journal of Sex Research, 51*, 561–576.

Pennebaker, J. W. (1990). *Opening up: The healing power of confiding in others*. New York: Morrow.

Philippot, P., Baeyens, C., Douilliez, C., & Francart, B. (2004). Cognitive regulation of emotion: Application to clinical disorders. In P. Philippot & R. S. Feldman (Eds.), *The regulation of emotion* (pp. 71–97). Mahwah, NJ: Erlbaum.

Pietromonaco, P. R., & Collins, N. L. (2017). Interpersonal mechanisms linking close relationships to health. *American Psychologist, 72*, 531–542.

Pinniger, R., Brown, R., Thorsteinsson, E., & McKinley, P. (2012). Argentine tango dance compared to mindfulness meditation and a waiting list control: A randomized trial for treating depression. *Complementary Therapies in Medicine, 20*, 377–384.

Pinsof, W. M., & Wynne, L. C. (2000). The effectiveness and efficacy of marital and family therapy: Introduction to the special issue. *Journal of Marital and Family Therapy, 21*, 341–343.

Porges, S. W. (2011). *The polyvagal theory: Neurophysiological foundations of emotion, attachment, communication and self-regulation*. New York: Norton.

Powell, B., Cooper, G., Hoffman, K., & Marvin, B. (2014). *The circle of security intervention: Enhancing attachment in early parent–child relationships*. New York: Guilford Press.

Rholes, S., & Simpson, J. (2015). Introduction: New directions and emerging themes. In S. Rholes & J. Simpson (Eds.), *Attachment theory and research* (pp. 1–8). New York: Guilford Press.

Rice, L. N. (1974). The evocative function of the therapist. In L. N. Rice & D. A. Wexler (Eds.), *Innovations in client centered therapy* (pp. 289–311). New York: Wiley.

Riggs, D. S., Byrne, C. A., Weathers, F. W., & Litz, B. T. (2005). The quality of

依恋与情绪聚焦治疗

the intimate relationships of male Vietnam veterans: Problems associated with posttraumatic stress. *Journal of Traumatic Stress, 11,* 87–101.

Roberts, B. W., & Robins, R. (2000). Board dispositions, broad aspirations: The intersection of personality traits and major life goals. *Journal of Personality and Social Psychology Bulletin, 26,* 1284–1296.

Rogers, C. (1961). *On becoming a person.* Boston: Houghton Mifflin.

Rubino, G., Barker, C., Roth, T., & Fearon, P. (2000). Therapist empathy and depth of interpretation in response to potential alliance ruptures—The role of therapist and patient attachment styles. *Psychotherapy Research, 10,* 408–420.

Salovey, P., Hsee, C., & Mayer, J. D. (1993). Emotional intelligence and the self regulation of affect. In D. Wegner & J. W. Pennebaker (Eds.), *Handbook of mental control* (pp. 258–277). Englewood Cliffs, NJ: Prentice-Hall.

Salovey, P., Mayer, J., Golman, L., Turvey, C., & Palfai, T. (1995). Emotional, attention clarity and repair: Exploring emotional intelligence using the trait meta-mood scale. In J. Pennebaker (Ed.), *Emotion, disclosure and health* (pp. 125–154). Washington, DC: American Psychological Association.

Satir, V. (1967). *Conjoint family therapy.* Palo Alto, CA: Science & Behavior Books.

Sbarra, D. (2006). Predicting the onset of emotional recovery following nonmarital relationship dissolution: Survival analysis of sadness and anger. *Personality and Social Psychology Bulletin, 32,* 298–312.

Scharf, M., Mayseless, O., & Kivenson-Baron, I. (2004). Adolescents attachment representations and developmental tasks in emerging adulthood. *Developmental Psychology, 40,* 430–444.

Schiller, D., Monfils, M., Raio, C., Johnson, D., LeDoux, J., & Phelps, E. (2010). Preventing the return of fear in humans using reconsolidation update mechanisms. *Nature, 463,* 49–53.

Schmidt, N. B., Keough, M. E., Timpano, K., & Richey, J. (2008). Anxiety sensitivity profile: Predictive and incremental validity. *Journal of Anxiety Disorders, 22,* 1180–1189.

Schnall, S., Harber, K., Stefanucci, J., & Proffitt, D. (2008). Social support and the perception of geographical slant. *Journal of Experimental Social Psychology, 44,* 1246–1255.

Scott, R. L., & Cordova, J. V. (2002). The influence of adult attachment styles on the association between marital adjustment and depressive symptoms. *Journal of Marriage and the Family, 62,* 1247–1268.

Selchuk, E., Zayas, V., Gunaydin, G., Hazan, C., & Kross, E. (2012). Mental representations of attachment figures facilitate recovery following upsetting autobiographical memory recall. *Journal of Personality and Social Psychology, 103,* 362–378.

Senchak, M., & Leonard, K. E. (1992). Attachment styles and marital adjustment among newlywed couples. *Journal of Social and Personal Relationships, 9,* 51–64.

Sexton, T., Gordon, K., Gurman, A., Lebow, J., Holtzworth-Munroe, A., & Johnson, S. M. (2011). Guidelines for classifying evidence-based treatments in couple and family therapy. *Family Process, 50,* 377–392.

Sharar, B., Carlin, E., Engle, D., Hegde, J., Szepsenwol, A., & Arkowitz, H. (2011). A pilot investigation of emotion focused two chair dialogue intervention for self-criticism. *Clinical Psychology and Psychotherapy, 19,* 496–507.

Shaver, P. R., & Clarke, C. L. (1994). The psychodynamics of adult romantic attachment. In J. Masling & R. Bornstein (Eds.), *Empirical perspectives on object*

参考文献

relations theory (pp. 105–156). Washington, DC: American Psychological Association.

Shaver, P. R., Collins, N., & Clarke, C. L. (1996). Attachment styles and internal working models of self and relationship partners. In G. O. Fletcher & J. Fitness (Eds.), *Knowledge structures in close relationships: A social psychological approach* (pp. 25–61). Mahwah, NJ: Erlbaum.

Shaver, P. R., & Hazan, C. (1993). Adult romantic attachment: Theory and evidence. In D. Perlman & W. Jones (Eds.), *Advances in personal relationships* (Vol. 4, pp. 29–70). London: Jessica Kingsley.

Shaver, P. R., & Mikulincer, M. (2002). Attachment-related psychodynamics. *Attachment and Human Development, 4,* 133–161.

Shaver, P. R., & Mikulincer, M. (2007). Attachment and emotional regulation. In J. J. Gross (Ed.), *Handbook of emotion regulation* (pp. 446–465). New York: Guilford Press.

Shedler, J. (2010). The efficacy of psychodynamic psychotherapy. *American Psychologist, 65,* 98–109.

Siegel, D. (2013). *Brainstorm: The power and purpose of the teenage brain.* New York: Tarcher/Penguin.

Simpson, J. A., Collins, A., Tran, S., & Haydon, K. (2007). Attachment and the experience and expression of emotions in romantic relationships: A developmental perspective. *Journal of Personality and Social Psychology, 92,* 355–367.

Simpson, J. A., & Overall, N. (2014). Partner buffering of attachment insecurity. *Current Directions in Psychological Science, 23,* 54–59.

Simpson, J. A., Rholes, W. S., & Nelligan, J. S. (1992). Support seeking and support giving within couples in an anxiety provoking situation: The role of attachment styles. *Journal of Personality and Social Psychology, 62,* 434–446.

Simpson, J. A., Rholes, W. S., & Phillips, D. (1996). Conflict in close relationships: An attachment perspective. *Journal of Personality and Social Psychology, 71,* 899–914.

Slade, A. (2008). The implications of attachment theory and research for adult psychotherapy. In J. Cassidy & P. R. Shaver (Eds.), *Handbook of attachment: Theory, research, and clinical applications* (2nd ed., pp. 762–782). New York: Guilford Press.

Slotter, E. B., Gardner, W. C., & Finkel, E. J. (2010). Who am I without you?: The influence of romantic breakup on the self-concept. *Personality and Social Psychology Bulletin, 36,* 147–160.

Spanier, G. (1976). Measuring dyadic adjustment. *Journal of Marriage and Family, 13,* 113–126.

Sroufe, L. A., Egeland, B., Carlson, E. A., & Collins, A. (2005). *The development of the person: The Minnesota Study of Risk and Adaptation from Birth to Adulthood.* New York: Guilford Press.

Stegge, H., & Meerum Terwogt, M. (2007). Awareness and regulation of emotion in typical and atypical development. In J. J. Gross (Ed.), *Handbook of emotion regulation* (pp. 269–286). New York: Guilford Press.

Steill, K., & Hailey, G. (2011). Emotionally focused therapy for couples living with aphasia. In J. Furrow, S. M. Johnson, & B. Bradley (Eds.), *The emotionally focused casebook: New directions in treating couples* (pp. 113–140). New York: Routledge.

Stern, D. N. (2004). *The present moment in psychotherapy and everyday life.* New York: Norton.

依恋与情绪聚焦治疗

Stiles, W. B., Agnew-Davies, R., Hardy, G. E., Barkham, M., & Shapiro, D. A. (1998). Relations of the alliance with psychotherapy outcome: Findings in the Second Sheffield Psychotherapy Project. *Journal of Consulting and Clinical Psychology, 66,* 791–802.

Suchy, Y. (2011). *Clinical neuropsychology of emotion.* New York: Guilford Press.

Sullivan, H. S. (1953). *Conceptions of modern psychiatry.* New York: Norton.

Sullivan, K. T., Pasch, L. A., Johnson, M. D., & Bradbury, T. N. (2010). Social supoport, problem-solving, and the longitudinal course of newlywed marriage. *Journal of Personality and Social Psychology, 98,* 631–644.

Szalavitz, M. (2017). Dopamine: The currency of desire. *Scientific American Mind, 28,* 48–53.

Tang, T. Z., & DeRubeis, R. J. (1999). Sudden gains and critical sessions in cognitive behavioral therapy for depression. *Journal of Consulting and Clinical Psychology, 67,* 894–904.

Tolin, D. F. (2014). Beating a dead dodo bird: Looking for signal vs nose in cognitive behavioral therapy for anxiety disorders. *Clinical Psychology: Practice and Science, 21,* 351–362.

Tomkins, S. (1986). *Affect, imagery and consciousness.* New York: Springer.

Tottenham, N. (2014). The importance of early experiences for neuro-affective development. *Current Topics in Behavioral Neuroscience, 16,* 109–129.

Tronick, E. (1989). Emotions and emotional communication in infants. *American Psychologist, 44,* 112–119.

Tronick, E. (2007). *The neurobehavioral and social–emotional development of infants and children.* New York: Norton.

Tulloch, H., Greenman, P., Demidenko, N., & Johnson, S. M. (2017). *Healing Hearts Together Relationship Education Program: Facilitators guide for small groups.* Ottawa, Ontario, Canada: International Centre for Excellence in Emotionally Focused Therapy.

Tulloch, H., Johnson, S. M., Greenman, P., Demidenko, N., & Clyde, M. (2016). *Healing Hearts Together: A pilot intervention program for cardiac patients and their partners.* Presentation at the Canadian Association of Cardiac Prevention and Rehabilitation National Conference, Montreal, Quebec, Canada.

Uchino, B. N., Smith, T. W., & Berg, C. A. (2014). Spousal relationship quality and cardiovascular risk: Dyadic perceptions of relationship ambivalence are associated with coronary-artery calcification. *Psychological Science, 25,* 1037–1042.

van der Kolk, B. (2014). *The body keeps the score: Brain, mind and body in the healing of trauma.* New York: Penguin Books.

Wade, T. D., & Kendler, K. S. (2000). The relationship between social support and major depression: Cross-sectional, longitudinal and genetic perspectives. *Journal of Nervous and Mental Disease, 188,* 251–258.

Wallin, D. J. (2007). *Attachment in psychotherapy.* New York: Guilford Press.

Wampold, B. (2006). What should be validated: The psychotherapist. In J. C. Norcross, L. E. Beutler, & R. E. Levant (Eds.), *Evidence-based practices in mental health: Debate and dialogue* (pp. 200–208). Washington, DC: American Psychological Association.

Warren, S., Huston, L., Egeland, B., & Sroufe, L. A. (1997). Childhood anxiety disorders and attachment. *Journal of the American Academy of Child and Adolescent Psychiatry, 36,* 637–644.

Watson, J. C., & Bedard, D. L. (2006). Client's emotional processing in psychotherapy: A comparison between cognitive behavioral and process–experiential therapies. *Journal of Consulting and Clinical Psychology, 74,* 152–159.

Weissman, M. M., Markowitz, J. C., & Klerman, G. L. (2007). *Clinican's quick guide to interpersonal psychotherapy.* New York: Oxford University Press.

Whisman, M. A., & Baucom, D. H. (2012). Intimate relationships and psychopathology. *Clinical Child and Family Psychology Review, 15,* 4–13.

Wiebe, S. A., Elliott, C., Johnson, S. M., Burgess Moser, M., Dalgleish, T. L., & Tasca, G. A. (2014). *Attachment and sexual satisfaction in emotionally focused couple therapy.* Manuscript under review.

Wiebe, S. A., Johnson, S. M., Lafontaine, M. F., Burgess Moser, M., Dalgleish, T., & Tasca, G. A. (2016). Two-year follow-up outcomes in emotionally focused couple therapy: An investigation of relationship satisfaction and attachment trajectories. *Journal of Marital and Family Therapy, 43,* 227–244.

Wilson, E. O. (1998). *Consilience: The unity of knowledge.* New York: Vintage Books.

Winnicott, D. W. (1965). *The maturational process and the facilitating environment.* London: Hogarth Press.

Woody, S., & Ollendick, T. (2006). Technique factors in treating anxiety disorders. In L. Castonguay & L. Beutler (Eds.), *Principles of therapeutic change that work* (pp. 167–186). New York: Oxford University Press.

Yalom, I. (1980). *Existential psychotherapy.* New York: Basic Books.

Yalom, I. (1989). *Love's executioner.* New York: Basic Books.

Yalom, I. D. (2000). *The gift of therapy.* New York: Harper Perennial.

Young, M., Riggs, S., & Kaminski, P. (2017). Role of marital adjustment in associations between romantic attachment and coparenting. *Family Relations, 66,* 331–345.

Zajonc, R. B. (1980). Feeling and thinking: Preferences need no inferences. *American Psychologist, 35,* 151–175.

Zemp, M., Bodenmann, G., & Cummings, E. M. (2016). The significance of interparental conflict for children. *European Psychologist, 21,* 99–108.

Zucccarini, D., Johnson, S. M., Dalgleish, T., & Makinen, J. (2013). Forgiveness and reconciliation in emotionally focused therapy for couples: The client change process and therapy interventions. *Journal of Marital and Family Therapy, 39,* 148–162.

Zuroff, D. C., & Blatt, S. J. (2006). The therapeutic relationship in the brief treatment of depression: Contributions to clinical improvement and enhanced adaptive capacities. *Journal of Consulting and Clinical Psychology, 74,* 130–140.

依恋与情绪聚焦治疗

名词表

A

accelerated experimental dynamic psychotherapy (AEDP)	加速体验式动力治疗
accessibility	可亲近性
adult attachment interview (AAI)	成人依恋访谈
anxiety	焦虑
anxious attachment	焦虑型依恋
attachment theory	依恋理论、
attachment-based family therapy (ABFT)	基于依恋的家庭治疗
avoidance attachment	回避型依恋
avoidant personality disorder	回避型人格障碍

B

bonding	联结
borderline personality disorder	边缘型人格障碍

C

cognitive-behavioral therapy (CBT)	认知行为疗法
connection	联结
core orientation cognition	核心定向认知
couple therapy	夫妻疗法/夫妻治疗

D

dependency	依赖
depression	抑郁/抑郁症
disorganized attachment	混乱型依恋

E

emotional disorder	情绪障碍
emotional engagement	情感卷入
emotionally focused therapy (EFT)	情绪聚焦疗法/情绪聚焦治疗
emotion-focused therapy (EF)	聚焦情绪的治疗
empirical research	实证研究

empiricism	经验主义
enmeshment	缠结
experience in close relationship scale (ECR)	亲密关系体验量表
experiencing scale (EXP)	体验量表

F

| family therapy | 家庭疗法/家庭治疗 |
| focusing therapy | 聚焦疗法 |

G

| generalized anxiety disorder (GAD) | 广泛性焦虑障碍 |

I

individual therapy	个体疗法/个体治疗
International Classification of Diseases (ICD)	国际疾病分类
interpersonal psychotherapy (IPT)	人际关系治疗
intersubjectivity	主体间性

N

| negative affect syndrome | 负性情绪综合征 |

O

| obsessive-compulsive disorder (OCD) | 强迫性神经症 |

P

psychological disorder	心理障碍
panic disorder	惊恐障碍
post traumatic stress disorder (PTSD)	创伤后应激障碍
process experiential psychotherapy (PE)	过程体验式心理治疗

R

| resilience | 心理韧性 |
| responsiveness | 回应性 |

S

secure base scoring system	安全基地评分系统
secure attachment	安全型依恋
structural analysis of social behavior (SASB)	社会行为结构性分析

U

| unified protocol (UP) | 统一协议 |

译后记

当今心理治疗领域中，各个流派百家争鸣，新的治疗理论和治疗方法仍然在不断涌现。在众多的治疗理论与方法中，如果我们大胆地假设存在一个理论能够解决认知、行为、情绪以及关系问题，并且同时适用于个体、伴侣和家庭，那一定是非情绪聚焦治疗（emotion focused therapy, EFT）莫属了。从人们熟知的聚焦认知的改变转变为聚焦情绪的改变，是心理治疗领域一次巨大的进步和挑战。

EFT是以依恋理论为基础的治疗方法，是被公认为当今治疗效果显著的心理治疗取向之一。其众多的实证研究发现，经过8～20次的会谈，90%的伴侣关系明显改善，且治疗效果能长久保持，甚至治疗5年后的伴侣关系更融洽。EFT从情绪的角度入手，被证明在个体、夫妻和家庭不同治疗对象的临床实践中，都能够有明显改善的效果。EFT可以深入到人们关注不到的深层情绪、依附需求甚至内在工作模式，将这些内容——呈现出来，并从一个互动的视角来诠释这些内容，抓住了人们陷入心理困境的深层核心原因。进而，EFT采用有效同理来访者的方法，以改变互动模式为目标，以九个步骤来循序渐进地推进治疗，对治疗师来说易于掌握，对来访者来说成效可现。我作为家庭治疗师，很多疑难个案就是在EFT理论和方法的指导帮助下迎刃而解的。

苏珊·M. 约翰逊（Susan M. Johnson）博士作为EFT的创始人之一，一直致力于发展和传播EFT在临床实践中的应用，这是继《抱紧我》（Hold Me Tight）、《婚姻治疗的九个步骤：情绪取向的婚姻治疗》（The Practice of Emotionally Focused Couple Therapy）等著作之后的又一最新力作。她在本书中概述了如何运用依恋关系对个体、夫妻和家庭进行有效的治疗。全书分为三个部分。在第一部分中，作者叙述了依恋理论在临床实践中的重要意义，阐述了依恋理论在治疗中促使有效改变的模型，又进一步从具体干预策略方面讲述了治疗师如何在情绪层面与来访者工作，以构建修正性情绪体验和互动。在第二部分中，作者逐一介绍了EFT在个体、伴侣和家庭关系治疗中的应用，对于不同的治疗对象，作者阐明了EFT在实际应用中共通的理论基础和不同的干预技术，特别值得一提的是，作者提供了非常详细的咨询案例，充分演示了不同咨询对象在不同咨询阶段中EFT是如何发挥作用的。最后一部分，作者展望了依恋理论在心理治疗实践中的应用前景。因此，本书不仅完备地阐述了EFT理论，还提供了丰富的实践案例，是心理咨询师临床实践的必备指南，相信咨询师们会获益多多。

EFT在中国大陆的传播方面，自2013年由刘婷博士在大陆开始培训EFT，已经举办了上百场初阶、中阶、高阶的工作坊，培养了上万名学员，EFT越来越被心理咨询师、社会工作者等所欣赏、学习、熟知、认可和应用。刘婷博士还先后举办了EFT亲子关系工作坊、抑郁工作坊、外遇工作坊等，场场爆满。学习者对EFT都表现出了浓厚的兴趣，也在咨询中对EFT进行了广泛的应用，效果得到了来访者的充分肯定。预期EFT在未来10年会更加蓬勃发展。

本书由我的硕士研究生们共同翻译完成，各章的译者如下：第一至三章，王晓芳；第四章，刘柚希；第五章，彭莉莉；第六章，白雪；第七章，袁泉；第八章，刘诗佳；第九章，李凤敏；第十章及附录，魏丹。我非常感谢我的这些学生们，他们认真的工作态度让我为他们感到骄傲。初稿完成后，我和袁泉、谭玉鑫对全书内容进行了一一审校。我们在翻译的过程中有很多的收获和成长，也希望本书为读者们带来思考和启迪。

虽然我们尽可能追求完美，但由于翻译水平及时间有限，仍不免会有疏漏之处，还希望同行朋友们多多包涵，不吝指正。

蔺秀云　于北京师范大学

2019.10.10

依恋与情绪聚焦治疗